FRACTURES OF THE FACIAL SKELETON

面部骨折治疗精要

编　著　[英] Michael Perry

Andrew Brown

Peter Banks

主　译　田　磊

副主译　刘义闻　陆金标

译　者　（按姓氏笔画排序）

王敬夫　李治治　张正瑞

陈媛丽　宗春琳　贾骏麒

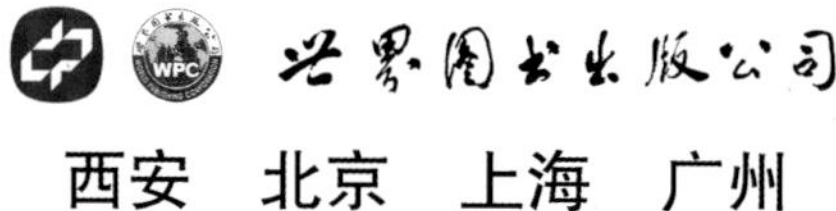

西安　北京　上海　广州

图书在版编目（CIP）数据

面部骨折治疗精要 /（英）迈克尔·佩里（Michael Perry），安德鲁·布朗（Andrew Brown），彼得·班克斯（Peter Banks）编著；田磊主译 .—西安：世界图书出版西安有限公司，2021.8
书名原文：Fractures of the Facial Skeleton
ISBN 978-7-5192-7763-5

Ⅰ.①面… Ⅱ.①迈… ②安… ③彼… ④田… Ⅲ.①面-骨折-外科手术 Ⅳ.①R683.5

中国版本图书馆 CIP 数据核字（2021）第 155075 号

书　　名　**面部骨折治疗精要**
　　　　　MIANBU GUZHE ZHILIAO JINGYAO
编　　著　［英］Michael Perry, Andrew Brown, Peter Banks
主　　译　田　磊
责任编辑　杨　菲
装帧设计　新纪元文化传播
出版发行　**世界图书出版西安有限公司**
地　　址　西安市锦业路 1 号都市之门 C 座
邮　　编　710065
电　　话　029-87214941　029-87233647（市场营销部）
　　　　　029-87234767（总编室）
网　　址　http://www.wpcxa.com
邮　　箱　xast@wpcxa.com
经　　销　新华书店
印　　刷　西安牵井印务有限公司
开　　本　787mm × 1092mm　1/16
印　　张　12.5
字　　数　265 千字
版次印次　2021 年 8 月第 1 版　2021 年 8 月第 1 次印刷
版权登记　25-2017-145
国际书号　ISBN 978-7-5192-7763-5
定　　价　158.00 元

医学投稿　xastyx@163.com ‖ 029-87279745　029-87279675

☆如有印装错误，请寄回本公司更换☆

致　谢

本书的大量插图源自 *Atlas of Operative Maxillofacial Trauma Surgery* 一书，该书由 Michael Perry 和 Simon Holmes 主编，Springer 公司 2014 年出版。感谢他们的授权。

图 7.10a~e 是由 Kenneth Sneddon 医生提供的，他是东格林斯特德维多利亚女王医院的颌面外科顾问医师，该病例是由他主刀手术的。

图 7.18 是由 Jeremy Collyer 医生提供的，他是东格林斯特德维多利亚女王医院的颌面外科顾问医师，术前的影像学图片来自他的患者。

图 8.4、8.5、8.6 和 8.8 是由 Malcolm Cameron 医生提供的，他是剑桥大学阿登布鲁克医院的颌面外科顾问医师。

原著作者

Michael Perry

Consultant Maxillofacial Surgeon, London North West Healthcare Regional Maxillofacial Unit and Regional Trauma Centre (Northwick Park Hospital, Harrow and St Mary's Hospital, London, UK)

Andrew Brown

Honorary Consultant Maxillofacial Surgeon, Regional Maxillofacial Unit, Queen Victoria Hospital, East Grinstead, UK

Peter Banks

Honorary Consultant Maxillofacial Surgeon, Regional Maxillofacial Unit, Queen Victoria Hospital, East Grinstead, UK

译者名单

主　译

田　磊　空军军医大学第三附属医院

副主译

刘义闻　空军军医大学第三附属医院

陆金标　空军军医大学第三附属医院

译　者（按姓氏笔画排序）

王敬夫　北部战区总医院

李治冶　空军军医大学第三附属医院

张正瑞　西部战区总医院

陈媛丽　空军军医大学第三附属医院

宗春琳　空军军医大学第三附属医院

贾骏麒　解放军总医院

主译简介

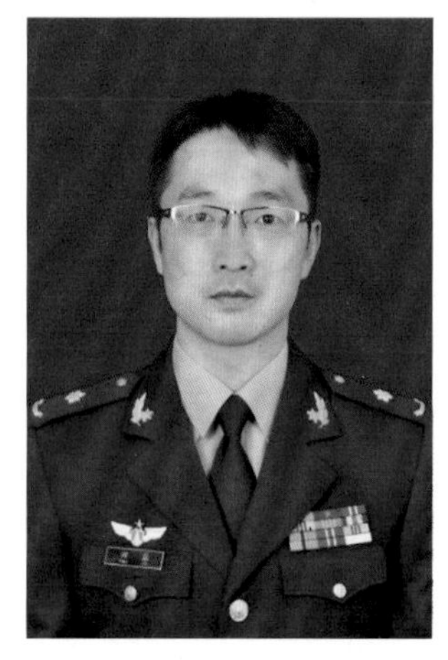

田磊，空军军医大学第三附属医院（原第四军医大学口腔医院）颌面创伤正颌外科主任，副教授、主任医师，研究生导师，主要从事颅颌面创伤、牙颌面畸形的诊治和修复重建外科工作。

1999年、2002年、2005年分别取得第四军医大学口腔医学专业学士学位、硕士学位、博士学位。2006年进入四川大学华西口腔医学院博士后流动站工作2年。2010年赴英国威尔士大学Morriston医院颌面外科开展临床工作1年。随后赴德国弗莱堡大学、美国加州大学旧金山分校、比利时鲁汶大学医院颌面外科担任访问学者。

任陕西省口腔医学会口腔颌面外科专委会副主任委员，中华口腔医学会口腔颌面外科专委会委员，中华口腔医学会口腔颌面创伤与正颌外科专委会常委，中华口腔医学会口腔颌面修复专委会委员，中国医师协会睡眠医学专委会委员，国际内固定学会颅颌面分会（AOCMF）会员和亚太区讲师。任《中华创伤杂志（英文版）》编委，*Oral Oncology*、*Head & Neck*、《实用口腔医学杂志》《华西口腔医学杂志》等杂志审稿专家。

发表中英文文章60余篇。负责主持国家与省部级科研项目6项，国家重点实验室课题2项，空军军医大学“珠峰工程”项目1项。获军队科技进步一等奖1项，陕西省科技进步二等奖1项，军队科技进步三等奖1项。

译者序

在人类发展的历史进程中，创伤一直如影随形。面部解剖暴露及防护困难，造成了人类颌面部损伤——尤其是颌骨骨折——一直是非常常见的疾病。公元前 2000 年，在古埃及的纸草书中已记载了下颌骨骨折和下颌骨脱位治疗的病例，在古希腊希波克拉底的著作中，也详细记录了下颌骨骨折复位固定的方法。

随着第一次工业革命的兴起，颌面部创伤的发病率和复杂程度不断攀升，给救治工作带来了更大的挑战，同时也促进了治疗方法和材料的不断创新和进步。而 19 世纪以来的几次大型战争，推动了颌面创伤救治理论和技术的飞跃发展。有关口腔颌面创伤救治的系统性论著大量涌现，奠定了现代颌面创伤救治的理论基础。

现阶段，我国口腔颌面创伤的发病率也日益增加，占全身创伤的 11%~34%，其主要致伤因素是交通事故。我国从事颌面创伤救治工作的主力是口腔颌面外科医师，以及部分耳鼻咽喉 - 头颈外科医师和整形外科医师。但是相对每年发生颌面创伤的庞大患者群，我国从事口腔颌面创伤的医师数量非常有限。此外，颌面创伤救治的水平也存在地区间和学科间的差异，这些因素严重制约了我国颌面创伤救治的整体医疗水平，导致不少患者难以接受及时、正确的治疗。因此，不断推广颌面创伤救治的先进理论和规范化操作，培养出更多合格的颌面创伤外科医师，就显得格外重要，而优秀的专业书籍就是实现这一目标的重要载体。

10 年前，我在英国斯旺西市的 Morriston 医院颌面外科进修时，阅读了科室年轻医师必读的专业书之一——*Fractures of the Facial Skeleton*，受益匪浅。该书广受读者欢迎，出版后多次重印，此次翻译引进出版的是该书的第 2 版，由英国著名的颌面外科专家 Michael Perry、Andrew Brown 和

Peter Banks 撰写。与其他的口腔颌面创伤学著作相比，本书的特点在于内容丰富又重点突出，浅显易懂，实用性很强。全篇完全从临床救治出发，对颌面部骨折治疗的完整过程进行了系统性阐述，包括急救、治疗原则、影像学检查、各类颌骨骨折的治疗、软组织伤的处理、术后护理以及并发症处理。简言之，本书的目的就是让读者能够高效率地学习到颌面创伤治疗的要点，能够尽快规范化开展颌面创伤救治工作。因此，本书特别适合从事颌面创伤救治的年轻医师阅读，当然也适合作为口腔医学生的考试辅助用书。

南宋诗人朱熹在《观书有感》（其二）中写道："昨夜江边春水生，蒙冲巨舰一毛轻。向来枉费推移力，此日中流自在行。" 希望这本译作，能够成为顺流之水，帮助所有从事颌面创伤外科事业的医师们，将事业之舟越行越远，也帮助更多的患者收获健康。

田 磊

2021.7.28

前 言

自本书第 1 版出版以来，已经过去了 10 年，承蒙广大读者厚爱，本书也已经重印数次。写这本书的初衷不仅仅为了给口腔颌面外科学生应对考试，而是想提供一本简明扼要但知识点丰富的临床手册，其主旨是：既总结归纳已知和公认的知识，同时也仔细阐述有争议的领域。作者期望本书能够吸引所有从事颌面创伤的外科医生，帮助他们做出更准确的临床诊断、更深刻的理解，并正确应用治疗原则。新版扩展了内容，增加了全身创伤的治疗内容和一些与全身损伤相关的颌面部损伤的知识。因此，新版也增加了一位在此领域很有经验的作者。

近年来颌面部创伤治疗领域的进步和发展很大程度上归功于影像学的进步。反之，外科学的技术发展并没有起到与影像学同等的作用，而且有一些看起来很有前景的理念和新材料也并未获得预期的成功。不过从好的方面看，牙种植技术的发展使得涉及牙齿的损伤治疗获得了更好的功能和美观效果。

这一版仍包含了一些基本的骨折治疗技术，因为在有些国家或地区，使用板钉系统进行内固定还不是那么普及。本书还提到了一些以往很流行但现在已被证明过时了的治疗技术，但主要是展示它们的不足或者是与现有技术进行一些历史性的比较。

虽然本书主要阐述颌面骨折和牙损伤的治疗，但毫无疑问的是骨损伤也会伴有软组织损伤，本书也涵盖了部分这方面的内容，虽有扩展，但也许并不全面。

郑重声明

由于医学是不断更新并拓展的领域，因此相关实践操作、治疗方法及药物都有可能会改变，希望读者可审查书中提及的器械制造商所提供的信息资料及相关手术的适应证和禁忌证。作者、编辑、出版者或经销商不对书中的错误或疏漏以及应用其中信息产生的任何后果负责，关于出版物的内容不作任何明确或暗示的保证。作者、编辑、出版者和经销商不就由本出版物所造成的人身或财产损害承担任何责任。

目 录

第 1 章

面部创伤的发病率、病因及治疗原则

面部创伤的治疗是临床实践中的巨大挑战。由于面部具有相对暴露的特性，任何面部容貌和功能修复效果的缺陷都是显而易见的。鼻－眶－筛（nasoethmoid）区的损伤尤其容易被观察到——内眦移位 1mm 就会明显影响外形。而且，面部骨折只是面部损伤疾病谱中的一部分。面部损伤还包括软组织和相邻结构的损伤，如眼、泪器、鼻道、鼻窦、舌，以及不同感觉神经和运动神经的损伤。

面部骨和软组织支撑着口腔、鼻腔、眼眶等结构并维持着相关功能。毫无疑问，面部的损伤会对面部美容产生影响，甚至是那些所谓的“小型”损伤，如果治疗不当，也会引起明显的面部畸形和功能障碍。当骨折涉及颅底和颅内容物时，就可以被归为“颅面损伤”。需要联合神经外科对此类患者进行治疗。面部创伤的严重程度不一，可能是简单的单个骨块碎裂，也可能出现整个面部骨架的严重破坏，甚至还会伴随严重的软组织损伤。

大多数面部损伤是由能量较低的撞击所导致，并且很容易获得明确的治疗方案。尽管大多数面部损伤的治疗都会获得较高的患者满意度，但要取得完美的疗效往往比较困难。临床医生在治疗面部损伤时要努力达到恢复患者伤前外貌和功能这个完美的目标。但不幸的是，在很多病例中，特别是当患者承受了高能量损伤从而导致面部粉碎性骨折并伴有明显的软组织损伤时，就很难达到完美治疗的目标。虽然当前医疗技术在组织修复、生物材料以及外科技术领域都获得了很大的发展，但相对于要达到完美治疗的目标而言，仍有很大空间需要提升。

尽管面部骨折很常见，但当伴有软组织肿胀和裂伤时骨折较容易被漏诊。诊断不及时可能会增加面部遗留畸形的风险，因此，急诊医生必须能够辨识出面部损伤，理解这类损伤的重要性，熟悉这类疾病的基本处置原则。从事门诊工作的口腔医生有时也会遇到下颌骨或牙槽突骨折的患者，甚至有可能是由复杂牙拔除所导致的并发症。对于专科医生而言，深刻理解颌面部骨折与创伤知识不仅仅是应对考试、获得更高的专业学历或追求专科职业的途径，更重要的是从事临床

Fractures of the Facial Skeleton, Second Edition. Michael Perry, Andrew Brown and Peter Banks.

工作的基本要求。

面部骨折的治疗原则和骨科治疗的原则非常相似，在某种意义上，面部创伤的治疗可以被看成“面部骨科手术”，因为治疗面部创伤也需要具备与骨科处理同样的核心知识，遵守同样的治疗原则。这些知识包括骨折愈合的原理、骨折固定的原则、软组织覆盖的重要性等。而且，颌面外科医生还需要掌握面部的美学知识和相关的专业技能，这样才能使颌骨骨折获得精确复位，使治疗达到最佳效果。

发病率

尽管很难获得面部创伤全球发病率的精确估值，但考虑到各种类型的面部创伤，面部损伤并不罕见。而且不同国家间，甚至同一国家内不同统计者计算的发病率也有较大差异。

目前发病率的收集主要依赖于各地区的上报，这造成了较大误差。以鼻骨骨折为例，整形外科、耳鼻喉科和颌面外科医生均可进行治疗，其结果可能是每一个单独的专科疾病数据库都不完善。由于地域不同、区域人口不同和季节因素的存在，不同专科治疗中心在骨折治疗的数量的统计方面也会有差异。一般来说，最常见的面部骨折为鼻骨骨折和下颌骨骨折，其次是颧骨、上颌骨、眼眶骨折。牙槽突骨折也很常见，但由于这类骨折患者一般不会被送到专科医院进行治疗，所以也不太容易进行准确统计。最后，骨折记录术语的不统一对发病率的统计也造成了一定的困扰，例如，术语“面中1/3骨折”从解剖学上看就不是很准确，它可以包括鼻骨、面中部骨折、颧－眶复合体骨折。

一项大样本的损伤研究表明：在受到人身攻击时，80%的骨折和66%的裂伤发生在面部。还有一些回顾性的研究结果表明，有严重面部损伤的患者往往可能伴有全身其他部位危及生命的损伤。这类严重损伤的患者入院后约1/5死亡。所以当怀疑面部损伤的急诊患者有全身其他部位和器官损伤时，需先转入相关科室进行专科诊治。

病因学

一些国家的统计资料显示面部骨折常见的致伤原因有人身攻击、运动伤、摔伤、摩托车撞伤（道路交通事故）和工伤。二战后的头30年内，最主要的致伤原因是机动车事故（motor vehicle collision，MVC），约占面部骨折的35%~60%。随着对饮酒控制、强制佩戴安全带和头盔的立法，面部的损伤原因发生了巨大变化。来自荷兰、德国、英国的多项纵向研究表明，在经济发达国家，在由机动车引起面部骨折的比例明显减小的同时，斗殴伤和运动伤病例明显增多。

面部骨折的发病率和病因与以下几点密切相关：

（1）地域；

（2）社会发展趋势；

（3）酒精和药物滥用；

（4）道路交通立法；

（5）季节。

地　域

大量研究表明在市区居住与面部外伤的

发生密切相关，这可能是因为城市中的饮酒或社会问题更为显著。同样不难想象，由农业操作导致的外伤多发生在农村地区。在发展中国家，交通事故的数量在快速上升，面部骨折的主要原因仍然是机动车事故伤。在一些国家，特别典型的是美国，枪击导致的面部损伤比例现已超过了交通事故伤。

社会发展趋势

近年来，城市居民中，由包括家庭暴力在内的暴力事件导致的颌骨骨折逐步增多。多家医疗中心的数据提示，人为暴力事件导致的骨折数量占急诊骨折患者的半数以上。1977 年至 1987 年的 10 年间，英国由暴力袭击导致的面部骨折数量增加了 47%，同时由道路安全事故引起的面部骨折数量下降了 34%。此外，诸如面部开放伤等，其他面部损伤的发病率的变化，也受到了社会发展趋势的影响。

酒精和药物滥用

在许多国家，酒精和药物滥用已经是外伤的主要原因。面部创伤在年轻人群中最为常见很大程度上是年轻人群酒精消耗量上升的一种反映，与酒后斗殴有很大相关性。诚如人言：酒精与雄性激素混合会产生更大的破坏力。另外，毒驾和酒驾也是导致面部损伤的重要原因。

一项纳入英国 163 家急诊中心 1 周内收治的 6114 例面部外伤患者的回顾性调查研究表明，醉酒对面部创伤有着明确的影响。这些患者中，40% 是摔伤，其中多数是小于 5 岁的儿童在家中摔倒引起的；24% 的病例是暴力事件致伤，多为青壮年，而且饮酒者的比例占了 55%。只有 5% 的损伤是由交通事故（road traffic accident，RTA）引起的，而且这其中有 15% 的事故与饮酒有关。15~25 岁的人群是颌面部损伤最主要的发生人群，导致损伤的首要原因是暴力伤害和交通事故，这一年龄段的人群也是最易发生与饮酒相关损伤的群体。整体而言，在全部年龄段的所有面部损伤的患者中，至少有 22% 的人在受伤前的 4h 内饮过酒。

道路交通立法

法律和相关研究都影响着车辆的安全设计，许多国家的法律都要求使用安全带。使用安全带可明显减少车祸受伤的发生并降低损伤的严重程度，面部损伤发生率的随之降低也是这一趋势的反映。尽管某些证据表明使用安全带对降低车祸时下颌骨骨折的发生率并不十分有效，但使用安全带和改善汽车设计的获益已被社会广泛认可。不过，汽车安全气囊会造成某些特殊损伤，比如气囊爆裂时会对眼眶和眼球造成损伤。有趣的是，与其他类型的损伤相比，更严格的道路限速并没有显著降低面部骨折的发生率，其可能的原因是限速大大降低了死亡率，大量以往会死亡的面部骨折患者被成功抢救，从而导致了需要救治的颌骨骨折患者数量增加。此外，尽管大多数自行车头盔的设计目的主要是保护颅脑，对面部的保护并不专业，但是许多国家也已强制在骑自行车或摩托车时佩戴头盔。

季　节

在温带地区，面部骨折的发生存在明显的季节性：在夏季，城市中出现的暴力事件和交通活动增多，因此交通事故伤和暴力伤害都比较多；在冬季，由于寒冷和路况不佳，上述损伤会减少。运动伤的发生也有明显季节差异。在一些国家会出现季节性精神障碍和自杀现象，不过这对面部损伤发生率的影响不大。

治疗原则

手术解剖学

面部骨骼

评估、治疗面部骨折时必须掌握颌骨的解剖结构和相关的组织解剖特点。大多数医生对一些常见的特定骨折类型比较熟悉；同时我们要清楚，移位的骨折块，特别是颅底和眶尖区的骨折片移位可能带来严重后果并影响治疗。传统上，面部被分为上中下三部分：面下 1/3 为下颌骨，面上 1/3 为额骨，面中 1/3 为额骨下缘至上颌牙（无牙颌患者到上牙槽嵴顶）。不过这种比较随意的划分在目前临床治疗中的价值不大。而且这种术语有时还会造成些混乱。面中 1/3 骨折常被指为上颌骨骨折，但是在现实中上颌骨骨折常伴有其相邻骨的骨折，所以面中 1/3 骨折这一术语并不准确，使用面中部骨折或者更为恰当（图 1.1）。

有人从功能的角度提出了一个有趣却充满目的论的问题:“为什么有些动物有鼻窦”。虽然有不少理论试图解释这一现象，但答案却不算明确。一种观点是面中部骨架进化出一种具有防护能力的缓冲区，其功能类似现代汽车的底盘一般。这种结构的作用就像垫子一样，可以使面部吸收来自前面、前外侧面朝向颅脑方向的冲击力。面中部也可以被看作一个易碎的“火柴盒”，位于坚硬的颅骨前下方。从这方面看，上颌骨明显不同于下颌骨具备刚性保护（图 1.2）。面中部的骨骼具备吸收冲击力的作用，从而能够保护大脑，提高生存率。任何力量直接打击颅脑可能容易造成严重的颅脑损伤。但是，同样的力量直接打击面中部，面中部会出现骨折，从而起到缓冲作用。在许多外伤病例中，由于冲击力被面中部吸收，患者甚至都不会出现意识丧失。随着生存率的提高，需要治疗的严重面部骨组织和软组织创伤也日益增

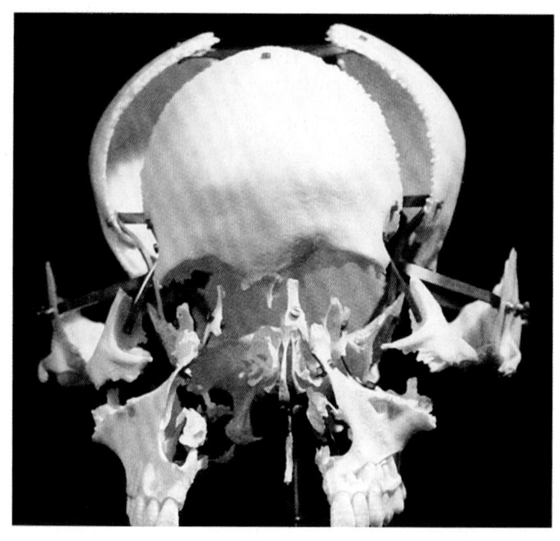

图 1.1　头颅标本，各骨块已被分开以显示相互关系。请注意，位于面中部的骨块都相对较脆弱。从上到下依次是筛骨垂直板、一对泪骨、鼻骨、腭骨、上颌骨和下鼻甲。颧骨位于两侧。中间的犁骨并不在这一标本里。图片由英格兰皇家外科学院 Wellcome 解剖博物馆提供

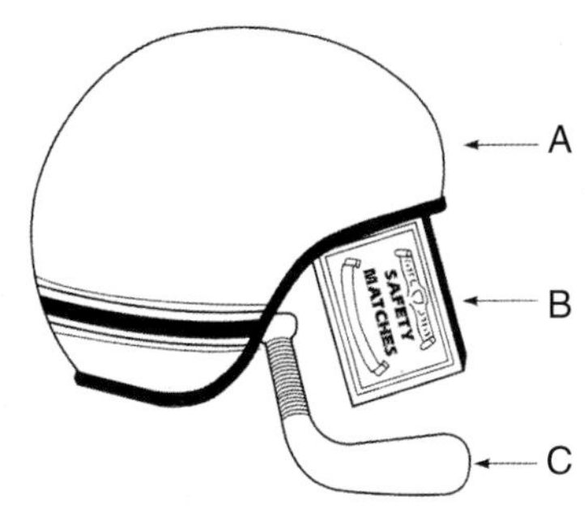

图 1.2　此图表示颅骨和面骨的相对强度。面中部“火柴盒”样的结构可以对冲击力起到缓冲作用（B），而对颅骨的冲击力就会直接传递到颅内（A）。对下颌骨（C）的冲击力会被间接性地传递到颅底，髁突颈的保护性骨折可以防止对大脑的直接损伤，此图中髁突颈用一个弯曲的棒球棍的手柄来表示

多。而当冲击力主要由下颌骨来吸收时，下颌的缓冲作用会明显减弱，更容易导致颅脑损伤。例如在拳击比赛中，击中下颌骨更容易将人击倒。但在颏部受力时，有时候也可能出现髁突骨折，这种机制可以在一定程度上对通过枕骨大孔的脑干和颈椎起到保护作用。

面中部的结构秩序井然，既可以承受咀嚼力，又可以为重要结构——特别是颅脑和眼球——提供保护。这样的解剖结构是根据 Wolff 定律进化而来的。Wolff 定律指出，健康的骨组织经过功能性负载后可以发生改建，以适应这种负载。在面部最常见的负载是咬合力与咀嚼力。在没有承担负载力的部位，骨组织就会出现吸收。因此，面中部骨骼进化出当前的结构，这种结构既能支持和保护重要器官（眼球、上呼吸道、嗅觉通道等），又能将所包含的骨量减至最少。

从解剖学上看，面中部骨骼是由一系列的水平和垂直的骨性支柱组成，这些骨性支柱包绕着眼球、鼻窦和呼吸道的上端。支柱之间通过极薄的骨片相连。咀嚼力沿着鼻旁支柱、眶下支柱、颧上颌支柱分散至坚硬的颅底（图 1.3）。这一理论得到了很多实验的验证。能引起面中部骨折的力量较小，只相当于造成简单下颌骨骨折力量的 1/5~1/3。尽管这种“缓冲垫”式的骨骼排列可大大提高面部损伤后的生存率，但也会带来面部骨性支柱结构的塌陷，从而导致严重的组织移位。作为一个整体，面中部骨骼只能承受非常小的冲击力。鼻骨最脆弱，其次是颧弓，水平方向的力易造成上颌骨骨折。

面上 1/3 的骨骼主要为额骨。额骨构成了眶顶和眶上缘。在眶上缘处，额骨向后向下约呈 45° 延伸，并形成颅底。面中部复合体与颅底斜面相互嵌合连接，有效地悬挂于颅底。在中线区，筛骨的筛板与脑膜相邻，

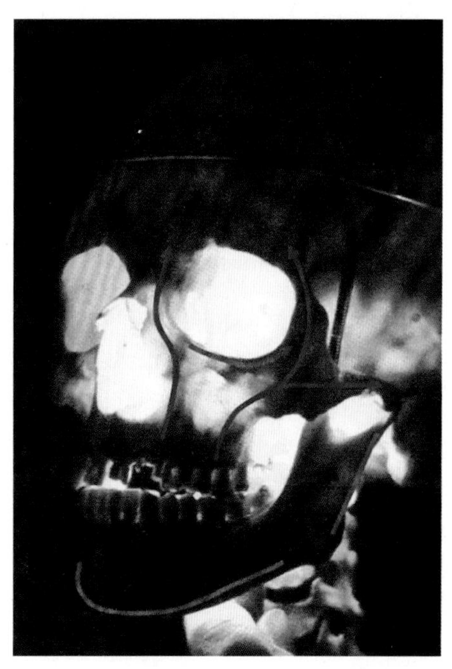

图 1.3　透光的头颅模型展现了厚实的骨性支柱，这些支柱可以分散面中部的咀嚼力。下颌骨骨质更为坚固的特点也很明显。图片经 Springer Science+Business Media 允许引用

并有嗅神经穿过（图 1.4）。高能量冲击可导致面中部骨骼与颅底分离，并沿着颅底斜面向后下方移位。结果会导致上颌后牙触碰到下颌后牙，造成后牙早接触而前牙开𬌗。临床上，这种情况会导致面中部高度增加和前牙开𬌗（图 3.12）。严重时，可出现显著的组织肿胀和大量出血。此时也可能发生上气道阻塞，特别是在患者处于仰卧位时。

在大多数面部骨折中，额骨和蝶骨（包括大小翼）通常不会发生严重骨折。因为这些结构在很大程度上会受到面中部缓冲作用的保护。但如果冲击力直接作用于额骨和蝶骨上，往往会伴发颅骨骨折。

面部保护性的骨性支柱同时也确定了脸部的三维形态。在计划治疗面部骨骼损伤时，一定需要考虑到支柱结构的重要性。如果要达到面部高度、宽度和突度的精确三维重建，那么支柱区的解剖复位是必不可少的（图 1.5）。对于鼻中隔的治疗也十分重要，但这一点在临床上往往易被忽视。鼻中隔不仅是鼻发育的关键，而且是维持鼻部突度和

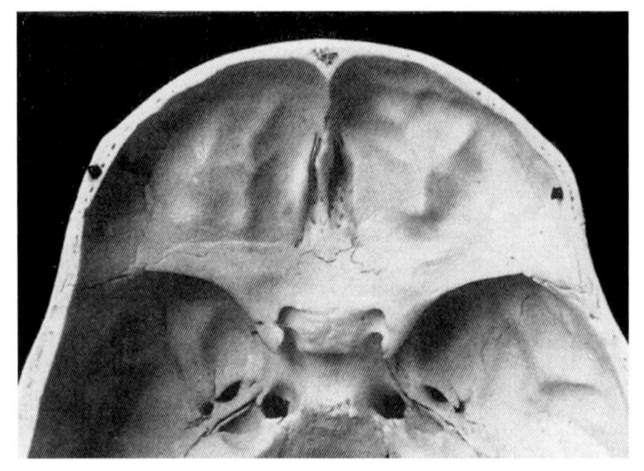

图 1.4　前颅底观显示筛板与嗅神经孔和鸡冠。这个薄弱的结构在 Le Fort Ⅲ型骨折和严重鼻眶骨骨折时经常会伴发骨折。可能损伤硬脑膜导致脑脊液鼻漏

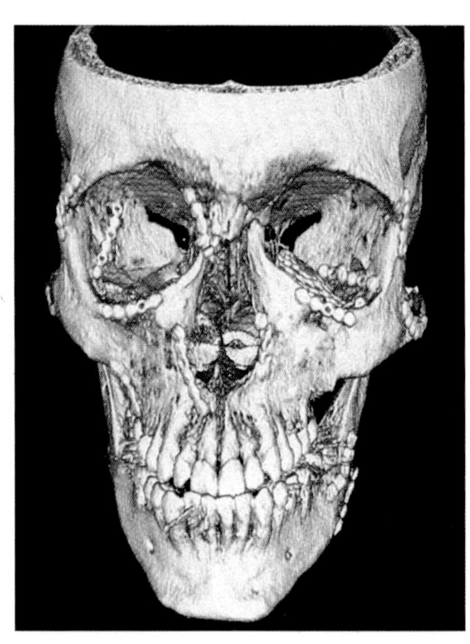

图 1.5　准确的解剖复位对重建面部骨骼的三维结构是十分重要的。图中 CT 三维重建显示：复杂的面部骨折已经被复位，主要的骨性支柱已被小型接骨板固定。图片经 Springer Science+Business Media 允许引用

鼻腔通畅的重要因素。有一种观察颌骨骨骼的有效方法：我们从正面观察颌骨时，可以将其想象为一张带相框的照片。这个“相框”的四边分别是上方坚硬的额骨，两个侧方呈垂直向的眶外侧缘和颧骨复合体，以及下方水平向的下颌骨，而且下颌骨与颅底有铰链联系，可活动。相框内容纳了一张复杂的“照片”，照片由多个面中部骨、眼内容物、鼻窦和牙齿共同组成。骨表面的软组织就好比罩着照片的“玻璃”，其中包括鼻骨软骨。这个比喻是很有用的。如果这一带相框的照片被损坏，就该按照正确顺序进行修复。首先要重建相框框架，然后对照片的内容物进行细致修复，最后再更换保护玻璃。不过在治疗复杂的面部损伤时，虽然大家都认同按照正确的顺序进行修复十分重要，但具体采取何种修复顺序仍存在争议。在这里我们可

以用一个同心圆作为参照来代表面部骨折修复的顺序（图 1.6）。

“软组织包裹”

骨折愈合过程需考虑两个方面；软组织的愈合和骨的愈合。治疗面部骨折时，正确处理相关的软组织损伤非常重要，但这一点经常被忽视。骨折的治疗不仅仅是把骨头拼起来。骨折的整体愈合过程和后期的康复过程，很大程度上依赖于“软组织包裹”的活力，更确切地说是软组织的血供。我们一定要清楚，导致骨折的冲击能量都是通过骨表面的软组织传递到骨面的。因此，骨表面的软组织可受到不同程度的损伤，此外，还会受到手术本身带来的创伤。爆炸伤、挤压伤和复合伤常常会造成明显的软组织损伤，而且即使存在广泛的软组织损伤，也不一定会造成组织裂开。例如钝性损伤虽然常常并不会造成软组织缺损和严重的带入性污染，但也会引起严重的软组织挫伤。

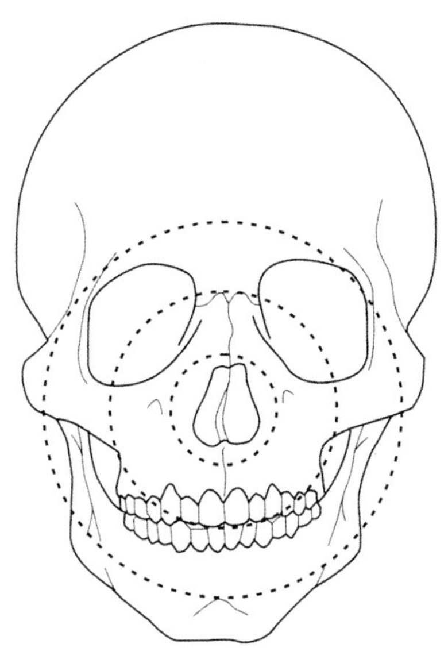

图 1.6　图示颌面部多发骨折的修复顺序。外圈为强壮的骨骼（额骨、眶外侧缘、颧骨及下颌骨），代表相框，应首先复位固定。中圈代表相框内的照片，基本是上颌骨，应其次复位固定。最后再恢复鼻复合体（内圈）

在骨科治疗中，经常会提到骨折治疗的成功不仅取决于骨的条件和手术的精细程度，很大程度上还取决于软组织床的条件。比如两个相同的骨折，其中一个由健康的、血运良好的软组织覆盖，而另一个为挤压后造成严重污染的开放性骨折。无论发生在四肢、下颌骨还是面中部，毫无疑问第一种骨折的预后都比第二种好。上述对比强调了软组织床在骨折愈合过程中的重要性，特别是软组织的血运情况。从这方面看，损伤的机制不同，给软组织带来的损伤程度也不同。以拳击伤、马踢伤、爆炸伤以及枪击伤所致骨折为例。每种致伤机制都与致伤动能的总量有关，而后者又潜在地影响着软组织血运破坏程度。对血供破坏越多的损伤，出现感染、组织不愈合和骨缺损的概率就越大。粉碎性骨折意味着致伤能量更高，因此受伤时有更多的能量被转移到周围的软组织。骨折断端间的严重错位也会妨碍骨折断端重新建立血运，不利于愈合。这些因素对骨折修复方法的选择有重要的影响。

枪伤或弹片伤会将大量的能量和冲击波传递深入组织。枪弹伤与大多数其他面部损伤不同，往往会导致严重的感染并伴有广泛组织损伤和缺损。同时枪弹伤也常常伴随着组织的烧伤，而且冲击波还会通过组织间的传递而导致远隔组织的损伤。污染的伤口可能需要多次手术、清创和包扎。但在上颌骨区域，由于具有良好的血运，除非是严重污染的伤口，一般并不需要多次手术清创。面部枪弹伤的处理更需要丰富的经验和准确的判断。如果一期无法准确判断组织的活力，那最好采用“等等看”的方法，先观察和等待 48h 左右，待组织坏死的症状出现后再进行处理。

骨折的分类

简单骨折、开放性骨折、粉碎性骨折和病理性骨折，这些骨科学中的骨折基本分类也同样适用于颌面部骨骼。

简单（闭合性）骨折

这一类骨折包括髁突骨折，冠突骨折和下颌骨升支骨折，以及无牙下颌骨的体部骨折。“青枝骨折”是一种罕见的简单骨折，仅发生在儿童中。

开放性（复合性）骨折

上下颌骨的含牙区的骨折几乎都是通过牙周膜与口腔相通，属于开放性骨折。比较少见的情况是，骨折可能穿过表面覆盖的皮肤而外露。理论上讲，鼻骨骨折和颧骨骨折也是通过鼻窦与气道相通的，但由于其丰富的血运，通常不会在愈合过程中并发感染。

粉碎性骨折

粉碎性骨折是指骨折后形成了多个碎骨块的骨折。造成粉碎性骨折需要比简单骨折更多的能量。锐器和投射物直接打击下颌骨可能会导致局限性或大范围的粉碎性骨折。这种骨折往往伴随开放性损伤，并经常合并软组织和骨组织的缺损。

病理性骨折

病理性骨折是由于骨已经处于一种病理状态（例如骨髓炎、肿瘤或广泛性骨疾病），骨质变得脆弱，很小的创伤都会导致骨折。在颌面部，病理性骨折最常发生于下颌骨。

尽管这种骨科分类适用于面部，但更实际的方法是将颌面部骨折分为两类：

（1）无严重粉碎性，无明显的软硬组织缺损的骨折；

（2）有严重粉碎性并伴有广泛的软硬组织缺损的骨折。

大多数颌面部骨折都可归入第一类。第二类多由火器伤、机械工业伤或重大交通事故造成，往往是由硬物以较高速度冲击面部骨骼造成的直接损伤。虽然这种分类相对比较随意，但由于第二类骨折的处理与第一类完全不同，所以无论是在初期评估伤情还是在制定修复策略方面，这一比较宽泛的分类还是很有帮助的。

骨折愈合

骨折愈合分为直接愈合和间接愈合。这是两个完全不同的过程，对骨折处理有很大影响。直接愈合（骨一期愈合）只有在骨折完全坚固固定并有足够的骨断端间接触时才可能发生。骨的生长发生在整个骨折间隙内，没有骨痂形成。骨断端间加压被认为有利于骨的直接愈合，通常会使骨愈合加速。在骨科学中，接骨板常常被设计成有利于促进骨直接愈合的加压接骨板，但在颌面部，这种加压愈合技术实际上只能应用于下颌骨。这是因为骨直接愈合需要接骨板有一定厚度、螺丝直径较大，这样才能达到必需的坚固固定和加压的要求。间接愈合是另外一种不同的过程，一般发生在骨断端存在持续动度的情况下。这种情况往往发生在使用骨科石膏技术治疗的四肢骨折的时候，这也是一种存在于陆地哺乳动物的自然愈合过程。骨折后首先形成血肿，紧接着纤维血管组织向内生长，之后再发生逐渐骨化，骨折区域被“未成熟的骨”或骨痂包裹。这种愈合情况在粉碎性骨折或存在骨缺损的时候更为突出，初期骨化的组织可以提供早期的稳定性。当骨折完全愈合时，骨痂就发生重塑，最终形成骨小梁或“不成熟”的骨骼。因此骨痂形成意味着在骨折愈合过程中在骨断端存在一定程度的动度。尽管新的接骨板系统的固定强度越来越高，但面部骨折愈合最常出现的仍是间接愈合。

骨折治疗原则

在骨科和颌面外科手术中，骨折处理有许多共同的基本原则。对于大多数骨折，骨科和颌面外科医生都会首选切开复位内固定骨折，其次才是不太精准的闭合性复位治疗。开放性治疗有助于解剖复位、骨折坚固固定和随后的快速功能恢复。骨科与颌面外科两个专业都对骨断端的过度运动、不良愈合和感染之间的关系有着深刻的理解。然而不同于四肢骨折，治疗颌面部损伤常常需等待更长的时间（四肢骨折一般会优先手术）。因为颌面部血运丰富，并存在相关的唾液生长因子，所以颌面部骨折可以承受更广泛的暴露，但感染或坏死的风险却较低。甚至在骨块完全脱离软组织后进行再植和进行非血管化骨移植都是可以成功的。但是，为了恢复最佳的功能和美观，颌面部骨折的治疗要求要比大多数骨科的治疗要求更加精准。

骨折固定可以是坚固或半坚固固定。从最严格的意义上讲，坚固固定意味着在骨折部位不会有任何移动。这样可以提供足够的骨折稳定性，在保证有足够的骨接触前提下而获得直接骨愈合。因此坚固固定需要强“负载（load bearing）”固定装置，通常为大号接骨板和双皮质螺钉。但是在面部，由于这些固定装置体积很大，只能用于下颌骨骨折。面部其他部位的骨骼太脆弱，不能支撑这样的接骨板。虽然经过半坚固固定的骨折断端间会发生不同程度的“微动”，不过依然可以提供足够的固位力，因此在颌面部也可以使用小一点的“小型接骨板”来进行固定。

目前，对于获得最佳骨愈合所需的固定坚固程度仍存在不同意见。坚固固定在面部骨折愈合中的作用不像其在四肢骨折愈合中的作用那样关键，因此面部骨折可以通过多种方式进行处理。颌间固定（IMF）、半坚固固定和坚固固定均可达到满意的面骨愈合，但每种方法所提供的稳定程度是明显不同的。

推荐阅读

[1] American College of Surgeons Committee on Trauma. ATLS Advanced Trauma Life Support for Doctors. 9th edn. Chicago: American College of Surgeons,2012.

[2] Bhrany AD. Craniomaxillofacial buttresses: anatomy and repair. Arch Facial Plast Surg, 2012 Nov 1,14(6):469. DOI: 10.1001/arch facial.2012.906.

[3] Giannoudis PI, Tzioupis C, Almalki T, et al. Fracture healing in osteoporotic fractures: is it really different? A basic science perspective. Injury,2007 Mar,38,Suppl 1:S90–99.

[4] Kambalimath HV, Agarwal SM, Kambalimath

DH, et al. Maxillofacial injuries in children: A 10 year retrospective study.J Maxillofac 0ral Surg,2013,Jun,12(2):140–144. DOI: 10.1007/s12663-012-0402-6. Epub 2012 Aug 26.

[5] Kratt A, Abermanrr E, Stigler R, et al. Craniomaxillofacial trauma: synopsis of 14 654 cases with 35 129 injuries in 15 years. CraniomaxillofacTrauma Reconser, 2012,Mar, 5(1):41–50.

[6] Lee K. Global trends in maxillofacial fractures. Craniomaxillofac Trauma Reconstr, 2012,Dec,5(4):213–222. DOI: 10.1055/s-0032-1322535. Epub 2012 Oct 18.

[7] McAllister Pl, Jenner S, Laverick S. Toxicology screening in oral and maxillofacial trauma patients. Br J Oral Maxillofac Surg,2013,Dec,51(8):773–778. DOI: 10.1016/j.bjoms.2013.03.017.Epub 2013 Sep 9.

[8] Sathyendra V, Daroewish M. Basic science of bone healing. Hand Clin,2013, Nov,29(4):473–481.

第2章 面部创伤的紧急处理

当代创伤救护的观念

面部损伤通常单独发生，但偶尔也伴有身体其他部位的损伤，例如会伴发锁骨上下区域的损伤。因此，处理面部损伤时不能只关注面部，尤其是当怀疑或明确存在身体其他部位损伤时，一定要对全身情况作出判断和治疗。面部损伤一般不会立即危及生命，因此大部分情况下，可以先评估和处理身体其他部位更为严重的损伤再处理面部损伤。然而，也有些面部损伤会立即或在短时间内危及生命，常见的两种情况是伤后有渐进的气道阻塞和不断发展的口底血肿，而这两种情况也是在伤者被送达急救中心时最容易被忽视的。对于多数创伤患者，了解创伤发生发展的机制可以为评估患者伤情提供有用的线索，这一点在评估是否存在危及生命的隐匿性损伤时更为有用（图2.1）。

现代创伤的治疗建立在对创伤的病理生理过程和患者死亡原因的充分认识的基础之上。这些知识促进了诸多创伤研究系统的发展，其中之一是“高级创伤生命支持”（Advanced Trauma Life Support，ATLS）系统。ATLS目前被认为是创伤救治的“金标准”。高级创伤生命支持系统最初由美国外科学会创伤委员会（American College of Surgeons Committee of Trauma）提出，现在传播至全世界50多个国家。ATLS提供了一套系统性的方案以保证及时发现那些会危及生命或有严重并发症的损伤，并能够指导医生进行精心妥善的治疗。这些创伤的处理方法也是在已有的创伤救治原则基础上形成的（表2.1）。

在急救时，首先要迅速对伤者进行初步检查评估（表2.2），同时给予生命支持。接着要进行创口的紧急探查并开展其他急救治疗措施。生命体征稳定之后，再对伤者进行二次评估和固定，并在必要的时候转运至专科救护机构。在快速的初步检查中，一定要关注到面部损伤可能会导致生命危险的问题。

损伤机制的重要性

掌握明确的病史和深刻理解损伤的机制有助于进行全身救护和专科治疗。对全身创

Fractures of the Facial Skeleton, Second Edition. Michael Perry, Andrew Brown and Peter Banks.

伤而言，这有助于对隐匿性损伤进行预判，例如脊柱损伤或者没有立即表现出来的内出血。有报道显示，约15%以上的损伤表现是在完成伤员初步评估之后才出现的。在进行院间转运时，特别要关注那些延迟出现并且可能危及生命的并发症。骨折伤者在进行转运前固定时，应根据损伤的方式，对特定的损伤进行探查。有些很严重的损伤并不会在伤后立即表现出来，可能需要数小时甚至数天的时间才能在临床上检查到。目前普遍的观点是，在创伤状态下，胸部和腹部的体格检查往往是不可靠的。由于以上各种原因，对那些可能危及生命的损伤，要进行主

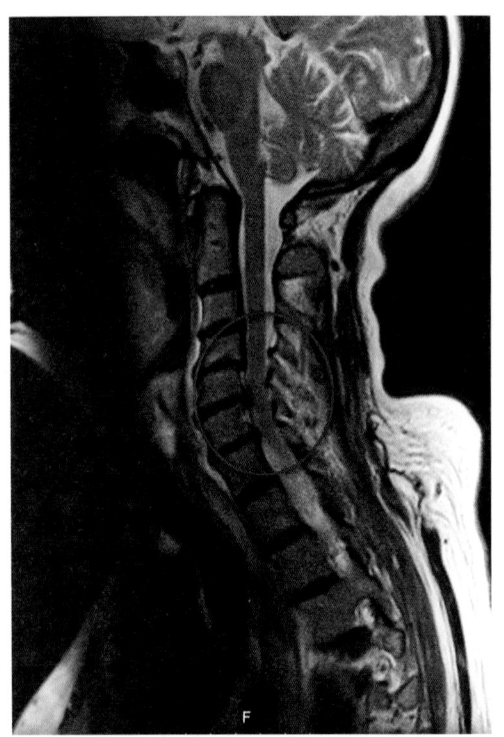

图2.1 一名老年女性面部摔伤5d后的磁共振扫描图像。该患者除了面部损伤外，还存在右手手臂的轻度肌无力。MRI检查明确患者患有脊髓中央损伤综合征。其损伤机制是患者在摔伤时导致了颈部的快速过度伸展。图片经 Springer Science+Business Meida 允许引用

表2.1 高级创伤生命支持（ATLS）系统的处理原则

ABCDE 的评估（表2.2）
首先不要造成患者的伤害
“黄金时间”的观念（重要的是时间）
不断对相关损伤进行再评估
理解损伤机制的重要性

表2.2 按顺序迅速对伤者进行初步检查评估

A 气道（Airway）开放和颈椎控制
B 呼吸（Breathing）和通气（氧饱和度）
C 循环（Circulation）和出血控制
D 运动障碍（Disability）– 神经系统缺陷的评估
E 暴露（Exposure）和环境控制

动有效的临床检查，同时实施全身的影像学检查。

虽然有些面部损伤并不会危及生命，但损伤的模式可以决定面部骨折后移位的程度以及牙列的损伤情况。个别眶周和软腭的贯穿性损伤还可能会涉及颅腔。下颌骨的枪弹伤能够造成临近伤区的牙齿出现广泛性的牙根水平向折断。

多发伤患者的面部损伤

在多发伤患者中，面部的损伤类型也会多种多样，可以是最轻微的擦伤，也可能出现致死性损伤。在损伤严重的情况下，面部创伤所导致的致死性并发症可能会缓慢发展长达数小时，例如不断发展的肿胀导致的气道阻塞（图2.2）。有时甚至面部出血也可能会被忽视，尤其是当患者处于仰卧位时。在某些外伤中，还可能发生视力的受损，并且往往并不会被立即发现。因此，有效的初

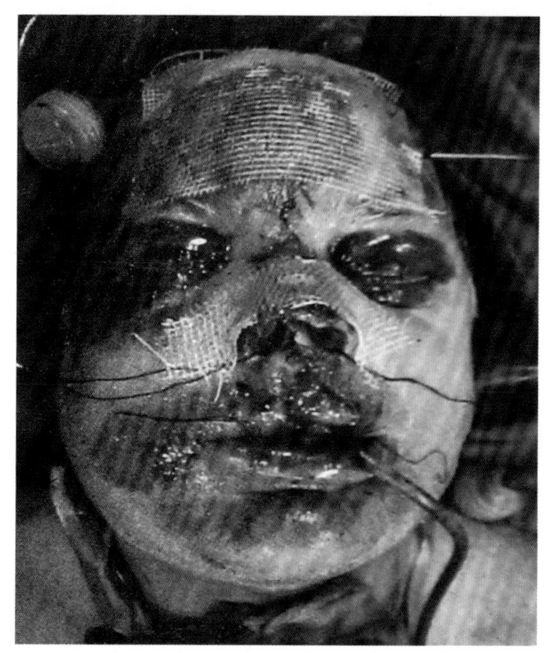

图 2.2　严重面部损伤导致面部多发骨折的患者。大范围的面部肿胀在伤后几小时内迅速发展。此外，鼻－眶－筛复合体的爆裂性损伤导致的眶周血肿和畸形也是很明显的。对于这样的患者，进行密切的气道监护是必要的，以避免出现气道阻塞。图片经 Springer Science+Business Meida 允许引用

步评估和处理对于医生而言是极具挑战性的，因为要关注的重点非常多，且很多易被遗漏。

面部损伤，即使是很小的损伤，也会对多发伤患者的处理造成重要影响。例如，面部损伤可能会影响气道通畅，在进行 CT 扫描时要考虑到这一点，必要时还需在气管插管后再进行 CT 检查。同样，身体其他部位的损伤也会对面部损伤的及时有效处理造成不良影响。全身其他部位的严重损伤是要优先进行治疗的，而面部损伤，除了面部严重出血需要及时处理外，其他多数损伤都可以延期进行处理。

因此，多学科团队合作在损伤救治中格外重要，尤其是在救治的早期阶段，因为此阶段中患者的临床状态往往变化较大。为了促进多学科合作，目前大多数的急诊科都在推进多学科联合进行伤情评估和治疗方案的制订来救治多发伤患者。在一个完整的创伤救治团队中必须有面部创伤外科医生。

根据需要治疗的紧急程度，面部损伤可以大致分为 4 个组（表 2.3）。虽然在颌面部和眼部发生危及生命或损害视力的急症并不常见，但是需要引起重视的是，如果颌面部损伤治疗不及时，仍可能会引发一些严重的后期症状。早期不太严重的损伤仍有可能慢慢发展，成为危及生命的问题，而且这一点往往易被忽视。所以准确的进行伤情发展程度的预判是处理面部损伤的关键。颌面外科医生可以根据一些早期表现出来的临床症状进行伤情识别和预判，这一点很重要。例

表 2.3　**面部损伤的分诊处理**

分组	治疗的优先顺序	举例
1	数秒内	需要紧急干预以抢救生命或视力，例如：手术建立气道，大量出血的控制，外眦或眼裂切开术治疗球后血肿
2	数小时内	临床“紧急”损伤，例如：严重污染的创口，一些严重污染的开放性骨折（尤其是颅骨骨折，硬脑膜暴露），而患者其他情况稳定
3	数天内	必要时可等 24h 再治疗——多发性骨折和清洁的裂伤
4	1 周内	必要时可等 24h 以上再治疗——多数简单和闭合性骨折

如，打鼾、无法平卧、情绪激动或者持续的心动过速等都是一些明显的信号。不断对患者伤情进行再评估也是创伤救治中很重要的一部分，也可以帮助我们早期识别出危险问题。

多发伤患者面部损伤的处理

在早期抢救中，不会去进行面部骨折的确定性修复。最开始的救治应该主要是针对患者全身情况进行的。在颌面部，需要立即急救处理的情况只有以下几点：

（1）气道阻塞；

（2）大量的面部出血；

（3）危及视力的损伤。

头颅损伤的救治需要神经外科医生的专业知识。尽管本书并不会详细讨论头颅损伤的专科处理，但是颌面外科医生必须具备这方面的意识，并掌握基本的颅脑损伤的病理生理特点、诊断和治疗知识。

如果患者的面部损伤没有危及生命或者视力，那么面部损伤的详细评估可以等到患者全身情况的综合评估完成之后再进行。所有面颈部的损伤，包括锁骨上和锁骨下，都需要尽快诊断，判断出治疗的优先顺序和主次，然后进行及时正确的处理。

不幸的是，由于创伤本身是一类复杂的疾病，其临床情况可能会突然发生变化。例如，在骨筋膜间隙综合征中，随着疾病的发展，患者可出现突然的意识减弱或者突然的呕吐。因此，对于所有的创伤患者，一定要反复进行全面的系统性评估，对伤情发展做出正确预判和处理，以避免发展出严重并发症。在颌面部损伤中，这一点尤其重要。

气道管理

不论是什么原因，气道阻塞均可迅速导致窒息，因此这也是临床医生首要关注的问题。面部损伤的患者能够自主维持气道通畅的最重要因素是患者的意识水平。意识完全清醒和可以站立的患者，即使存在严重的面部塌陷性骨折，仍可以维持气道的足够通畅。然而，对于部分丧失意识或无意识的患者，由于气道中的血液或黏液无力咳出，又无法通过自我改变体位来保证气道通畅，就会迅速发生气道梗阻。不断进展的面部组织肿胀还会加重这些问题。

对于多发伤的患者，考虑到可能会存在脊柱损伤，对脊柱进行制动是最基本的要求。但对于颌面部损伤的患者，这样做可能会立即危及气道通畅。虽然大多数有意识的患者可以将口腔内的血液和分泌物吞咽下去，然而，对于存在面中部或者下颌骨骨折的患者，吞咽会造成疼痛，甚至出现无法吞咽的情况，这会增加阻塞性窒息的风险。呼吸道阻塞发生的早期征象并不易被发现，尤其对于醉酒或有颅脑损伤的患者更是如此。这类患者易出现呕吐，并且他们的气道反射也不灵敏。因此，对于需要在仰卧位进行制动的面部损伤患者，应该考虑早期进行气管插管。

对于意识不清的患者，即使损伤相对并不那么严重，例如，口内出血、牙折或者假牙损坏，都可以导致气道阻塞。对此，早期处理最重要的是清理口腔和鼻咽腔内的血液、分泌物以及异物。而在清醒的患者中，进行咽部吸痰时需要小心，因为软腭和咽部的刺激反而会引起呕吐。当患者条件允许时，采用侧卧位可以很好地帮助口鼻腔血液和分泌物的引流，减少窒息的风险。

在进行伤员气道初步评估时，颈椎是需要制动固定的。此时可以让助手用手固定伤员头部，或者使用硬质颈围、木块或带子捆绑来固定头部。有时候面部损伤的患者会不断要求或尝试坐起来，这与高级创伤生命支持治疗（ATLS）系统的原则是相悖的。ATLS 要求多发伤的患者在转运或评估过程中采用仰卧位，平躺于硬板之上。处理这类不配合的患者有时候是比较困难的。如果患者情绪比较激动，也应尽量至少让其佩戴硬质颈围，同时要避免医护人员强力制止的行为。因为在患者扭动其身体时，固定的头部与身体躯干间会产生扭力而加重颈椎损伤。在转运这类患者时，医生们必须考虑采用气管内插管和辅助通气的方法。

面部骨折和气道周围软组织肿胀的影响

与通常的认识相反，在面部损伤的病例中，上颌骨骨折很少会沿着颅底平面向后下方移位。面部扁平或“盘状脸”凹陷主要是由于被撞击后，面部前份的骨质薄弱而发生粉碎性骨折引起的。在这种情况下，我们要考虑到鼻腔和鼻咽腔出血，以及面部会迅速肿胀，这些因素的协同作用会带来严重后果，可造成患者的鼻咽腔的阻塞。上颌骨整体移位并不一定会造成鼻咽腔阻塞。在很严重的鼻复合体损伤中，鼻孔会由于血凝块或大量的出血而被阻塞。此外，为了止血进行的后鼻孔的填塞也会导致鼻道的完全阻塞。

在下颌骨，当出现下颌骨前部的双发移位性骨折（“桶把手骨折”）或粉碎性骨折时，会发生舌肌的附着丧失以及明显的口底组织肿胀（图 2.3）。这种伤情往往发生在局部被较高能量损伤时。如果这类患者有意识，即便他们是处于仰卧位，仍保有气道的自我保护功能（不易窒息）。然而，在伴有颅脑损伤或存在醉酒情况的患者中，舌后坠和其他保护性反射的丧失会迅速导致严重的气道问题。下颌骨粉碎性骨折会显著增加气道阻塞的风险，不仅仅是由于舌后坠，也可因明显的伤后软组织肿胀和口内出血导致。因此，应该早期考虑进行气管内插管和麻醉。

面中部骨折和下颌骨骨折的同时发生对气道通畅有很大的危害。处理这样的损伤时，常规进行气道评估非常重要。气道阻塞、突发的呕吐以及由于没有发现的出血而造成的血容量降低都是常见的并发症。由于周围软组织肿胀，有时还需要延长气管插管时间，甚至要进行气管切开术。在面部创伤后，软组织肿胀是必然发生的，但肿胀的程度却不易预料。甚至在没有颌骨骨折的患者中，肿胀也可能发生，尤其对于那些接受抗凝治疗或者年龄较大的患者而言更是如此。在预判肿胀程度时，要关注损伤的机制以及致伤能量的大小，而不是仅仅分析骨折的类型。

保护气道

在有明显面中部和下颌骨骨折的患者中，佩戴硬质颈围会限制伤情评估并有可能阻碍患者保持气道通畅。因此在进行初步伤情评估时，可以暂时性将颈围松解掉，同时让助手用手支撑固定患者的头部以保证颈椎安全。然后，在有必要的情况下可打开患者口腔进行口咽腔清理。众所周知，抬颏并推下颌向前是有效改善气道的常规方法，但此法在清醒的伴有下颌骨骨折的患者中不易实施（图 2.4）。因为这样做会加重口内出血，

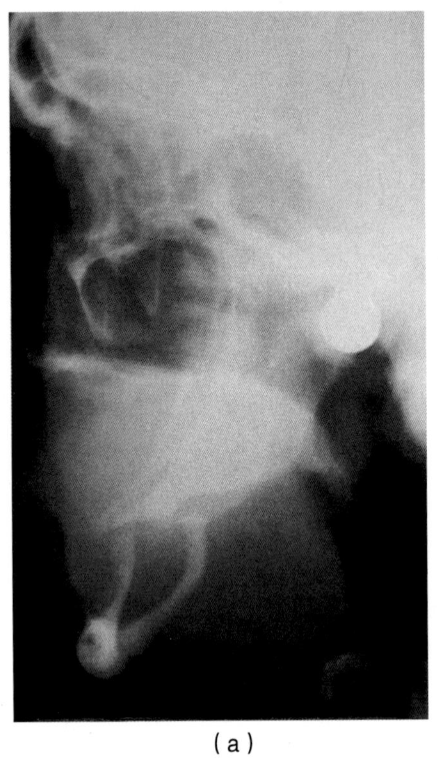

(a)

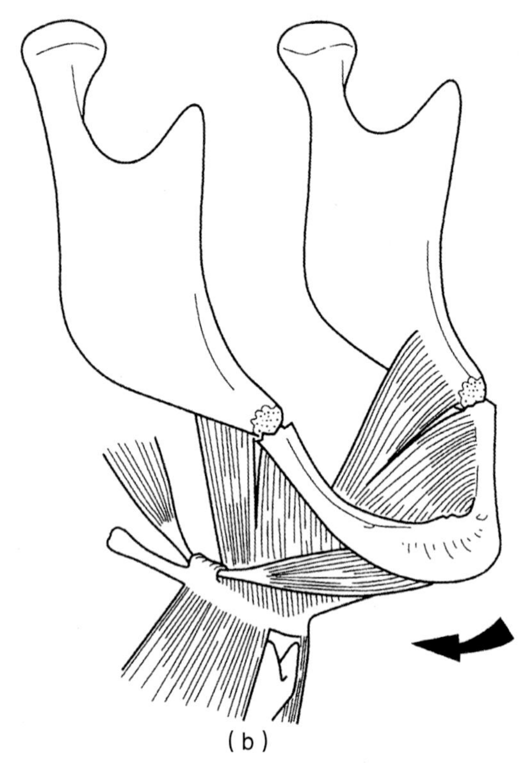

(b)

图 2.3 (a) 侧位片上可以观察到细弱的下颌骨发生双发骨折，并伴随“桶把手”类型骨折的严重移位。(b)“桶把手”骨折造成严重移位，其发生的机制是舌骨上肌群的牵拉：因为骨折发生在下颌骨最薄弱的地方，其后方是下颌舌骨肌附着处，这里的骨接触是很小的，所以易被肌肉牵拉发生移位

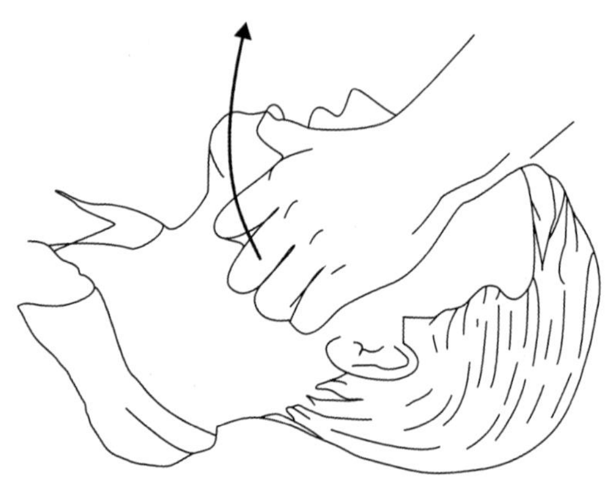

图 2.4 抬颏推下颌的技术可应用于改善仰卧位患者的通气。医生将手指放在下颌角后方，向前上推下颌骨，大拇指则放在颏部上，向下压颏部和下唇以打开口腔。被前推下颌骨会带着舌头向前移动，从而防止了口咽腔的闭合。对于没有颈部损伤风险的患者，还可以用仰头抬颏法来改善气道。引自 Wiseman，1986

并且会带来明显的疼痛。对于佩戴假牙的患者，应该仔细检查假牙的完整性和就位情况。一般检查时应将假牙、松动的牙齿、脱落的牙齿或牙齿碎片一并清除，因为这些容易被误吸入肺。口腔内的血液和分泌物应该用口径较粗的吸痰管进行清理。如果时间允许，对于单纯的下颌骨前部骨折，可以用钢丝对骨折两端的非松动牙进行结扎，对下颌骨进行暂时的复位内固定，这在局部麻醉下即可完成。骨折复位后，能减轻撕脱黏膜的出血，并有助于患者进行更有效的吞咽。

突发的呕吐对于所有患者都是危险的，尤其是对于面部损伤的患者，可能后果更为严重。胃内容物过多、酒精中毒和脑损伤常

是导致呕吐的因素。吞咽下去的血液也是一个导致患者呕吐的不良刺激。在发生面部创伤的患者中，以上因素常常并存。因此，重要的是及时辨别出那些具有呕吐和肺吸入高危因素的患者，并预先进行麻醉插管。不过幸运的是，大多数轻度或中度面部损伤的患者，并不会因为呕吐而造成气道的阻塞。

人工气道在清醒的患者身上是难以忍受的，因为人工气道要求和舌后 1/3 以及软腭接触，这是一种很强的刺激。鼻咽通气导管比口咽通气导管更易忍受，但鼻咽通气导管在可能存在前颅底骨折的患者中是禁用的。其危险在于，前颅底的位置较低，半刚性的鼻咽通气导管在通过鼻腔时，可能会导致骨折的筛板移位以及硬脑膜撕裂而加重颅底骨折的症状。在符合适应证的情况下，置入鼻咽导管应该由经验丰富的操作者进行，因为扭曲变形的鼻骨会导致鼻腔不易通过（图 2.5）。鼻咽导管的通畅需要定期利用一次性塑料吸痰管进行彻底吸引来保持，这对保持面部损伤患者的鼻咽气道通畅非常重要。在颌间固定的情况下，吸痰管也可以通过鼻咽管或者经口插入进行吸引。

在这个阶段，必须对患者持续监护，这可以由医生进行也可以由有经验的医助人员进行。为预防患者上下唇由于血渍的粘连而影响通气，应该在上下唇涂抹无菌的凡士林。这一简单的操作应该贯穿治疗始终，因为这不仅可使患者感到舒适，同时也可帮助口腔的呼吸。

有效清理气道中的血液和分泌物，应该准备大容量的吸引装置（可以使用大口径的鼻咽管），操作时应小心避免引起呕吐反射。

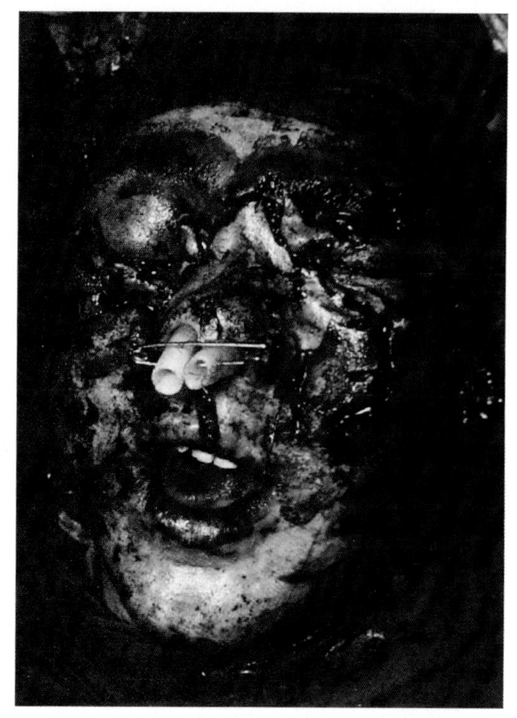

图 2.5　对一名严重面部损伤的患者使用鼻咽气道。鼻咽气道末端抵在舌根后方，以保证上呼吸道的开放，注意要进行定期吸痰，以防止气道堵塞或者血液和分泌物的淤积。图片经 Springer Science +Business Media 允许引用

吸痰时呕吐反射的消失是早期进行气管内插管的适应证。尽管喉罩通气在选择性麻醉中大量应用，但是在面部创伤中的紧急应用依然存在争议。

患者要求坐立

意识清醒的面部骨折患者会自然地想要通过坐立位以保持呼吸畅通。因此，我们要认识到患者反复要求坐立或者企图坐立的含义的重要性。

如果面部损伤是局限性的，可以允许患者采用坐位，同时可能还需要对颈部做硬质的支撑。然而，对于复合性损伤的患者，采用坐立体位会对脊柱和骨盆产生轴向的压力，这有可能导致脊柱和骨盆骨折移位，即

便在头部得到支撑的情况下，这种情况仍有可能发生。如果患者气道通畅存在明确的风险，必须考虑气管插管的必要性。

患者采用仰卧位可能会造成气道的阻塞，患者采用坐立位可能会增加脊柱损伤的风险，在决定采用哪种体位时，要对两者各自的利弊进行权衡。患者是否能够采用坐立位取决于多种因素，同时还需医生进行迅速的评估和仔细的判断。

在那些不能坐立或者需要辅助维持安全体位的患者中，有两个重要的决定是必需的：气道通畅需要通过麻醉和插管来保障吗？如果是的话，有多紧急？

当然并不是所有面部损伤的患者都会发展至气道阻塞。一旦对患者进行了麻醉和气管插管，就会严重影响患者的交流能力，减弱进一步临床评估的效果，例如，插管后就难以很好地评估患者的意识水平、腹部触诊、脊柱情况和视觉的敏感度。因此，对于早期进行插管全身麻醉的患者，为了排除全身其他损伤的存在，往往需要进行紧急 CT 扫描，而如果不做气管插管，就可以避免 CT 检查。

气管内插管

在所述众多气道受阻而使血氧饱和度降低的情形中，进行早期气管内留置插管是维持气道通畅和保护气道的最有效方法。

当患者不能维持自身气道通畅时，必须进行气管插管。此外，当可以明确判断出会发生很严重的口底和颈部肿胀时，最好尽早进行预防性的气道保护措施，以免肿胀发生后操作难以完成。这依赖于有经验的临床医生的正确判断。紧急建立有效气道的方法包括：口咽导管、鼻咽导管和环甲膜切开术（环甲膜穿刺术）。

复合性损伤的患者常常需要进行气管插管，尤其是头部、面部和胸部的联合性损伤。爆炸或军事冲突中产生的高速投射物会造成大面积软组织的损毁伤，这样的患者有时也需要进行气管插管。一般而言，气管内插管的方法是优于紧急气管切开的，应作为首选方法。在现代化的 ICU 中，在重度复合性损伤患者的恢复阶段，可以长时间地对其进行人工通气与监护。只有当估计到未来插管拔除的可能性很低的情况下，才应考虑进行选择性的气管切开。

令人意外的是，在严重颌骨骨折的患者中，经口腔进行气管插管要比想象的更容易。因为使用喉镜时可以使破碎的面骨移位，这样就能提供足够的视野而看清声带皱襞，插管就会比较容易。不过即便如此，还应该要有进行气管切开的准备，但除了无法控制的困难气道，其他情况都应谨慎采用。当存在口腔持续性出血、咽部和舌根肿胀的情况时，插管时很难通过肉眼观察到声带皱襞。清醒状态下的纤维支气管镜插管技术虽然对脊柱损伤的患者很有用，但是在面部损伤紧急处理的背景下还是有风险的，因为出血也会遮蔽纤维支气管镜的视野。在存在前颅底骨折的情况下，经鼻腔的气管插管是具有潜在风险的，不过这一说法在文献中也存在不少争议。最终选择哪种插管技术还是取决于麻醉师。

紧急手术建立气道

当其他方式无法保证气道通畅的时候，就需要通过外科手段建立安全气道。因此，在创伤救治团队中需要有能胜任此项操作的成员。紧急的外科气道手术包括环甲膜刺穿术和环甲膜切开术。

环甲膜刺穿是暂时性的治疗程序，应用于因急需氧气而需要迅速建立通气的濒死患者。气管套管通过环甲膜插至气管管腔内，氧气通过一个 Y 形或三通装置进入气管。需要注意的是，环甲膜穿刺每次吸气只能有 250mL 氧气被输送入气管，并且其中一部分气体会向上呼出体外而不是向下进入肺腔，也难以控制二氧化碳水平，所以应尽快放置确切的安全气道以保障患者能够进行安全的通气。

目前，美国外科学院创伤委员会提倡进行环甲膜切开术，作为在无法进行气管内插管时的一种紧急气道控制的替代措施。环甲膜切开术是一种很古老的技术，以前名声不佳的主要原因是其具有导致声门狭窄的风险。现今人们认识到，出现这个并发症的主要原因是对存在感染性喉部阻塞的儿童实施手术。后续的研究证明，环甲膜切开术对成年人是安全且有效的。然而，这项相对简单而且可以在局部麻醉下实施的技术，仍然不适用于儿童以及存在气管感染的患者。

环甲膜切开术的关键是环甲膜位置的确认。在成年人，环甲膜的平均大小为垂直向 1cm 高和水平向 3cm 宽，因此需要采用比正常气管导管更细的导管进行插管（例如，4 或 5 号导管）。环甲膜通常是比较表浅并可以触及的。手术时可以用手术刀切穿皮肤和环甲膜，然后将较细的气管套管插入环甲膜并进行常规固定（图 2.6）。有些外科医生会在 24h 内进行气管切开术来替代环甲膜切开。这是因为有报道称，与气管切开术相比，长时间存在的环甲膜穿孔导致声门和声门下狭窄的风险更高。不过，这一观点在文献中仍然是有争议的。

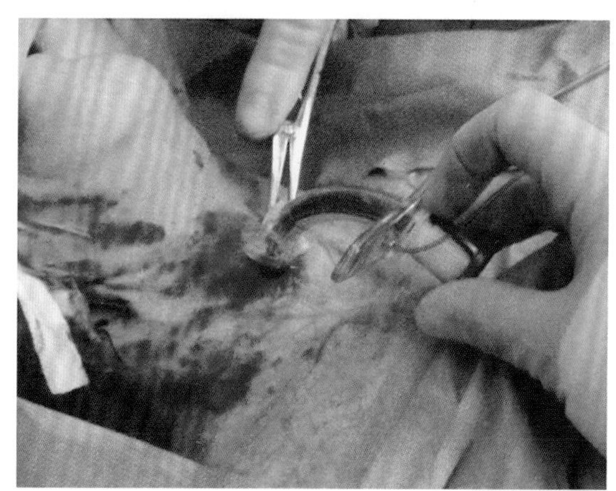

图 2.6 通过环甲膜切开术，可以将气管套管插入。气管扩张钳的使用可以帮助比常规导管更细的导管穿过环甲膜进入气管管腔。图片经 Springer Science + Business Media 允许引用

在紧急创伤的环境下，一般认为气管切开是一种过时的治疗，因为气管切开相对耗时较长，而且也不太安全。气管切开的操作深度要比环甲膜切开更深，如果碰到甲状腺峡部，更容易出血。所以对于一个缺乏经验的外科医生，环甲膜切开术更加快速且安全。

颌面部损伤患者的气管切开适应证在表 2.4 中列出。

面部创伤的呼吸问题

在颌面部损伤中，呼吸问题可以由牙齿、义齿、口鼻腔分泌物以及其他异物吸入气道引起。如果伤后牙齿或义齿发生脱落，而又找不到脱落物，就要考虑进行胸部及颈部软组织的 X 线检查，以排除脱落于咽部或被吸

表 2.4 面部损伤中，气管切开的适应证

必须要延长人工辅助通气时间（例如合并有头部和胸部损伤）
手术修复复杂的面部损伤时，有利于进行麻醉（有时也考虑颏下置）
大型复杂手术后，为了确保术后的安全恢复
喉部水肿、舌根和口咽部的直接损伤后造成的气道梗阻
严重出血影响气道通畅，尤其是可能出现继发性出血可能时

入下气道的情况（图 2.7）。虽然胸部 X 线片是常规检查，但其往往并不包括颈部软组织，因此必要时需要加拍颈部 X 线片。有时候颈部 CT 和纤维支气管镜检查也是需要的。比如制作义齿的丙烯酸树脂在 X 线下是不显影的，因此必要时还要做纤维支气管镜来仔细探查并取出义齿或其他异物。

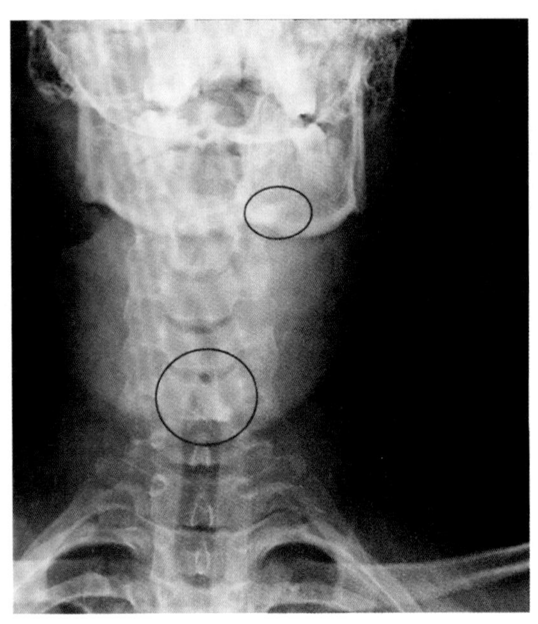

图 2.7 颈部后前位 X 线片，在口咽部和上呼吸道位置发现脱落的牙齿，当牙齿脱落于上呼吸道时，只有胸部 X 线片的检查是不够充分的。图片经 Springer Science + Business Media 允许引用

面部创伤后的循环和失血

失血性休克

面部的骨折多属于闭合性损伤。尽管有时骨折范围较广，但是危及生命的失血比较少见，因此失血性休克发生率不高。如果发生失血性休克，应该考虑是否有其他损伤存在。但也有报道称，大约 10% 的全面部骨折患者会出现比较严重的失血，尤其在年轻儿童患者中，失血很快会导致血容量显著降低而出现相应症状（图 2.8）。

颌面部的出血并不总是很明显的，血液可从损伤的软组织、颌骨折断端，甚至是鼻骨骨折区缓慢渗出。由于流出的血常常会被患者咽下去，因此显得出血不是很明显，但是长时间持续不断的流血会造成严重的后果。因此，对气道的评估应该注意检查咽部有无新鲜的血液存在。

对于严重损伤，尤其是大范围软组织的

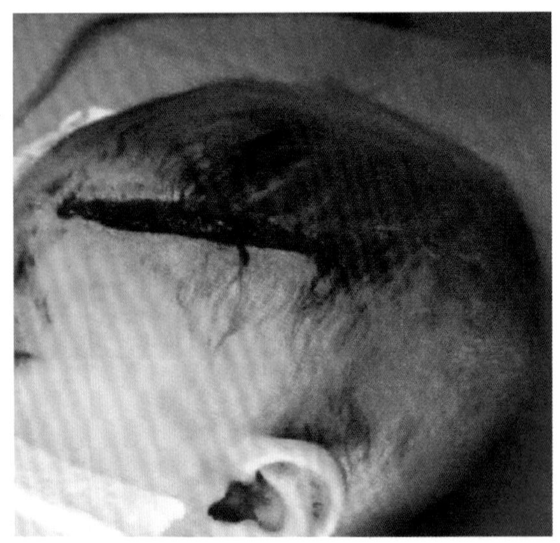

图 2.8 额颞区头皮深度撕裂伤的婴儿。颌面部损伤的大量失血在儿童患者中很容易引起显著的低血容量症，这不容轻视。图片经 Springer Science + Business Media 允许引用

撕裂伤，可能存在严重的失血问题。在这类患者中，失血往往是发生在骨折断端和撕裂的软组织的多个位点，而不单单是某一具体血管，因此控制出血可能会比较困难。隐匿性出血往往发生于处于仰卧位的面部损伤患者，因此对于持续休克状态的患者应着重关注这一点。这些患者往往会很快产生显著的软组织肿胀，因此需要对气道进行早期的保护措施。一旦实施了气管插管，面部出血可能会变得更为明显，因为插管后患者无法将血液吞咽下去，血液就会从口腔和鼻腔溢出。

出血控制

外部创口（比如头皮）的显著出血可以通过单纯加压或者足够严密的缝合来解决。损伤急救阶段的目标就是止血。连续缝合是快速且有效的止血方法。处理头皮伤口时，要求做全层缝合以保证出血的血管被缝住。如果发现有明显的出血血管，应该使用血管钳止血，必要时可以做结扎止血，并且行暂时性的加压包扎。

有时候活动性出血会发生在显著移位的下颌骨或面中部骨折断端之间。这时止血只能通过手法复位颌骨、暂时的手法制动，或者对骨折断端两侧的牙齿进行钢丝结扎制动来进行。对于移位严重的面中部骨折，进行手法复位不仅有止血作用，也可以改善气道通气。正确放置开口器有时也可以起到辅助制动的作用。早期进行气管插管也是必要的，不仅是为了维持气道，也可以有效止血。

鼻出血

面中 1/3 的损伤往往会造成鼻出血。鼻出血一般能够自行停止，或者通过简单的鼻腔填塞来止血。Le Fort 骨折患者中偶尔可出现鼻腔大量的出血并流进咽腔。在这种紧急情况下，必须进行鼻后孔填塞。鼻后孔填塞可以使用多种专用的鼻腔气囊或填塞纱条进行。如果手头没有这些装置，可以使用两根导尿管，分别通过鼻孔进入咽腔，然后充入盐水使之膨胀，最后轻轻地拉出两根导尿管，直至球囊部抵住后鼻孔，鼻腔即被填塞。鼻腔填塞并不是没有危险的，尤其是当前颅底或眼眶存在骨折或者疑似骨折的情况下，要慎重进行。虽然很罕见，但鼻腔填塞导致的中毒性休克、鼻窦炎、脑膜炎、脑脓肿甚至失明均有报道。填塞持续的时间取决于患者的临床状态，通常为 24~48h。假如在这些措施应用之后，出血依然持续存在，应该重点考虑存在由于大量失血而导致的凝血障碍问题。

手术控制面部出血

在创伤后的初步检查阶段，很少会需要用手术来控制面部出血。手法复位后，骨折可以通过钢丝结扎、咬合导板固定、颌间固定技术来进行暂时固定，有时候也可以用钛板进行临时固定。在这个阶段，首要目标就是要迅速。复位不需要达到解剖复位的标准，而在于能够有效控制住出血。在多发伤的患者中，外固定也是一种有效的快速急救手段。如果实施这些措施之后出血仍然不能止住，且排除了凝血问题后，进一步的干预包括分别经颈结扎颈外动脉和经眼眶结扎筛动脉。但这些手段目前很少应用，且在急救过程中也比较难以完成。由于面部血管侧支循环丰富，单纯结扎一根血管往往难以奏效。加之急救时患者脊柱情况尚不清晰应避免转头，而结扎颈动脉又必须要求患者头偏向一侧，所以这些技术现在很少应用一点也不奇怪。接下来我们要谈的血管内介入止血是一种应优先选择的止血方法。

超选择性栓塞技术

超选择性栓塞技术在创伤救治中的应用一直不断发展，有关其成功应用的报道非常多，较手术止血有明显的优势。超选择性栓塞现在越来越多地被用于实体器官（如肝、肾）、四肢创伤和骨盆后的继发性出血。目前也有不少报道指出该方法可以成功治疗穿通伤、钝器伤、顽固性鼻出血。导管引导的血管造影术可先辨别出血部位，然后进行出血点的封闭。栓塞过程中可以使用多种可刺激局部血液凝固的材料来止血。进行超选择性栓塞不需要全身麻醉，有经验的医生可以快速地完成此项操作。在全身情况不稳定的患者中更适合使用超选择性栓塞技术。介入导管可以精确地探查到多个出血位点，并且可以重复进行栓塞。不过，使用此技术时，必须要有放射设施和放射科医生的参与。

伤残（面部创伤联合头颅损伤）

颅内损伤的系统性治疗超出了本书的讨论范围，但毫无疑问，在全身性的创伤管理中颅脑损伤的处理非常重要。每位颌面外科医生都应该清楚这一点，并且应该清楚什么情况下应该请神经外科医生会诊以及需要给他们提供什么信息。很多创伤中心都有相应的颅脑损伤治疗的指导意见和程序，颌面外科医生应该遵守这些方案。

应用“E”字视力表评估视力（危及视力的损伤——VTI）

在初步视力检查阶段，可以在光线好的环境中用常规的“E”字视力表进行检查。注意在进行视力检查评估之前，应先对患者进行充分的全身检查，对所有危及生命的损伤都应首先进行处理，并确保患者处于安全的治疗环境，然后再进行视力损伤的评估，此时也可以同时进行肢体损伤的评估。一般而言，我们很容易检查出肢体损伤，然而视力或视觉的损害却很容易被忽略，尤其是在那些已经接受气管插管的患者中（患者语言交流能力不足）。因此，“E”字表检查对面部损伤患者的视力评估是一个很好的方法。早期对创伤患者进行运动功能检查和神经系统评估时，应注意对瞳孔的评估，瞳孔不但可以反映神经系统的问题，也可以反映眼球的损害情况。如果可能，应尽早请眼科专家进行会诊，进一步评估视力损害情况，并进行早期干预。创伤患者的初步检查完成后，如果环境和伤情条件允许，应进行更详细的评估，并应用简单的器械和视力分辨表进行检查，但注意这些检查不能妨碍创伤抢救过程。在某种程度上，对眼睛的检查类似于早期检查中对胸部和腹部的检查，其目的就是尽快排查出危及视力的损伤，并迅速进行治疗。精确的眼损伤诊断在创伤初期检查阶段是不太重要的，待患者病情稳定后，医生还可以做出全面精确的诊断。因此，对复合伤患者来说，初期辨别危及视力的损伤是建立在损伤机制、医生的临床经验和的初步的临床检查之上的。至于细致的评估可以在随后的阶段进行。对于清醒的患者，只需花很短的时间去评估每只眼睛的视力、瞳孔的大小、对光反射以及观察眼球突出度。然而，对于意识不清或者意识丧失的患者，视力的评估很困难，眼睛问题的早期诊断比较容易被忽略和延迟。除了能检查眼睛的反射之外（对创伤患者进行格拉斯哥昏迷评估），对于意识丧失的患者，很难去评估患者的瞳孔大小、对光反射、眼球的压力以及观察是否有眼球突出的情况。

相对性瞳孔传入障碍（RAPD）的检查是很有意义的。医生可以用明亮的光线交替照射左右眼，正常的反应是当光直射任何一侧眼睛时，双侧瞳孔会发生等圆收缩，这说明患者有完整的直接和间接对光反射的存在。如果患者存在视神经损伤导致的RAPD，当光线射入患侧眼球时，由于视神经的损害导致瞳孔反射的消失，双侧瞳孔仅仅会出现轻微的或者不发生收缩。然而，当光射入正常侧眼球时，由于光反射通路的完整，双侧眼球会出现正常的收缩反应。一般来讲，当光直接或间接照射时，如果有灵敏的瞳孔圆形同心收缩，就基本能够排除患者有需要紧急处理的危及视力的损伤存在。

创伤性视力丧失的原因被归纳在表2.5，与面部创伤相关的原因被归纳在表 2.6，在后面我们会进行更深入的讨论。

对于那些需要进行颅脑 CT 扫描，并怀疑存在眶周和眼球损伤的患者，最好同时也进行眼眶及面部结构的扫描，因此而额外增加的 CT 扫描时间很短，可忽略不计（第 4 章）。通过 CT 扫描，眼球破裂、视神经断裂、球内出血、球内异物、眶周和眶尖骨折以及任何性质的眼球突出都可以被很容易地诊断出来。

表 2.5　创伤性视力丧失的原因

1. 眼球的直接损伤
2. 视神经的直接损伤（例如骨块挤压）
3. 视神经的间接损伤（例如减速伤导致的剪切力或牵拉力）
4. 全身广泛的或局部的灌注量下降（例如视神经前部缺血性病变、球后出血、营养血管的破裂）
5. 眼睑完整性丧失

表 2.6　面部损伤中危及视力的原因

1. 眶间隔综合征和球后出血
2. 创伤性视神经病变
3. 开放性或闭合性眼球损伤
4. 眼睑完整性丧失

严重的眼球突出

一定程度的眼球突出在创伤中是很常见的，有报道在面中部损伤中其发生率接近3%。然而，危及视力的眼球突出并不多见。需要注意的是，球后高压有可能会导致视神经缺血，需要尽早发现并迅速正确治疗。眼视觉通路的不可逆的缺血会在伤后 1h 内发生，永久性的视力丧失会发生在伤后 1.5~2h。常常是患者到达急救中心时，严重的眼球突出才会表现出来。但不幸的是，这时再进行治疗已经太晚了，所以要尽早在伤后意识到和判断出视神经缺血的问题。

创伤后造成眼球突出的原因很多，包括骨折移位、出血、水肿、脑疝、气肿、颈动脉－海绵窦瘘以及造影剂的外渗。每种原因都需要应用不同的处理方法。在诸多原因中，水肿（眶间隔综合征）是最有可能的。球后出血常常也被认为是一种可能导致眼球突出的原因，但实际上球后出血并不太常见（图2.9）。不管是什么原因，最终导致失明的最直接原因是局部缺血。针对每种导致眼球突出的病因，治疗方法是不一样的。在治疗时，特别要注意的是区分是球后出血和球后水肿。球后出血可能需要做切开引流，而球后水肿可能只需要药物治疗，或者采用其他的手术方式治疗。不过，眼球突出的紧急治疗往往是比较困难的，尤其是在缺少影像学资料的时候。

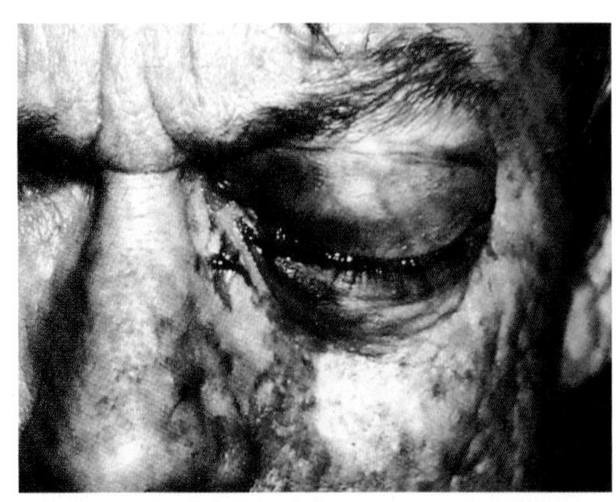

（a）

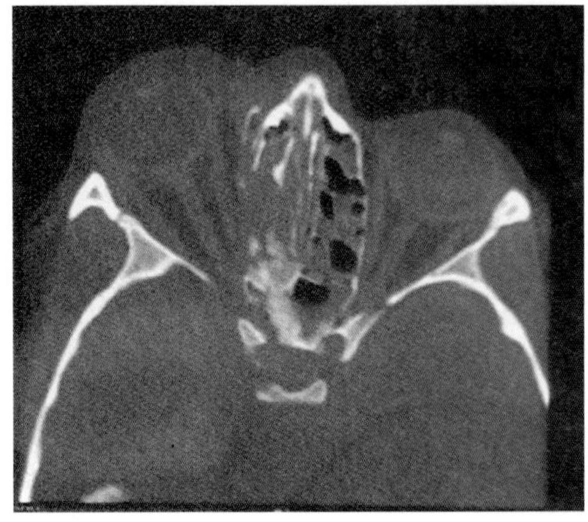

（b）

图 2.9 （a）眼眶骨折后，左眼眼球突出。（b）眼眶的周围 CT 显示左眼眼球明显前突，并不是所有创伤后眼球突出都是因为球后血肿。有时是因为球后水肿，有时被称为眶腔筋膜综合征。图片经 Springer Science +Business Media 允许引用

在抢救室中紧急处理危及视力的严重眼球突出的方法并不多。一般的方法是采用药物治疗和实施眼外眦切开术，这可为患者进行进一步的眼专科治疗争取一些时间。甘露醇（1g/kg）和乙酰唑胺（250~500mg）是常用的药物，但是不能用于低血容量休克的患者。大剂量的类固醇也是常用药物，但是当患者合并有严重头部损伤时是不能使用的。很多医学文献提倡使用外眦切开术来解除球后出血的症状，但具体的手术操作方法还并不统一。在实际中，严重的眼球突出在临床中较少见，因此几乎所有医生都缺乏这方面的治疗经验。

是否进行正式的减压手术或者血肿清除手术取决于很多因素，例如患者的全身情况、对眼球突出病因的精确判断、外科技术水平、视力恢复的可能性等。如果患者是清醒的，可以对患侧眼睛的视力状况进行判断，这时易于做出是否手术的决定，但是对意识不清的患者，决定就比较难做。整体而言，应尽早对严重的眼球突出进行治疗，否则预后较差。

创伤性视神经病变

有趣的是，古希腊医生希波克拉底（公元前 460—370 年）已经注意到失明和前额钝器伤之间的关系，即使没有骨折发生，也可能存在失明，因此他可能是第一个描述创伤性视神经病变的人。创伤性视神经病变在闭合性颅脑损伤中的发生率约为 0.5%，在部分病例中，甚至比较轻微的颅脑损伤也会导致创伤性视神经病变。因为视神经通过骨性的视神经管进入眶腔，所以头颅钝性损伤后，

产生的牵拉力、挫伤或者剪切力都可以导致视神经损伤。眶尖周围的骨折移位也可以挤压视神经而造成损伤。

创伤性视神经病变是一个临床诊断。视力的丧失可以是严重和快速的，但更多情况下是轻微的和缓慢出现的。接近半数的视神经创伤性病变患者的视力损害是永久性的，并会出现相对性瞳孔传入障碍。有关创伤性视神经病变的治疗目前仍存争议，可以药物治疗，也可以进行手术。大剂量静脉输入糖皮质激素的作用并不确实，而且在部分患者中是禁忌使用的。手术减压的治疗更是存在争议。

开放性和闭合性眼球损伤

开放性眼球损伤是指累及眼球壁全层的创口。这可以是由钝性打击伤导致的眼球破裂，或者是由锐器产生的眼球贯穿或穿刺裂伤。闭合性损伤不会导致累及眼球全层的创口，通常包括浅表的眼球异物或者挫伤。任何时候都应考虑眼内异物存在的可能性，尤其是可能存在球内金属异物而患者又需要进行磁共振扫描来评估其他部位的损伤时。在表 2.7 中列出了眼球损害后立刻会出现的一些重要体征。

眼球损伤的治疗取决于伤情是开放性损伤还是闭合性损伤。对于开放性损伤，应该给患者使用止痛和止吐药，并且给予抗破伤风治疗。可以用胶带把硬质的塑料板固定覆盖在患侧眼睛上来保护伤口。眼球开放性损伤初期手术修复的理想时机应该在 24h 以内。对于闭合性眼球损伤，可以用类固醇类药物、抗生素、睫状肌麻痹剂以及降压眼滴剂来治疗。一般来说，如果患者有初期的视觉分辨力下降、相对性瞳孔传入障碍，或是有眼球后部的损伤，那么无论损伤是闭合性的还是开放性的，预后均不良。

表 2.7 眼球损伤的体征

1. 角膜擦伤
2. 前房积血
3. 瞳孔不规则
4. 葡萄膜脱落
5. 明显的开放性创口
6. 眼球塌陷或严重扭曲变形
7. 视网膜红反射的减弱或消失（在距眼球 30cm 处用检眼镜可在视网膜上观察到红反射）
8. 眼泪中混杂有血液

眼睑完整性的丧失

眼睑无法有效的闭合会导致视力的丧失。即使是相对比较轻的眼睑撕裂伤都可能会导致这种结果，并且容易被医生忽视。眼睑撕裂伤虽然比较罕见，却是一种毁坏性的损伤并且眼睑重建难度很高。眼睑撕裂同时也可能意味着其下方的眼球存在严重的损伤。在眼睑缺损被完全修复之前，任何残存的眼睑都应该被拉下来覆盖保护角膜，必要时可以通过缝合上下残余眼睑来实现角膜的覆盖，同时还需要使用大量的氯霉素或人工泪液软膏，并应用无菌纱布覆盖整个眼睑缺损区域。如果要延期进行眼睑修复，初期处理时至少要保证眼睑伤口的清洁并尽量去除表面异物。可以用大量的生理盐水轻度挤压冲洗来洗净异物，同时这样也可以减少细菌的存留量。如果是咬伤或者污染伤口，还需要静脉注射抗生素，同时进行抗破伤风治疗。

推荐阅读

[1] Allen M, Perry M, Burns F. When is a retrobulbar haemorrhage not a retrobulbar haemorrhage? Int J Oral Maxillofac Surg, 2010, 39:1045–1049.

[2] American Society of Anesthesiologists. Practice guidelines for the management of the difficult airway: a report by the American Society of Anesthesiologists Task Force on Management of the Difficult Airway. Anesthesiology, 1993, 78:597–602.

[3] Beuran M. Iordache FM. Damage control surgery: new concept or re-enacting of a classical idea [review]? J Med Life, 2008, 1:247–253.

[4] Cooper DJ, Ackland HM. Clearing the cervical spine in unconscious head injured patients: the evidence. Crit Care Resusc, 2005, 7:181–184.

[5] De Waele JJ, Vermassen FE. Coagulopathy, hypothermia and acidosis in trauma patients: the rationale for damage control surgery [review]. Acta Chir Belg, 2002, 102:313–316.

[6] DiGiacomo C, Neshat KK, Angus LD, et al. Emergency cricothyrotomy. Mil Med,2003,168:541–544.

[7] Perry M. Acute proptosis in trauma: retrobulbar hemorrhage or orbital compartment syndrome: does it really matter? J Oral Maxillofac Surg, 2008a,66: 1913–1920.

[8] Perry M. Advanced Trauma Life Support (ATLS) and facial trauma: can one size fit all? Part l. Dilemmas in the management of the multiply injured patient with coexisting facial injuries. Int J Oral Maxillofac Surg, 2008b,37:209–214.

[9] Perry M, Morris C. Advanced Trauma Life Support (ATLS) and facial trauma: can one size fit all? Part 2: ATLS, maxillofacial injuries and airway management dilemmas. Int J Oral Maxillofac Surg,2008,37:309–320.

[10] Perry M, O'Hare J, Porter G. Advanced Trauma Life Support (ATLS) and facial trauma: can one size fit all? Part 3: Hypovolaemia and facial injuries in the multiply injured patient. Int J Oral Maxillofac Surg,2008,37:405–414.

[11] Perry M, Moutray T. Advanced Trauma Life Support (ATLS) and facial trauma: can one size fit all? Part 4: 'Can the patient see?' Timely diagnosis, dilemmas and pitfalls in the multiply injured, poorly responsive/ unresponsive patient. Int J Oral Maxillofac Surg, 2008,37:505–514.

附　录

格拉斯哥昏迷评分量表

格拉斯哥昏迷评分量表（GCS）提供了一种可靠的、可以客观记录患者意识状态的方法，可以对患者的神经系统进行评估。GCS 可以用来进行初步评估，也可以用来记录病情改善或恶化的状态。应用 GCS 的标准可以得到具体的量化值，从 3 分（深度昏迷，无应答）到 15 分（完全清醒，机警的，无定向障碍）。任何低于 8 分的患者都被认为无法自主的维持气道。

最佳运动反应（M）	最佳语言反应 (V)	最佳眼部反应 (E)
1. 不能运动	1. 不能应答	1. 不睁眼睛
2. 拉伸痛——外展手臂，外旋肩膀，前臂旋后，展腕（去大脑反应）	2. 不能理解的声音——呻吟但没有语言	2. 疼痛刺激可以睁眼——甲床加压、眶上或胸骨加压
3. 异常的弯曲痛——内收手臂，内旋肩膀，内旋前臂，屈腕（去皮质反应）	3. 不恰当的语言——随意说话但是不能交谈	3. 可以对指令应答睁眼
4. 弯曲痛 / 撤回反应——屈肘，前臂旋后，眶上加压时屈腕，甲床加压时向回收手	4. 混乱的交谈——能够回答，但是比较混乱，定向能力障碍	4. 自主睁眼
5. 局部疼痛——疼痛刺激下可以有目的地移动，眶上加压时，患者双手交叉可以向锁骨上移动	5. 可以定向——连贯并且恰当地答题	
6. 服从指令——患者可以完成简单的要求		

第3章

面部骨折的临床特征

面部不同部位骨折的临床特征与面部的解剖学特点息息相关。因而在考虑治疗方案之前回顾外科解剖学、骨折方式的分类及相应的临床特征很有必要。

最“简单”的骨损伤是和牙外伤相关的损伤，即牙槽突骨折。这种创伤将在第5章单独讨论。

下颌骨骨折

下颌骨骨折很常见。尽管在临床实践中已经对此积累了大量的经验，并有广泛的文献报道，但一些热点仍存有争议（例如髁突骨折和严重萎缩下颌的骨折的处理）。现代外科技术使颌骨骨折治疗并发症（诸如感染和骨折畸形愈合等）的发生率显著下降，但由于种种原因，有时候骨折治疗结果仍不尽如人意。

外科解剖学

尽管从胚胎学角度来讲下颌骨属于膜内成骨，但其物理结构与具有关节软骨和两根营养血管的长骨相似。下颌骨呈弓形，由皮质骨和松质骨构成，自颅底弓形向前下方突出，组成面部骨骼最粗壮、坚硬的部分。两侧下颌升支由马蹄形并有牙列存在的下颌骨体部相连。每侧下颌升支含两个突起：髁突与冠突。髁突与关节窝共同组成颞下颌关节；冠突是颞肌的附丽部位。髁突头由相对较细的髁突颈部支撑，该部位是骨折好发区。从解剖学角度看，下颌骨可分为若干区域，如图3.1所示，这些区域与骨折的好发部位相对应。

由于位置突出，下颌骨比面中部骨骼更易发生骨折。此外，与“火柴盒结构”的面中部骨骼可吸收直接外力的特点不同，下颌骨受到的打击外力会通过颞下颌关节直接传到颅底。这反过来意味着相对较轻的下颌骨骨折可能伴发严重的闭合性颅脑损伤，因此，拳击者猛烈重击下颌骨时可能会导致对手晕倒。

肌肉附丽

下颌骨有大量强健的肌肉沿下颌骨体长轴附丽，包括咀嚼肌（颞肌、咬肌、翼内肌和翼外肌）和舌骨上肌群（二腹肌、颏舌骨肌、下颌舌骨肌）。这些肌肉共同控制下颌骨的

Fractures of the Facial Skeleton, Second Edition. Michael Perry, Andrew Brown and Peter Banks.

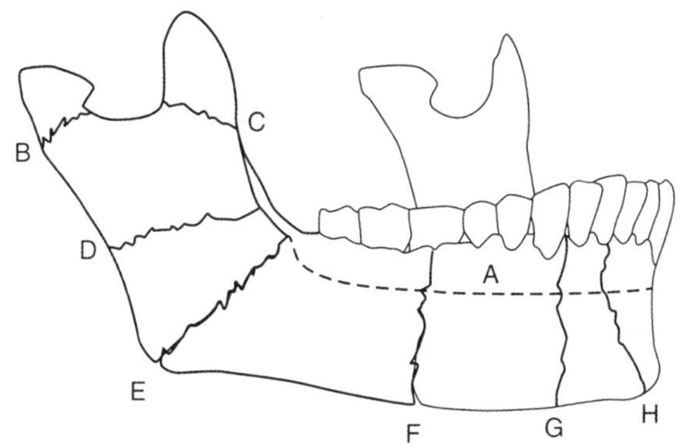

图 3.1　下颌骨骨折位点的分类。A. 牙槽突。B. 髁突。C. 冠突。D. 下颌升支。E. 下颌角。F. 下颌体（磨牙区或前磨牙区）。G. 颏旁。H. 正中联合

运动。有些肌肉可产生极大的咬合力，并在骨折错位的形成中扮演重要角色。颏舌肌是构成舌体的主要肌肉，附着于下颌骨的颏棘。如果伤者意识丧失，颏舌肌松弛失去控制，有可能造成舌后坠而危及气道。

骨　膜

骨膜是决定下颌骨骨折是否稳定最重要的因素。骨膜是一层致密的纤维膜。如果骨膜完整且与骨相连，骨折碎片就不会发生严重的错位。骨膜在极强的外力作用下可从骨断端剥离，但更多时候是被逐渐累积的骨松质渗血影响而出现剥离。一旦骨膜因外伤或手术剥离而出现断裂，下颌骨在附丽其上的肌肉影响下更易发生移位和活动。

牙　齿

与上颌骨相比，下颌牙槽窝构成了相对薄弱的区域，并且在许多下颌骨骨折中牙齿是一个潜在的感染源。从物理结构上看，下颌骨与长骨类似，但在下颌骨骨折时，每脱落一颗下颌牙就如同经历一次开放性骨折。若此类开放性骨折发生在四肢长骨上，如胫骨和股骨，必将导致顽固的骨髓炎，而发生在下颌骨时，尽管伤口暴露于有菌环境下，但通常仍可获得良好的愈合。在进化的过程中下颌骨获得了对感染独特的抵抗力。虽然良好的颌骨血供和唾液中的生长因子在其中扮演了重要的角色，但具体机制尚不明确。然而，任何骨折线上含有牙齿的下颌骨骨折，都属于开放性骨折，而且这些牙齿可能会变成死髓牙，是潜在的感染源。

神经和血管

在下颌升支内侧，下牙槽神经和血管通过下颌（舌侧）孔进入下颌骨，在下颌神经管内向前穿行。这两者为下颌牙齿提供营养和感觉神经支配。颏神经于前磨牙区经颏孔出下颌骨，支配下唇感觉。下牙槽神经很脆弱，当骨折线经过下颌神经管时，如下颌体和下颌角部骨折，经常会导致神经损伤，从而引起牙齿和下唇的麻木或感觉异常。

面神经分支走行于下颌升支前面，易被此区的直接创伤所伤及。有时下颌体或下颌角的骨折也可能损伤面神经，但并不常见。

除了下牙槽血管活动性出血外，下颌骨骨折通常不会伴有大血管的损伤。舌底的大血肿常由广泛性骨折时舌背静脉断裂所致。面动静脉经过下颌角，易被此处的直接创伤所损伤。

颞下颌关节

间接性外力传导至颞下颌关节区可以引起急性创伤性关节炎，但髁突不一定会骨折。急性创伤性关节炎在影像学上表现为关节滑膜液渗漏并伴有关节间隙变宽；临床表现为关节区明显疼痛，同时伴有下颌骨运动重度受限。

如果髁突头发生关节囊内骨折，常会造

成关节积血，如果发生在儿童身上，则有可能会导致颞下颌关节纤维性或骨性关节强直并影响髁突的生长潜力。

关节盘是颞下颌关节的重要组成部分。常规影像学检查无法显示关节盘，但磁共振成像可以清楚显示。不过，下颌骨外伤引起关节盘损伤的发病率的资料尚不完善。关节盘本身的破裂或其附着的丧失都可能是造成关节功能紊乱的重要因素。有证据表明，伴有关节囊内积血的关节盘撕裂易诱发后期的关节纤维性或骨性关节强直（图 3.2）。

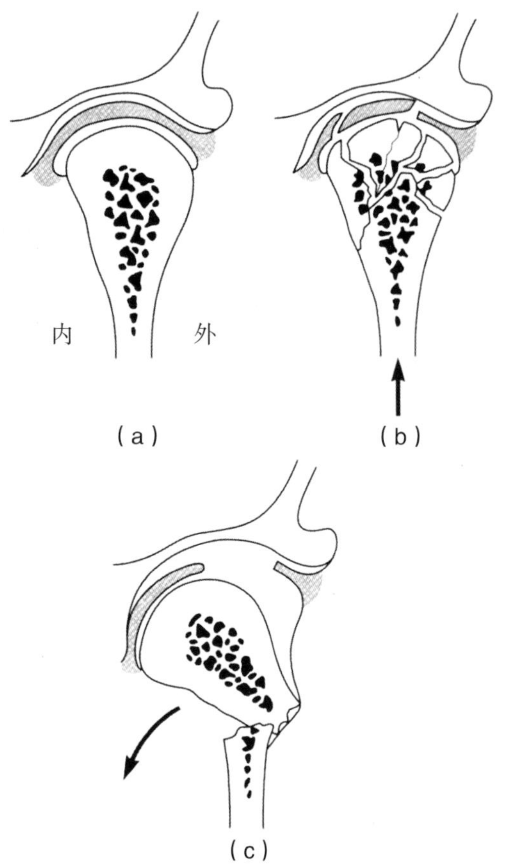

图 3.2　图解髁突骨折造成颞下颌关节盘的撕裂。(a) 正常髁突和关节盘冠状位视图。(b) 压缩性损伤导致囊内骨折积血伴关节盘损伤。(c) 髁突颈部骨折向内侧脱位伴关节盘撕裂

髁突头骨折时，在较强的外力驱使下，髁突断端会向后移位而撕裂外耳道造成外耳出血，这种情况并不罕见。这种外耳出血必须与提示颅底骨折的中耳出血相鉴别。颞下颌关节窝的骨折极为罕见，这种骨折可由髁突头受外力驱使撞击到颞骨的薄弱部分造成。不过通常受外力时髁突颈部更容易骨折，从而分散了应力，避免了关节窝骨折的发生。

下颌骨骨折方式

对尸体的研究表明造成上颌骨骨折所需的撞击力低于下颌骨（140 磅 /65kg *vs* 450 磅 /190kg）。一般来讲，下颌骨骨折也包含髁突颈部骨折。髁突颈部骨折被视为一种保护性的骨折，可避免造成颅中窝骨折而导致严重后果。造成下颌正中联合和双侧髁突骨折需要更强的外力（800~900 磅 /350~400kg）。研究表明，侧方撞击比正面撞击更容易造成下颌骨骨折，原因可能是下颌正面的撞击力可以被下颌骨的开口运动和后退运动大量缓冲，或被牙齿的咬合所分散。

牙齿是决定骨折发生位置的一个非常重要的因素。长长的尖牙和部分萌出或未萌出的智齿都代表了下颌骨的相对薄弱区（图 3.1 骨折线 G 和 E）。未萌出的牙齿如前磨牙同样是骨薄弱区。下颌骨各位点发生骨折的相对频率如下所示。

髁突	30%
下颌角	5%
下颌体部	25%
正中联合 / 旁正中区	15%
下颌升支	3%
冠突	2%

牙齿缺失后的牙槽骨吸收也会使下颌骨变薄弱，较小的撞击力就可能会造成缺牙区骨折。重度的牙槽骨吸收甚至会引起病理性骨折，这种骨折往往发生在比铅笔还细的萎缩性下颌骨上，而且治疗难度较大。

下颌骨骨折后，附丽其上的肌肉（图 3.3，图 3.4）会牵拉骨断端移位，有时可以根据骨断端移位方向的趋势对下颌骨骨折进行分类。当肌肉有将骨折块拉拢（减小错位）的趋势时骨折可描述为“有利型骨折”，当肌肉有将下颌骨骨折牵拉错位的趋势时，可描述

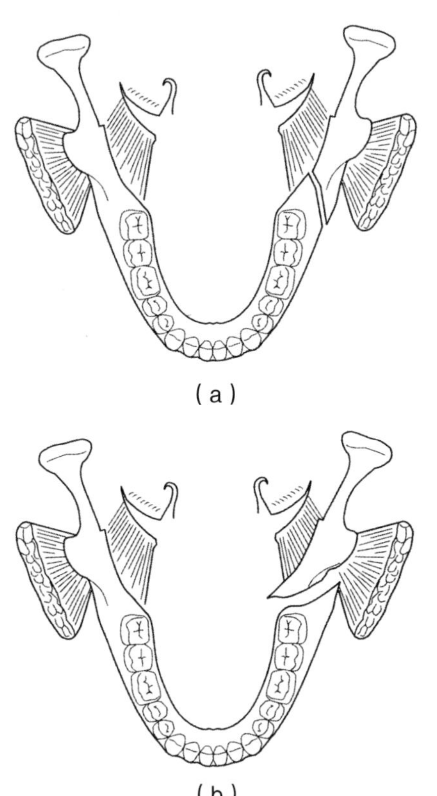

图 3.3　左侧下颌角水平有利骨折（a）和水平不利骨折（b）。此处和图 3.4 中所用的经典分类方法有其历史性价值，但它忽略了穿过骨折线的骨膜的稳定作用，在现代切开复位内固定的骨折治疗中实际价值不大。下颌骨骨折发生移位，主要是由于骨膜的撕裂而非肌肉的牵拉

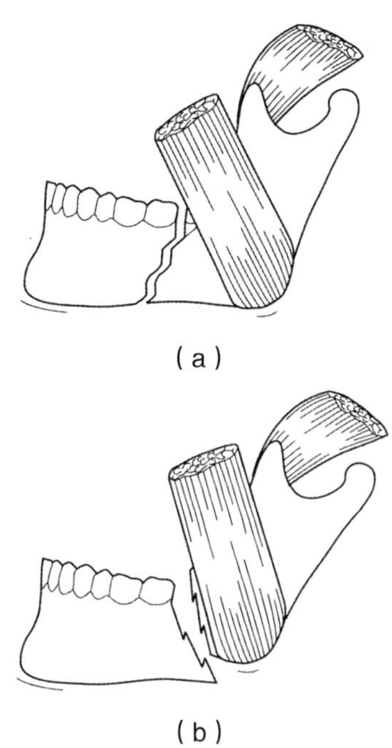

图 3.4　左侧下颌角垂直有利骨折（a）和垂直不利骨折（b）（说明见图 3.3）

为“不利型骨折”。根据移位的方向，进一步可分类为“水平方向”和“垂直方向”上的有利和不利型骨折。尽管这种分类描述方法可应用于下颌骨所有部位的骨折，但通常只在下颌角骨折中应用。

这一分类原理可能在以前常采用闭合性复位固定骨折的时代更有价值，但是在当代临床实践中实用价值不大，因为它忽略了骨膜对骨折的稳定的作用。不过这一分类方法也有些意义，当存在骨膜破裂或撕脱的情况时，有利型骨折的复位相对更为容易。

髁突骨折

当髁突颈部发生骨折时，髁突头经常在关节凹内移位，这经常被错误的称为骨折脱位。颞下颌关节是一个“转动兼滑动”的关节，而非像髋关节一样具有“球 – 窝”样稳定的解剖学结构。所谓的“脱位”更准确的术语

应该是“半脱位”，即由于肌肉痉挛无法自然复位。真正的脱位是髁突头完全移出关节窝，这种情况并不是很常见，通常发生在强烈外力打击之后。最常见的髁突头移位方向是内侧和前方，这和翼外肌牵拉的方向一致。有些髁突骨折在刚骨折时没有移位，但数天后出现向前内侧的移位，这充分体现了翼外肌的牵拉作用。

正中联合和颏旁骨折

在正中联合区，肌肉附丽非常重要。下颌舌骨肌在舌骨与下颌骨内侧的下颌舌骨嵴（内斜嵴）之间形成一层致密的隔膜。正中联合发生中线骨折时，下颌舌骨肌和颏舌骨肌可以起稳定作用，所以骨折移位不明显。然而，正中联合处的斜形骨折在下颌舌骨肌和颏舌骨肌影响下，骨折断端易出现相互重叠的现象。

双侧的颏旁（旁正中）骨折往往是由比较大的外力撞击所导致，同时也往往伴有较大范围的骨膜撕裂。在颏舌肌的影响下（颏舌骨肌也有小部分影响），这种骨折容易导致骨折段向后移位。虽然这种骨折经常被认为会诱发舌后坠并堵塞口咽部，但事实并非如此，因为舌体仍然稳固地附着于舌骨，而舌骨又通过下颌舌骨肌后部附着于下颌骨。此外，舌固有肌仍然控制着舌的形态，舌体依然会位于口腔前部。只有患者意识丧失时，舌体的自主运动才会失去控制。并且通常情况下是活动的颏部骨折块对呼吸道造成威胁（图 3.5）。因而，对采用强制性仰卧位并伴颅脑损伤的患者，应当严密观察其呼吸道的情况。

冠突骨折

这类骨折很罕见，仅占下颌骨骨折的1%~2%。强大的颞肌会造成冠突骨折，并且由于颞肌的反射性收缩会造成骨折断端向上移位至颞下窝。不过，来自面部侧面的直接撞击，特别是患者在张嘴时受到撞击，也会

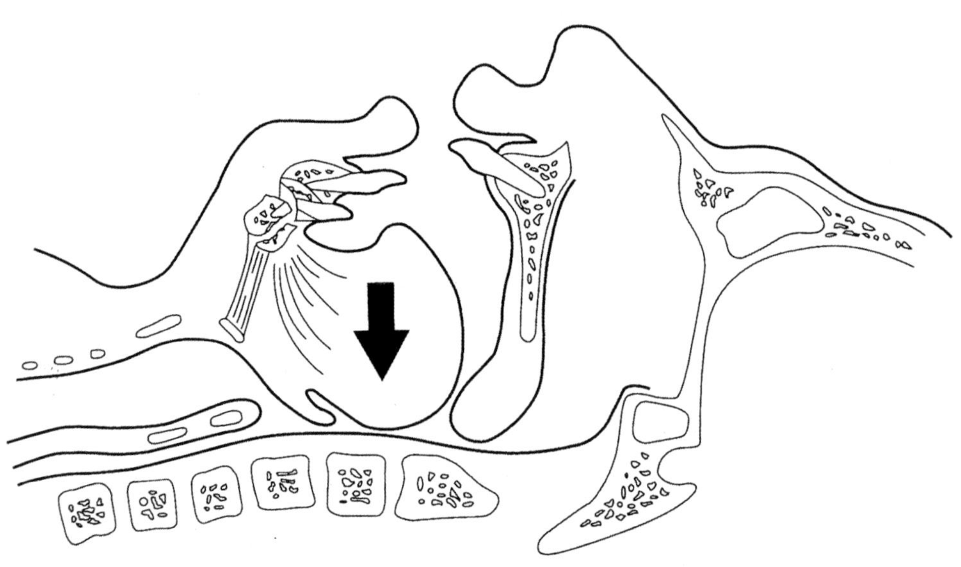

图 3.5　图解意识丧失的患者采用仰卧位时，颏部向后移位可引起气道阻塞的机制。即便损伤严重，意识清醒的患者也极少发生气道阻塞。在这种情况下，绝大多数患者只要采取直立体位就可以避免气道问题

造成冠突骨折。游离的冠突骨折通常采用保守治疗。在医学院学习时，老师常会提到：颧弓和冠突都发生骨折时，这两个部位的骨折在愈合过程中有发生关节强直的风险，甚至需要进行手术治疗。这种说法虽然符合逻辑，但临床证据并不充足。

临床检查

我们在前文讨论过，理解损伤的机制对治疗而言极其重要。能造成骨折特别是粉碎性骨折和多发骨折的重度撞击不仅有可能损伤患者的颈椎和颅脑，还会带来因出血、肿胀和舌体自主运动丧失导致的呼吸道阻塞的风险。下颌骨侧面的重度打击能引起下颌骨折断端明显移位，继而导致下牙槽神经牵拉伤甚至断裂伤，严重影响功能的恢复。典型的“卫兵骨折”（即正中联合骨折或颏旁骨折合并双侧髁突骨折）常发生于晕倒或坠落致颏部着地之后。

下颌骨骨折的常见症状和体征在表 3.1 中列出。下颌骨骨折的主要标志性体征是患者咬合关系改变，不过非口腔专业的医生很容易在检查中忽略或不理解咬合关系改变的意义。

表 3.1　下颌骨骨折的常见症状与体征

- 疼痛：尤其在讲话和吞咽时
- 下唇麻木
- 肿胀、流涎
- 牙关紧闭伴下颌骨运动困难
- 骨折部位压痛
- 咬合改变
- 牙齿松动和牙龈出血
- 骨折段移位
- 与骨折部位相关的血肿，特别是舌下区

髁突骨折

髁突骨折是下颌骨最常见、也是临床检查最容易忽略的骨折。髁突骨折可为单侧或双侧，可涉及关节区（关节囊内骨折）或髁突颈部（关节囊外骨折），其中后者更为常见。髁突囊外骨折可以伴或不伴有髁突头的脱位或半脱位。骨折线上方的断端可向内侧或外侧移位，与下方的下颌升支形成角度。最常见的髁突骨段移位方向是前内侧，这是因为翼外肌附着于髁突头前内侧和颞下颌关节盘的牵拉使然。在受伤早期，大多数髁突区域骨折的症状和体征都很相似。髁突内侧移位在极个别情况下会压迫到三叉神经。下颌骨侧面直接撞击之后出现面神经麻痹的情况也有报道。

单侧髁突骨折

视　诊

下颌骨在任何方向的运动都受限并伴有疼痛。颞下颌关节区肿胀伴有该区的外耳道出血，出血原因是髁突头的剧烈运动撞击皮肤造成外耳道前壁撕裂。在正常人身上，将小拇指置于外耳，可感觉到到髁突头和外耳道皮肤紧密邻接的关系及关节的运动。

鉴别出血来源于外耳道还是中耳非常重要，后者意味着颞骨岩部骨折并可能伴有脑脊液漏。在怀疑有髁突骨折的所有病例中，都应用耳镜仔细检查耳部。

有时髁突骨折周围的血肿会循外耳道下方向下和向后扩散，造成同侧乳突下方皮肤淤血。这个特殊的体征也见于颅底骨折，即“Battle 征”（又称乳突淤斑）。该体征有时会引起诊断的混淆。

在很偶然的情况下，髁突头会穿破关节

窝顶部进入颅中窝，此时下颌骨出现锁定而无法运动，中耳道出血会向外进入外耳道。

如果髁突头向内侧移位且肿胀消退后，可在耳屏前的关节区观察到独特的凹陷体征，而在刚刚受伤后的阶段，这一体征会被局部的肿胀所掩盖。

触　诊

刚受伤后的患者髁突区域是柔软的，但出现组织肿胀后，医生就很难在关节区触诊到髁突头。有时所谓触诊到的髁突头实际上可能是和下颌升支连接的髁突颈部。通过外耳道内触诊可以鉴别髁突头是否移位至关节窝外。检查者站在患者正前方，用两小拇指分别勾住两侧外耳道，可以比较双侧髁突头的位置及运动情况。

口内检查

髁突移位至关节窝外或骨折断端移位重叠，将导致受伤侧的下颌升支高度降低，并引起同侧磨牙咬合早接触（图 3.6）。张口型偏向患侧。由于疼痛，下颌骨向前和向对侧的运动会受限。

双侧髁突骨折

单侧髁突骨折的症状和体征在双侧髁突骨折中也会出现。通常，与单侧髁突骨折相比，双侧髁突骨折时下颌骨运动受限更为严重。

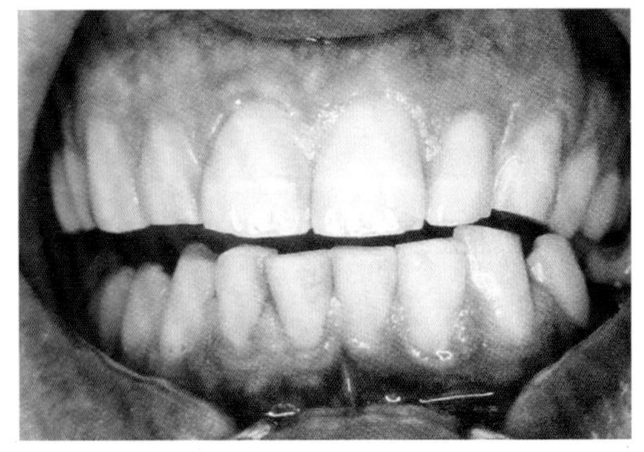

图 3.6　左侧髁突颈部骨折导致的咬合错乱。同侧下颌升支高度明显缩短造成磨牙早接触。下颌骨偏向患侧也很明显

口内检查

髁突移位伴下颌升支缩短会导致患侧后牙早接触。双侧髁突骨折造成的咬合紊乱比单侧髁突骨折更常见。然而，双侧囊内骨折较少引起下颌升支高度降低，咬合也大都正常。如果双侧髁突骨折都移位至关节窝外，或骨折断端相互重叠嵌入，就会出现前牙开𬌗（图 3.7）。在所有双侧髁突骨折的病例中都会出现疼痛、张口受限，伴下颌前伸和侧方运动受限。

双侧髁突骨折常与正中联合骨折或颏旁骨折并发，应该仔细检查这些区域。

下颌角骨折

不同于下颌骨含牙区域的骨折，下颌角

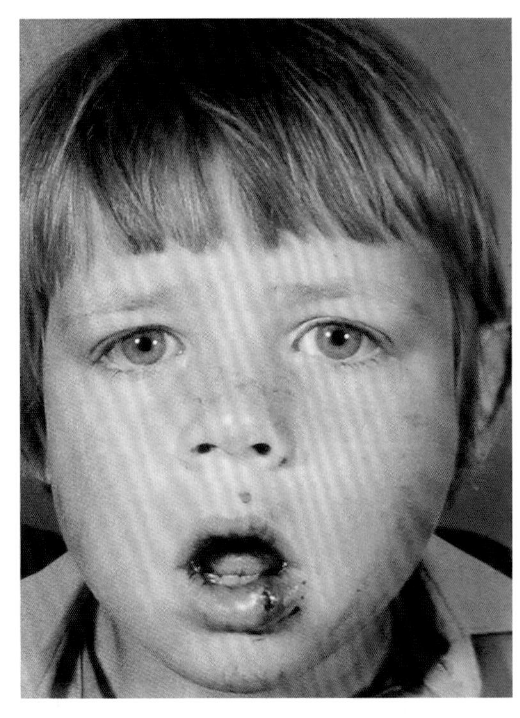

图 3.7　患儿双侧髁突颈部骨折伴移位导致前牙开𬌗。此外，双侧骨折区肿胀，下颌骨运动因疼痛而受限

骨折后，骨折断端移位的程度对症状和体征的影响不明显。

视　诊

下颌骨运动时会疼痛，并伴有不同程度的牙关紧闭。从外形看，下颌角会出现肿胀，可能有明显的畸形。口内可看到最后一颗磨牙远中存在畸形骨台阶，这一体征在磨牙区无牙时更为明显。患者通常会有咬合错乱。下颌角对应的颊侧、舌侧或双侧都存在小范围血肿时，骨折常无明显移位。患侧的下唇可能出现麻木或感觉异常。

触　诊

触诊下颌角表面常有压痛。以拇指和其余手指固定下颌升支，将下颌骨体在另一侧轻轻移动时，在骨折位点可触及异常骨动度及捻发音。尽管可能不甚明显，触诊检查时还能触到下颌角区的台阶感。

下颌体骨折（磨牙和前磨牙区）

下颌体骨折的肿胀和压痛症状和体征与下颌角骨折类似。在下颌骨的有牙区，即使是轻微的骨折移位也会导致咬合错乱。由于下颌升支部肌肉的牵拉移位，咬合早接触常发生在前牙区。因为牙龈附着紧密，牙齿邻间隙处的骨折常造成牙龈撕裂和出血。如果骨折错位明显，下牙槽神经血管束可能撕裂，除了出现下牙槽神经分布区的麻木和感觉异常外，还会存在明显的口内出血。下唇感觉异常多是骨折移位牵拉下牙槽神经的结果。在骨折治疗前，下唇麻木的病历记录很重要，因为持续存在的麻木感（无论多久），经常会成为患者不满和起诉的原因之一。

骨折线上的牙齿，特别是磨牙，可能出现纵折；如果患者的下牙槽神经功能正常，牙齿纵折会引起严重的不适。

正中联合骨折和颏旁骨折

此处的骨折常与单侧或双侧髁突骨折伴发。当下颌受到的撞击较轻时，由于下颌骨双侧尖牙之间部分的骨质较厚，容易出现几乎无移位的骨折或者骨裂，如果局部咬合也稳定，这样的骨折可能会被忽略，唯一明显的体征就是骨折处压痛和舌下血肿（图 3.8）。

正中联合处更重的打击将造成解剖结构的严重断裂。单发骨折通常是斜行的，骨折两断端相互重叠，骨折线两侧的牙列向舌侧倾斜。通常颏部受到较大的冲击力会导致双侧颏旁骨折或整个颏部粉碎性骨折。由于这种骨折来源于来自前方的直接暴力打击，所以常合并颏部软组织和下唇的裂伤。

下颌骨前部的严重骨折常伴随严重的脑震荡，颏部骨折后也可导致肌肉附着的丧失，可能造成舌体自主控制能力下降，容易引起呼吸道阻塞（图 3.9）。不过如果患者意识清醒，即使出现广泛的下颌骨前部和毗邻软组织的严重破坏，舌体自主运动的能力一般也不会有明显下降（图 3.10）。

正中联合骨折一般不伴有颏部皮肤的麻

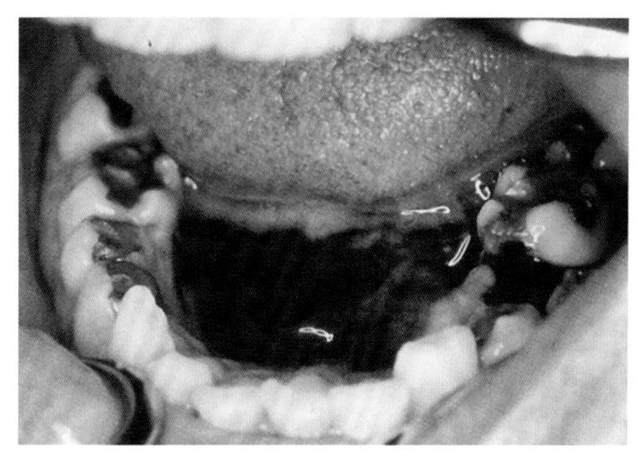

图 3.8　颏部骨折导致口底血肿。当有明确下颌区外伤史时，这可被视为可能存在颏部骨折的特殊体征

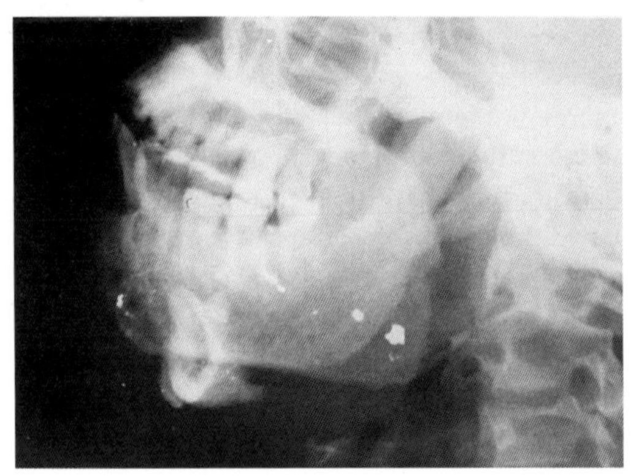

图 3.9　双侧颏旁骨折伴近中骨折断端明显移位。尽管这样，却没有明显的气道阻塞，说明在大部分情况下清醒的患者有维持气道通畅的能力。但是，对于意识丧失且处于仰卧位的患者，这种类型的骨折几乎都会导致气道阻塞

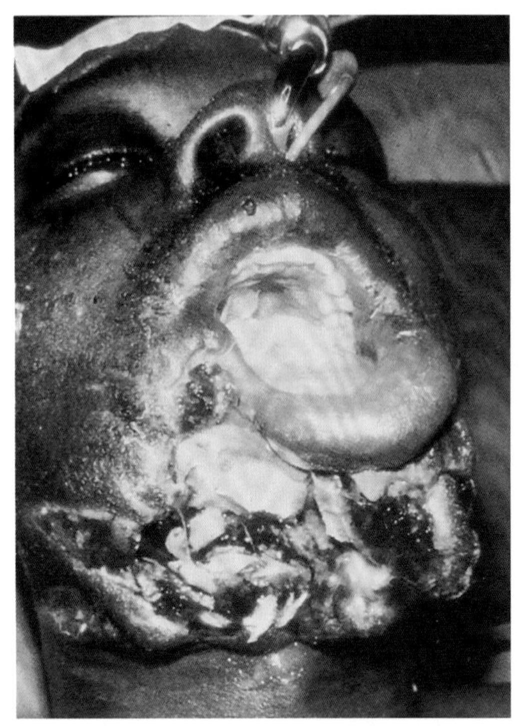

图 3.10　面下部和下颌骨前部枪弹伤。尽管软硬组织有缺失，余留骨质粉碎，但损伤并没有使患者意识丧失，患者气道保持完整通畅

木，除非外力直接打击到颏孔区而损伤了颏神经。

下颌升支骨折

下颌升支的骨折并不常见，主要有以下两种类型。

（1）*单发（线性）骨折*。这种骨折不常见，实际上通常是极低位的髁突骨折自乙状切迹斜下行形成。偶尔也会出现受直接暴力打击后产生水平线性的下颌升支骨折，其上部骨折片同时包含髁突和冠突。

（2）*粉碎性骨折*。通常由侧面的直接暴力打击引起。这种骨折常见于枪弹伤而少见于日常生活。粉碎的骨折片会被夹在强大的咬肌和翼内肌之间，因而几乎不发生移位。但在极端情况下，也会出现骨折碎块的移位。

这两种骨折在口内与口外都可查及肿胀和淤血。触诊下颌升支部变软，下颌运动时下颌升支会产生剧痛，常常出现牙关紧闭的体征。

冠突骨折

这种骨折临床上很难诊断，但可出现下颌升支前部变软和明显的血肿。下颌运动特别是前伸运动因疼痛而受限。

多发和粉碎性骨折

多发和粉碎性骨折的体征取决于骨折部位和严重程度，这类骨折一般由重度暴力打击引起且常会伴有重度的软组织损伤。对于多发和粉碎性骨折，单凭临床检查可能无法准确地判断出骨折类型。对于初步诊断出的单发骨折，如果检查时发现意外的异常动度，应警惕同侧还有其他部位的骨折。通常而言，下颌升支、下颌角和磨牙区的多发骨折不会伴有严重的移位。然而，正中联合区域的粉碎性骨折时，其外侧骨段常明显塌陷移位，临床处理起来比较困难。

面中部和面上部骨折

面中部骨骼是一个复杂的解剖结构，由多个不同的区域构成。每个区域都有各自的结构、美学和功能特点，而且面中部损伤常常涉及多个区域。面中部骨折常不同程度地伴有鼻－眶－筛（NOE）区域和颧骨复合体的骨折。这些骨折可能向上扩展到颅前窝。面中部骨骼在维持口腔、鼻腔和眼眶的完整性方面极为重要，所以此处的损伤会导致严重的功能和外貌方面的后果。面中部骨折常由高能重度撞击引起，可能会危及生命并损毁面容。

外科解剖学

面上部骨骼

所谓面部骨骼的“上 1/3”主要是指额骨，构成了眶上缘和眶顶。颅骨底部向后下呈 45° 走行，在该处额骨与蝶骨相连。面中部复合体以此斜面分界（图 3.12）。筛骨筛板向上走行与脑膜连接并有嗅神经穿过（图 1.4）。在面部创伤的大部分病例中，额骨和蝶骨都很少会骨折，在很大程度上是因为面中部相对较弱的骨会首先发生骨折而产生缓冲性保护。但是当面上部发生骨折时，常导致以下后果：

（1）大脑会发生直接损伤；

（2）骨折部位出血可能会引起大脑间接性损伤；

（3）骨折可能包括额窦后壁、眶顶和筛板，同时可能伴发脑膜破裂和脑脊液漏；

（4）额骨向后下方的移位将影响面骨的完整性；

（5）面上部经受高能重度冲击常导致颈椎、眼球和视神经的损伤。

面中部骨骼

正如前文所述，多骨复合体的复杂结构形成了面部骨骼的“中 1/3”，这种组合结构极为有序，可以承受来自下方的咀嚼力并为重要的结构提供保护，例如眼睛。从概念上讲，面中部骨骼是由一系列从上颌牙齿向上走行至颅骨的骨性支柱组成。因此，咀嚼力得以绕过鼻和鼻窦等易碎区域，向颅底分散。然而，面中部骨骼作为一个整体对撞击力的抵抗性极低。其中鼻骨最脆弱，接下来是颧弓，而上颌骨则对水平撞击力最为敏感。在表 3.2 中列出了组成面中部的骨骼名称。

Le Fort 分类

面中部由于涉及多个骨结构，所以此处骨折常为多发性。如 Guerin（1866）和 Le Fort（1901）经典的描述那样，轻度撞击时，这些面骨的骨折方式是一致的，均沿着骨骼的薄弱线骨折。面中部骨折的 Le Fort 分类（图

表 3.2　面中部骨骼（参考图 1.1）

面中部骨骼
两块上颌骨
两块颧骨
两颞骨颧突
两块腭骨
两块鼻骨
两块泪骨
两块犁骨
筛骨及其附属鼻甲
两个下鼻甲
蝶骨翼板

3.11）已经使用了许多年，在很多文献中都有描述。但在当代，Le Fort 分类的历史意义大于其实用价值。在过去，使用外固定技术将游离的面中部骨折块固定到颅底部是复位和固定面中部骨折的唯一方法，Le Fort 骨折分类对于治疗的意义很大。但 Le Fort 分类并没有考虑到骨折后游离骨块间的复杂性。现代的 CT 图像和三维重建技术使我们能够更为快速准确地判断骨折的细节，远比 Le Fort 骨折分类更为精准。目前坚固内固定技术既能提供更为稳定的骨折固定，在美观方面也能易被患者接受，使得大多数骨折病例都能做到精确的初期重建。不过，在对面中部骨折的症状和体征的大体描述中，Le Fort 分类仍然很有用并一直沿用至今。

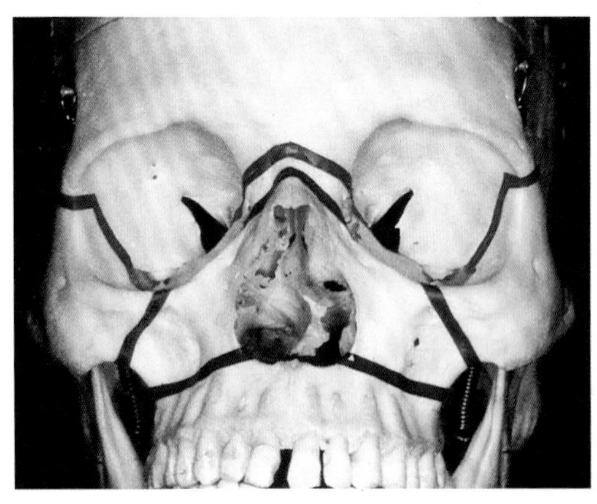

（a）

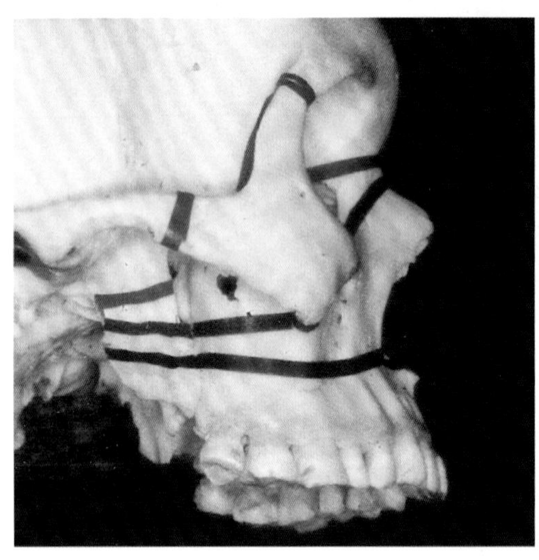

（b）

图 3.11　面中部骨折线的 Le Fort 分类。（a）正面观。（b）侧面观。红线：Le Fort Ⅰ，Guerin 骨折或低位水平骨折。蓝线：Le Fort Ⅱ，中位锥形骨折或颧骨下骨折。绿线：Le Fort Ⅲ，高位水平骨折或颧骨上骨折。尽管这种分类在很多颅－颌－面著作中有着重要的历史地位，但现代成像技术表明损伤通常比这种“单层”模式所描述的更为复杂

与颅底的连接

如果将组成面中部的骨骼移开，将会看到额骨和蝶骨体向后下方形成一个与上颌殆平面呈 45° 的斜面（图 3.12a）。面中部骨骼与这些坚固的颅底骨相连，当骨折发生时，受挤压或剪切力作用，面中部骨与颅底分离。面中部骨段向后移位的程度通常很轻微，但由于颅底斜面的存在，上颌后牙和下颌后牙会形成早接触，造成前牙开殆（图 3.12b）。有时这种移位会造成面部变长，在极个别病例中，软腭被推向后下方，与舌背部接触而压迫呼吸道。这种情况常伴发软组织肿胀和血凝块堵塞鼻孔。必须记清的是，尽管呼吸道通畅性受损会严重危及生命，但意识清醒的患者一般可以通过代偿机制而不至于有明显的症状。真正对生命造成威胁的是面部骨折患者伴发头部损伤，意识水平降低且处于限制性仰卧位。在这种情况下，患者可能会很快出现窒息，必须马上采取侧卧位或俯卧位来保护气道。

颅面分离导致的面部畸形常伴发面部薄弱部分的粉碎性骨折。在面中部骨折时，特征性的“盘状脸”（图 3.12c），可能是鼻筛复合体和上颌骨前部受到显著损伤而向内

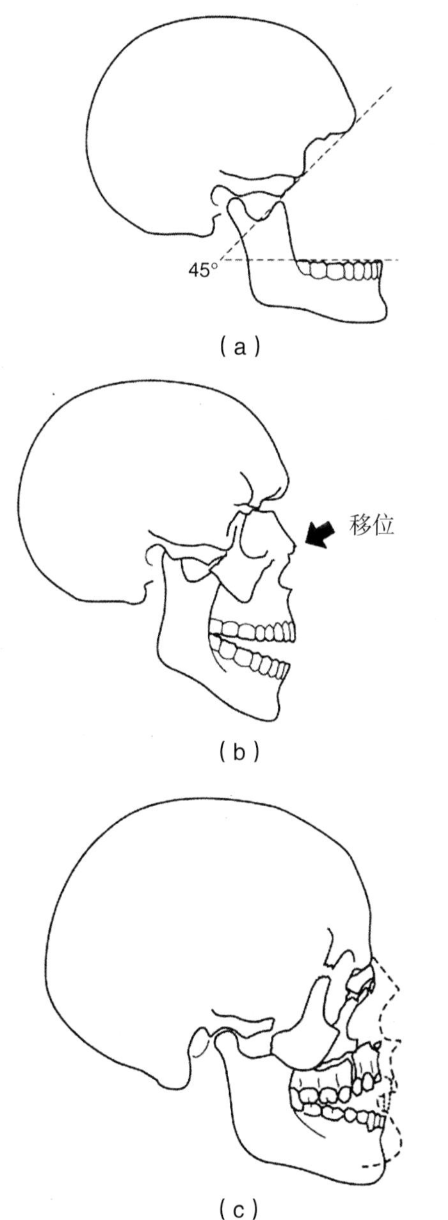

图 3.12 （a）图示额骨眶板和蝶骨形成和咬合平面呈 45° 的斜面。（b）Le Fort Ⅱ和 Le Fort Ⅲ型骨折时，面中部骨骼沿该斜面向后下移位，造成后牙早接触、前牙开殆。罕见情况下，严重移位导致软腭后移压迫呼吸道。（c）更常见的是，面骨复合体受撞击而粉碎，造成“盘状脸”伴面中部变长，给人以骨折块严重后移的印象

下挤压移位引起的，不一定是整个上颌复合体整体后移导致的。

硬脑膜和颅神经的受累

筛骨粉碎性骨折多见于面中部高位骨折和某些严重的鼻骨复合体骨折。筛骨骨折可以伴发筛板区的硬脑膜撕裂，导致脑脊液鼻漏。硬脑膜撕裂也可见于额窦后壁骨折。脑脊液还能通过额骨骨折中的眶顶骨折线逸入软组织，而不一定出现于鼻孔。骨折线经过颅中窝的蝶骨也造成大量脑脊液鼻漏，但这种情况更为罕见。

脑脊液鼻漏的临床表现常会与泪液、血液和鼻腔分泌物相混淆。传统的检查方法如检测葡萄糖或蛋白既无敏感性也无特异性。β2 转铁蛋白是一种脑特异性的转铁蛋白，对其进行检验被认为是可行的最佳检测方法。脑脊液鼻漏一般发生于单侧鼻孔（图 3.13）。

眶下神经和颧神经损伤多见于面侧方或面中部骨折，常会涉及单侧或双侧眶底，可引起颊部或上唇皮肤的麻木或感觉异常。上牙槽前、中、后神经也常受到损伤而导致上颌牙齿和牙龈的感觉麻木。

眶内的脑神经可能因颧骨或面中部高位骨折而损伤。第Ⅵ对脑神经最常受到损伤，使得眼球侧方外展功能丧失。

有时眶上裂内容物也会受损，这种情况下，应注意到上睑下垂、眼肌麻痹和第Ⅴ对脑神经眼内分支分布区域的麻木症状（图 3.14）。眶尖骨折可损伤视神经，导致失明，但比较少见。

眼眶的受累

眼球和视神经被眼眶内排列有序的骨骼结构良好地保护着。突起的颧骨可保护眼球

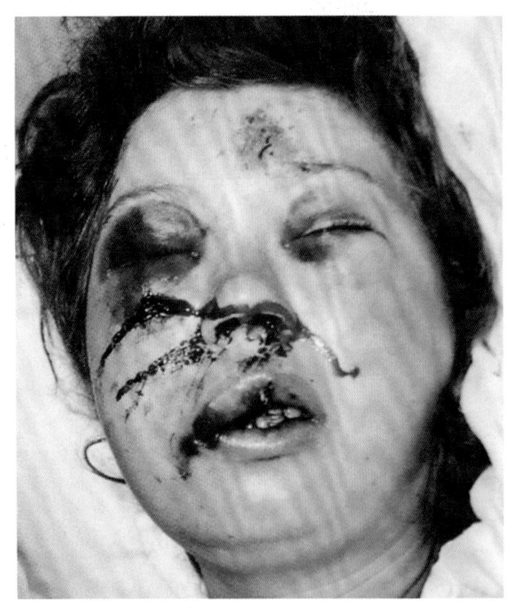

图 3.13 面中部高位骨折患者，伴发筛板骨折及硬脑膜撕裂，脑脊液鼻漏。如图示患者左侧鼻腔，有脑脊液（不凝固）和血液（可凝固）的混合物从鼻腔如“轨道”样流下。注意高位骨折的典型体征：眶周血肿（“熊猫眼”）和早期严重的面部肿胀

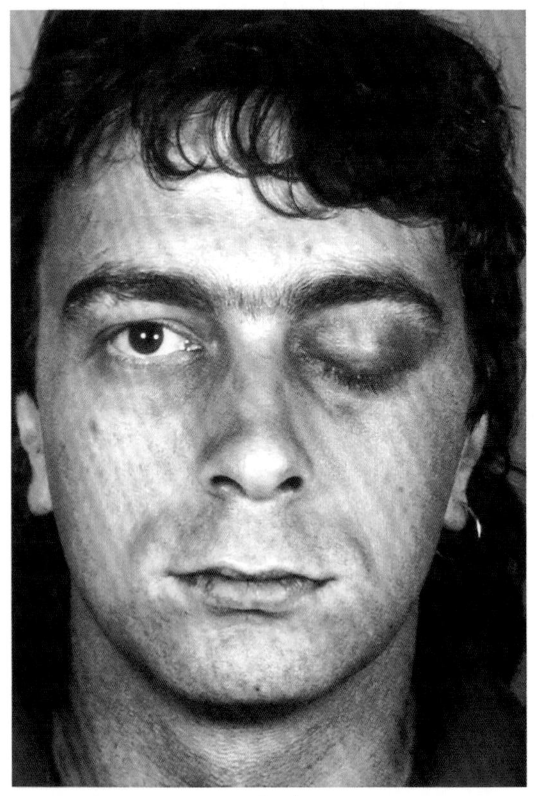

(a)

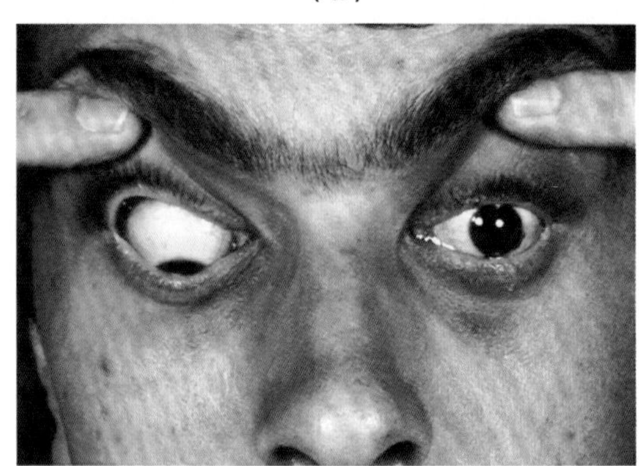

(b)

图 3.14 左侧眶后壁的骨折所造成的眶上裂综合征。（a）神经麻痹和上睑下垂。（b）眼肌麻痹伴所有凝视位左眼运动丧失（此处展示向下凝视位）。患者同时有角膜和眶上区感觉麻木。所有这些症状和体征通常会随着时间的推移而逐渐自行消退

免受大多数碰撞及小抛射物的损伤。视神经孔是一个骨密质圈，在高位水平（Le Fort Ⅲ型）骨折时，骨折线几乎都经过其附近。幸运的是，除了最严重的面中部骨折外，眼球破裂和视神经撕裂伤很少会在面部骨折中发生。

不同于组成眶周的骨密质环，眶内侧壁和眶底很薄（图 3.15），因而该部位容易骨折使眶内容物疝出到上颌窦或筛骨区。发生这种情况的后果将在后续的眶底骨折部分进行讨论。

眶内侧壁骨折可能累及鼻泪管导致持续溢泪，这种并发症在损伤初期易被忽视。

鼻　窦

绝大多数面中部骨折常会累及鼻窦，特别是上颌窦。薄弱的骨壁常会严重粉碎，血液流入窦腔，在影像学检查时，可出现一个或多个鼻窦的阻射影像。一般鼻窦骨折除了

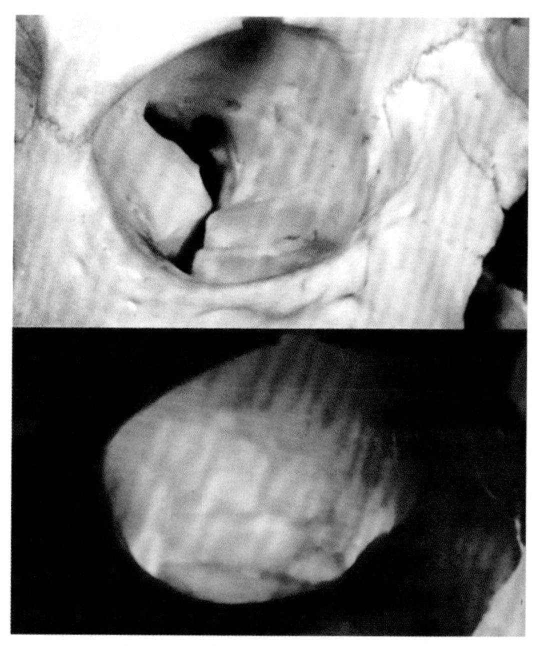

图 3.15　从后方进行颅骨投照显示眼眶的骨质强度。眶底和眶内侧壁极度薄弱，与眶缘和颧骨的密质骨形成鲜明对比

常规复位外，不需其他特殊处理。窦腔的影像学表现大约在 6 周内会恢复正常。

很少见的是骨折线穿过一个或多个鼻旁含气窦腔，空气逸散进入面部软组织而形成皮下气肿。这种外科性气肿常会累及眼睑区的蜂窝组织，产生特殊的体征——触诊“捻发音”。当气体进入软组织后，软组织就被污染，大大增加了后续感染的风险。如果气体进入颅内和纵隔内，会极其危险，这是面部创伤的一个罕见并发症，但可见于受伤后反复擤鼻涕和捏鼻鼓气的患者。

重要的血管

上颌动脉第三段及其终末分支与面中部骨折线密切相关。有时腭降动脉及其较大的分支在翼上颌裂及蝶腭管区域被撕裂，导致严重出血并进入鼻咽，适用于轻度鼻出血的前鼻孔填塞对此情况并无效果，必须使用鼻后孔填塞法或放置球囊才能止血。鼻后孔填塞需维持 24h，在必要时需予以更换。鼻腔填塞物是潜在的感染来源，且很多患者无法很好地耐受填塞。幸运的是，在大多数病例中，恰当的骨折复位可防止进一步的出血（鼻出血的处理和控制见 21 页）。

颧骨复合体骨折

分　类

颧骨紧密地与上颌骨、额骨和颞骨毗邻，因而当颧骨骨折时，上述骨通常都会受累，这种损伤称为“颧骨复合体骨折”更为恰当。有时也用到描述性术语“颧骨骨折”，此时颧骨并非专指颧骨一处。

颧骨复合体常在颧额缝、颧颞缝、颧上颌缝处骨折（图 3.16）。颧骨本身骨折并不常见，但有时在强力暴击下也可发生断裂，甚至粉碎性骨折。颧弓可发生单独骨折而不累及其他骨块。

许多作者尝试对这些损伤进行分类。但随着现代外科技术的发展，这些分类已成为历史，基于这些分类的治疗方式也已经过时。以往的分类主要以围绕关键点的旋转（Rowe 和 Williams 法）、骨折移位类型（Knight 和 North 分类法）及骨折的方式（Jackson 法）为分类依据。其他一些分类法则是基于颧骨主要的移位情况（如颧额缝处的移位：Henderson 法）。

基于现代影像学和内固定技术，根据骨折类型、骨折移位方向、骨折线位置和骨折

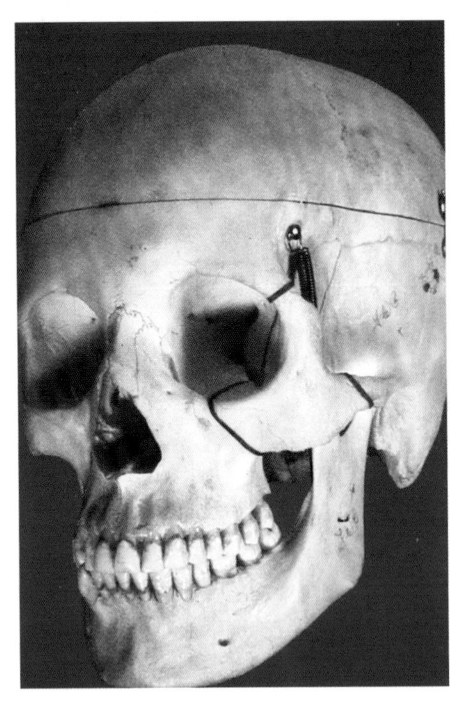

图 3.16　典型的颧骨骨折线。这些骨折线并非准确地符合颧骨外形解剖线，特别在内侧面，因而更准确的术语应该是"颧骨复合体骨折"或"颧－眶骨折"。注意内侧骨折线常临近眶下孔，这解释了常见的面颊区和鼻侧部感觉丧失的原因

粉碎程度来定义损伤或许更有用；分类方法还应结合手术入路和所需固定方式。表 3.3 展示了一种简单实用的分类方式。

在设计骨折复位方案和评估固定后骨折端稳定性时，对颧骨复合体移位特点的理解至关重要。如果颧骨复合体的移位沿着经过颧额缝和上颌第一磨牙的垂直轴旋转时，单纯复位后稳定性良好。如果骨折块移位围绕经过眶下孔和颧弓的水平轴旋转时，单纯复位后不易保持稳定。后一类骨折常伴有颧额缝的分离。在颧额缝处骨膜撕裂或粉碎性颧骨复合体骨折时，骨块单纯复位后本身也不稳定，因而需要坚固固定。

表 3.3　一种颧骨骨折的实用分类方法

骨折段位置
a. 颧弓
b. 眶下缘
轻微移位
明显移位
粉碎性骨折
a. 合并面中部或复杂眶部骨折
b. 合并软组织损伤和眼外伤

症状和体征

因为颧上颌骨骨折都包含眶区，应尽早对患者的眼外伤、复视和眼部软组织的内陷情况进行评估。颧骨骨折的症状和体征与其解剖结构密切相关（见 46 页表 3.4）。

颧部变平

当颧骨整块骨折时，其 3 个主要的骨连接被打断，形成一个或多或少向内侧移位的三角状骨段。移位可能很轻微，但也会使伤侧颧部凸点明显地变平而显得难看（图 3.17）。骨折线处特别是颧额缝压痛明显，眶下缘可触及明显的台阶。颧部的凹陷程度因人而异，对于本身颧骨突出的患者，颧骨骨折后的凹陷显得更为明显，但可能真实的骨折凹陷并不一定非常严重，部分颧骨突出的患者虽然只有颧骨的中度内侧移位，但面型却显得明显变平。骨折后水肿发生速度对面部外形改变的影响也很大。一些瘦的老年患者，伤后大约 1h 面部才会肿起来，因此这类患者伤后面部变平的情况很容易被发现；而面部丰满的年轻患者则几乎伤后马上发生肿胀，就会掩盖骨折造成的面部移位变形。在颧部最凸点可触及颧骨。如果面形变

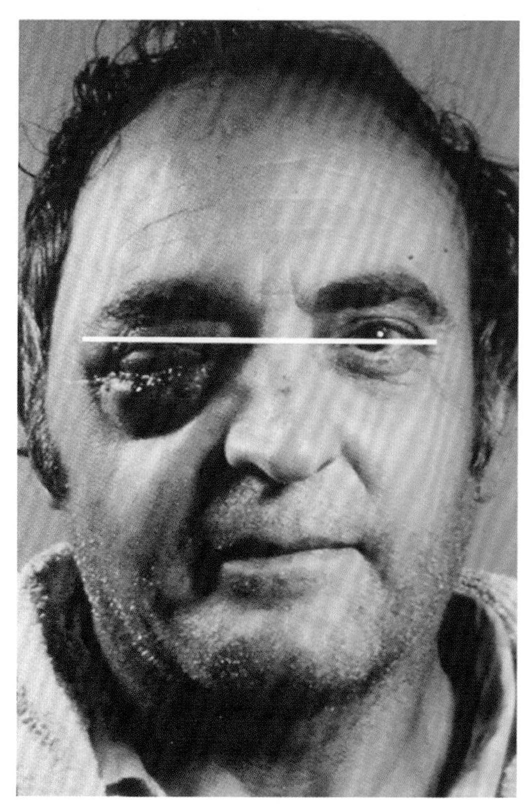

图 3.17　严重的眶周损伤伴血肿、颧部扁平、颧额缝垂直向分离和由此导致的眼眶容积增大。尽管存在肿胀和血肿，但眼球内陷、眼球位置下降（向下移位）和假性上睑下垂很明显

平为水肿所掩盖，检查者应从患者后上方来检查颧骨凸度，检查者可将食指分别置于双侧面部的最凸点进行检查，比较两侧手指尖相对位置的高低。即便水肿明显，此手法也能轻易地鉴别出颧骨的扁平程度。大部分的面部浅表肿胀可在 1 周内消退，但要完全明确颧骨变平的程度需要等待肿胀完全消退，此过程需 3 周的时间。

出　血

损伤后眶周的出血情况多种多样，因此对诊断骨折部位的意义不大（图 3.18）。眶周血肿在大多数颧骨骨折及面中部骨折的病

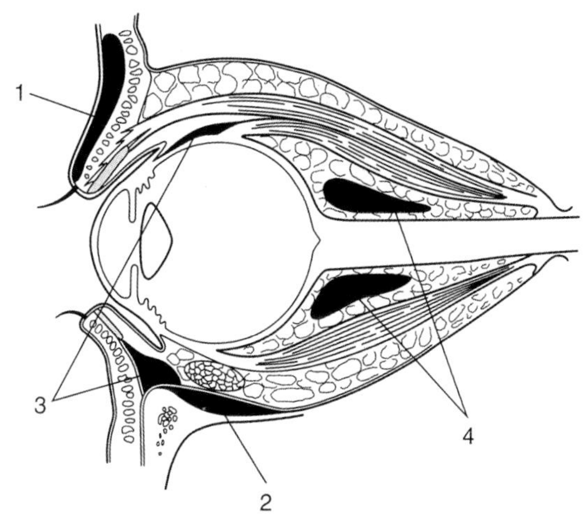

图 3.18　图解创伤后眶部可能出血的部位。1. 眼睑淤血。2. 骨膜下血肿。3. 眶隔后出血（包括结膜下出血）。4. 肌肉锥内出血（球后出血）。经 American Academy of Ophthamology and Otolaryngology 许可，引自 Soll，1977

例中都会出现。涉及眶壁的骨折易伴发结膜下血肿，但没有“黑眼圈”并不意味着没有骨折。单独发生的眼睑淤血常由软组织损伤引起。外渗的血液并不会被眶隔所局限，而会沿着皮肤松弛部扩展，甚至会跨过鼻梁影响对侧。

眶壁骨折可能伴发骨膜下出血，如果眶骨膜破裂，出血将向结膜扩散，呈现出“红眼睛”，这种情况下结膜内出血无明显可辨的后界。

眼外肌锥内的出血或水肿（球后出血 / 水肿）偶尔会导致失明，其原因是睫后短动脉痉挛——造成视神经乳头关键区域的缺血。

当颧骨骨折移位较多时，血液会充盈上颌窦。在平片上可看到窦腔阻射影像。伤后较短的时间内，血液会通过窦口流向鼻腔，产生单侧鼻出血。

神经损伤

大部分颧骨复合体骨折都会涉及眶下神经而导致神经损伤（图 3.16）。此外颧神经也常常受损，导致颧面支和颧颞支分布区域的皮肤麻木或感觉异常。患者常可表现出颞部、颊部、单侧上唇和同侧鼻部的麻木。麻木的时间取决于神经损伤的程度，但感觉功能通常在半年内恢复。很多病例表明，经过眶上裂的神经损伤应当格外引起重视，这类神经受损往往是由更严重的眼眶外伤引起的，更需要仔细评估和慎重处理。

对下颌运动的影响

当颧骨复合体向内侧移位时，可能碰到下颌骨冠突，影响下颌骨运动。当受伤时患者处于闭口状态时，伤后会出现张口受限，这种情况比较常见。罕见的是，患者如果受伤时处于大张口状态，伤后因颧骨移位患者将会无法闭口。此外，颧骨复合体骨折移位后，下颌骨向骨折侧的侧方运动和前伸运动往往会受限。

复　视

复视是颧骨复合体骨折后比较可能发生的一种明显体征，其发生率约为 10%。大多数复视是由骨折后眼外肌的运动受限引起的，眼外肌运动受限主要源自眼外肌周围的出血和水肿。这种复视通常只是暂时性的，可以自愈。如果复视的原因是眼外肌本身受到了损伤，或是其支配神经受到了损伤，那复视可能就无法自行恢复。

创伤后眼球的水平位置发生变化使视轴改变，也会产生复视。这种情况的发生取决于眶壁骨折时移位的程度以及骨折的部位。眼球的位置一般由眶周致密的结缔组织即 Lockwood 悬韧带维持。Lockwood 悬韧带内侧附着于泪骨，在眶外侧方插入颧额缝下方颧骨内面的 Whitnall 结节。如果骨折线经过 Whitnall 结节下方未涉及悬韧带，那么尽管颧骨严重向下移位，但眼球在 Lockwood 悬韧带的维持下位置可以保持不变。然而当骨折位于 Whitnall 结节上方且骨折段明显向下方移位时，眼球位置就会下降，导致垂直向眼球异位（图 3.19）。上睑随之产生特征性体征的“眼球覆盖”或称为假性上睑下垂。如果同时存在眼球内陷，该体征将更加明显，并且随着最初水肿的消退，该体征也会变得更明显（图 3.17）。

复视可通过以下方式检查：将手指或物体置于患者眼前至少一臂的距离，晃动手指后询问患者是否看到重影。短于一臂长度记录到的复视无临床意义。如果复视并不影响阅读，也没有临床意义，可不治疗。检查复视时，应在 9 个凝视方向上分别记录。

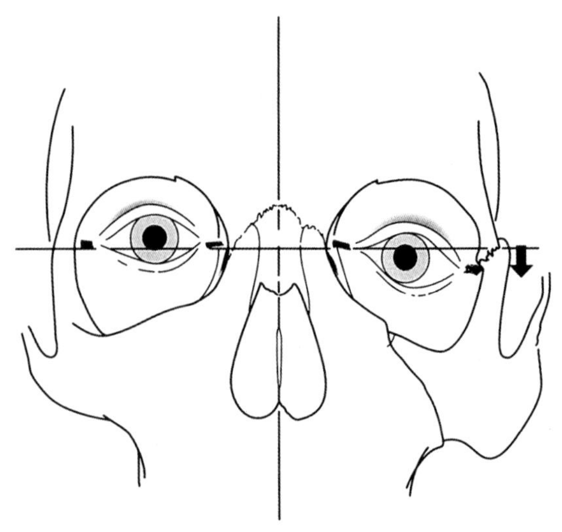

图 3.19　图示连接 Lockwood 悬韧带的 Whitnall 结节上方的骨折，导致眼球位置改变

Hess 表是检测患者复视进展变化的最佳临床工具。Hess 表记录每个眼球的运动范围。它可以显示每一种眼外肌的功能，通过反复记录可监测复视的进展情况。记录值的快速增加表明复视可能由短暂的肌肉水肿引起，如果 Hess 表的记录值在伤后 1 周内保持不变，提示损伤更为持久。Hess 表的记录会影响医生的治疗决策。

眼球内陷

眼球内陷是颧骨复合体骨折可能造成的一种治疗难度较大的后遗症。尽管不太常见，但眼球内陷本身就可能造成复视。损伤后马上发生的复视是由眶壁骨折导致眼眶容积增加所引起。眼眶脂肪疝出会加重复视，前者通常是由眶底骨折或较薄的眶内侧壁的筛骨骨折后的缺损所引起。受伤后，即使没有骨折，在压力下脂肪也可自眶下裂脱离眼眶。

眼球周围支撑组织的解剖结构很复杂，眶周脂肪内的纤维性隔膜形成一张结缔组织网，这些结缔组织又汇聚形成悬韧带，同时形成由眼外肌构成的“肌锥”的一部分。此支撑组织的纤维化会造成眼球位置的变化，成为之后发生复视的一个促进因素。

计算机断层扫描可以用来精确测量眼眶容积和眶内不同的软组织成分。比较受损眼眶和正常眼眶内的脂肪含量发现：对发生早期创伤后眼球内陷的大部分患者而言，脂肪萎缩并不是一项明显的特点。急性眼球内陷的原因主要是眼眶脂肪疝出或骨性眼眶容积增加，或两者均有。包含眶底的骨折常常会引起眼眶容积的增加，原因是眶底后部矢状向的凸面在伤后往往变为凹面。如果要治疗眼球内陷，应当在术中注意恢复眶底后部的凸起形状（图 3.20）。

口内体征

有时，当颧骨向内侧移位时，上颌骨会被向下方“挤压”变形但并没发生骨折，这样会造成患侧的磨牙区早接触。上颌窦前壁粉碎可能伤及上牙槽前、中、后神经，导致牙齿和牙龈的麻木。

在颧牙槽嵴区，上颌前庭沟常有明显的淤血。口内触诊颧上颌骨连接区压痛明显，有时还可触及捻发音。颧骨复合体骨折可能的临床表现在表 3.4 中进行了总结。

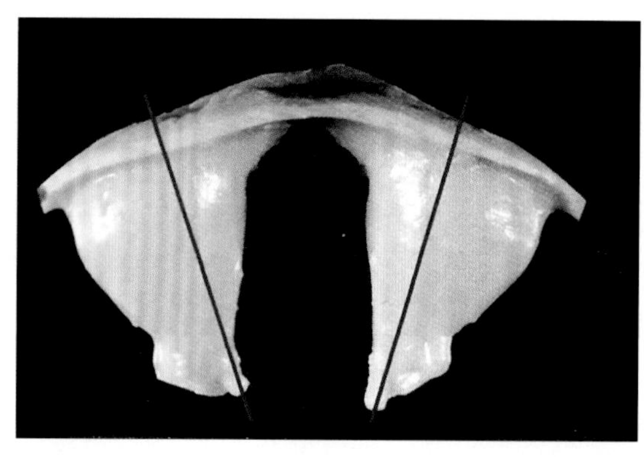

（a）

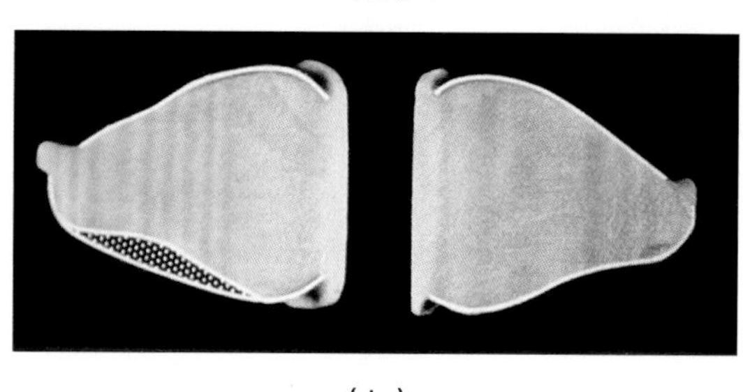

（b）

图 3.20　（a）双侧眼眶的聚丙烯酸树脂模型：上面观。注意矢状方向上，双侧眼眶内侧壁平行而外侧壁分开呈 40°~45°。（b）沿图（a）的红线做矢状倾斜剖面。右边展示正常眶底轮廓呈 S 形。左边展示眶底的骨折使典型的 S 形轮廓遭到破坏。点状区域展示了骨折造成的眼眶容积增加量

表 3.4　颧骨复合体骨折的临床表现

- 颧部变平
- 颊部肿胀
- 颧部、颞部、上唇和牙龈麻木
- 眶周血肿
- 结膜下出血
- 眶缘或颧额缝压痛
- 眶下缘形成台阶
- 可触及的颧额缝分离
- 口内颧牙槽嵴区血肿和压痛
- 眼球运动受限
- 复视

颧弓骨折

单纯的颧弓骨折并不常见，一般可分为以下两类：

（1）颧弓三点骨折形成 V 形凹陷性移位（或称为 M 形骨折——译者注）；

（2）颧弓粉碎性骨折。

V 形骨折的尖端可能压迫冠突，造成下颌骨运动特别是向患侧的侧方运动受限。若不进行手术，颧弓凹陷将持续存在而造成面部畸形（图 3.21）。

当颧弓粉碎性骨折时，骨折片常能自我复位，原因可能与颞肌和下方冠突的运动有关。颧弓粉碎性骨折的临床症状与体征常常并不明显。

颧弓骨折可与颧骨骨折共同发生。在这种情况下，颧弓骨折的症状可能被更严重的颧骨骨折的症状所掩盖。

如果是单纯颧弓骨折，并不伴发颧骨的颧额缝和颧上颌缝骨折，骨折唯一可见的体征是颧弓区凹陷，同时可伴发下颌骨侧方运动受限及张、闭口受限。颧骨区塌陷在损伤

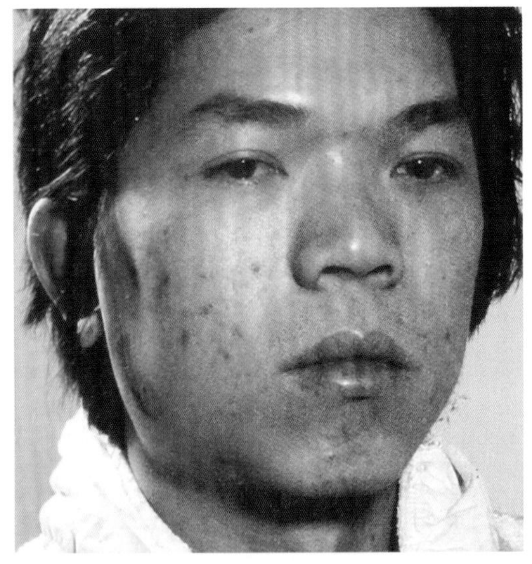

(a)

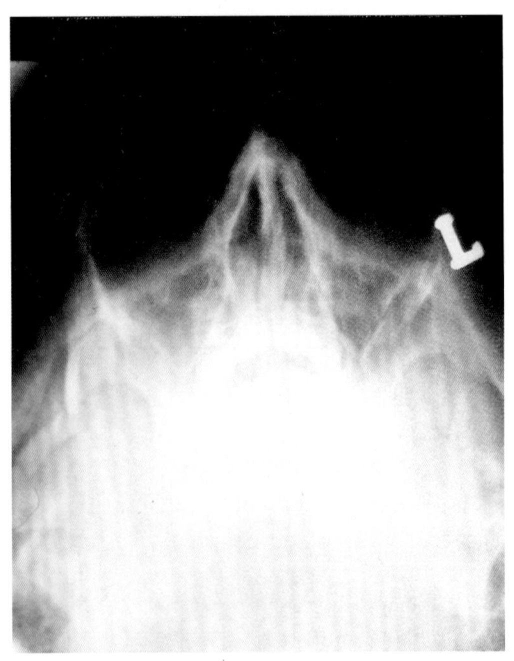

(b)

图 3.21　(a)由颧弓骨折移位导致的右颊部明显凹陷。(b)颏枕位 X 线片示颧弓 V 形三点骨折

后即刻可见，但常常被随之而来的水肿掩盖，在大约 1 周肿胀消退后，凹陷症状会再次出现。单纯颧弓骨折一般不会出现颧骨骨折时的典型症状与体征。

单纯性眶底骨折

眼眶轮廓通常大致呈金字塔状，其尖端位于视神经孔。但由于眶壁间的连接基本呈圆形，事实上眼眶更像圆锥体形。眼眶分内侧壁、外侧壁、眶顶和眶底四部分。眶内侧壁很薄，其内侧紧邻筛骨气房。眶外侧壁和眶顶相对较厚，眶底骨板向后上斜向视神经孔，其骨质也很薄，特别是在眶底眶下沟向前变为眶下管的区域更薄弱（图 3.15）。

眶底由上颌骨的眶部和部分颧骨构成，与外侧壁以眶下裂分界，其后部由腭骨的眶突和小部分筛骨组成。与眶内侧壁以泪骨为分界线。

正常眼球微突出眶缘，由 Lockwood 悬韧带悬吊于眼眶内。眼球本身相对较硬，里面充满了压缩性很差的玻璃体液。除了眼外肌，眼眶内大部分由脂肪充填。

当比眶缘直径略大的物体撞击不可压缩的眼球时，眼内压会迅速升高，导致眶底板薄弱区骨折。这种损伤通常称为“眼球爆裂性骨折（blow-out 骨折）”。但尸体实验表明，眶下缘剧烈撞击也能引起这种类型的骨折。“眼球嵌入性骨折（blow-in 骨折，眶底骨折片向眶内移位）”很少发生。这种骨折常见于儿童，可由眶下缘损伤引起。以上这些骨折一般被称为“单纯性”眶底骨折，采集详细的损伤病史在诊断此类骨折时非常重要。

眼眶爆裂性骨折时，骨折片向上颌窦腔内移位，但仍与眶壁骨膜相连，形成“活门”。眶周脂肪会从眶底缺损处疝出，影响下直肌和下斜肌的运动，而眼眶脂肪内的纤维性隔膜会加重这种影响。如果疝出的眶周脂肪较多，就会导致复视。

同样，升高的眼内压通过眼内容物传导也会导致眶内侧壁骨折，脂肪也从会该部位疝出。眼眶内容物也可通过眶下裂疝出，其疝出机制同上。以上两种疝出都可导致即刻的或迟发的眼球内陷。

如前所述，下直肌和下斜肌的运动可能被损伤后长期形成的纤维组织所影响，导致眼球向上和外旋运动受限及在这些方向上视物时的复视。

症状和体征

眶底单纯性骨折的主要特点是没有颧骨和颧弓的骨损伤，不过尽管如此，临床检查时有时也会发现伴有颧骨颧弓骨折。在眶底骨折初期，眶内和眶周的特征性症状和体征会被水肿和淤血所掩盖。除了会出现眶周和结膜下淤血外，眶底骨折也会伴发外科性气肿，这是由鼻窦内的气体外漏引起的。如果有筛骨眶板骨折，外科性气肿也可能由患者剧烈的鼻腔鼓气所致（例如擤鼻涕和打喷嚏）。在伤后的急性期，水肿可能导致眼球突出，且常常出现眶下神经分布区的感觉异常。

眶底骨折早期，由于广泛的水肿，最初复视会出现在各个凝视方向上，但随着水肿的消退，一般只有向上凝视时存在复视。如果眼眶内容物通过眶底的缺损大量疝出，临床上眼球内陷会很明显，通过检查患者向上凝视时有无眼球运动的牵拉受限也可以证明这一点。另外，通过局部麻醉或全身麻醉下的眼球被动牵拉试验，可以进一步证明有无眼球下方的眼外肌嵌顿（图 3.22）。进行被动牵拉试验时，医生将细的有齿解剖镊通过结膜下穹隆插入眼球下方，轻轻夹住下直肌的骨附着处，使眼球轻轻地被动向上旋转，与对侧正常眼球做比较，评估眼球转动的自由度，如果感受到任何程度的阻力增加，都可诊断为肌肉嵌顿。

眶底骨折后的脂肪疝出和眼外肌嵌顿会导致垂直方向上的复视，并且越向上视物，复视越明显。用 Hess 记录表来测量这种眼球运动受限很有必要。通过伤后 7~10d 内的重复检查，可检测复视是否有改善或加重。眶底单纯性骨折的确诊及其范围大小的判定可依靠 CT 图像来进行。眶底单纯性骨折的主要临床表现总结于表 3.5。

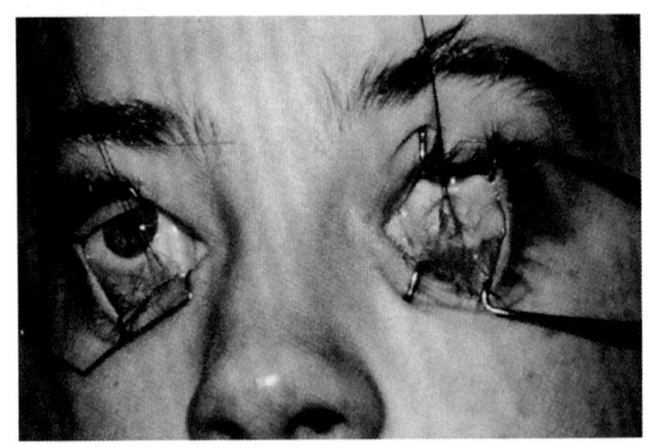

图 3.22 右侧眶底单纯性（爆裂性）骨折的年轻患者于全身麻醉下行被动牵拉试验。两根缝线分别穿过双侧下直肌附着处。可明显观察到由于肌肉嵌顿，右眼的被动运动明显减弱

表 3.5 眶底单纯性骨折可能的临床表现

- 眶周淤血
- 结膜下出血
- 复视
- 眼球运动特别是向上运动受限
- 向上视物时眼球内陷
- 眼球内陷
- 眼睑外科性气肿
- 眶下神经分布区感觉异常

鼻及鼻 – 眶 – 筛复合体骨折

鼻部骨与软骨经常合称为“鼻椎体”。鼻骨和额骨连接的上部相对较厚，但和鼻上外侧软骨连接的下部则相对较薄。因而鼻骨更易出现低位骨折。

鼻上外侧软骨与鼻骨下端相连。这是一个审美和功能的关键区。此区的损伤会导致鼻骨和（或）上外侧软骨的塌陷，不仅损毁面容，而且影响鼻呼吸。上外侧软骨和下外侧（鼻翼）软骨相连，有时将此部分整体称为“鼻阀”。成对的鼻翼软骨和鼻中隔共同决定了鼻尖的位置和形态。鼻中隔是维持鼻凸度和鼻尖中线的关键结构。

受到轻度撞击时，鼻骨骨折常为单纯性的，而重度撞击时，骨折范围会扩大，常常包括上颌骨额突和眶内侧壁的下部分。在后者这种情况下，可能还会出现泪骨和筛骨眶板的粉碎性骨折，以及内眦韧带的脱离和向外侧移位。

根据受到外力的不同，鼻复合体骨折可分为 3 个层面的损伤（图 3.23）。简单而言，第一层只包括鼻尖；第二层则包括眶缘前方的整个外鼻部分；第三层则包括眶内侧壁，有时还包括颅前窝，是一种更严重的骨折。第三层面的损伤现在单独划分为鼻 – 眶 – 筛复合体骨折。这种骨折会造成面中部严重塌陷，但对牙齿咬合一般无干扰。

鼻部骨折常囊括鼻中隔。有时鼻中隔软骨仅从犁骨的凹槽中脱位，但更常见的是鼻中隔的 C 形骨折和断裂。损伤更严重时，鼻中隔软骨可能出现粉碎性骨折，同时可能伴发犁骨或筛骨垂直板骨折。在重度损伤时，

还会出现脑脊液鼻漏。

鼻骨移位情况取决于骨折致伤力的方向。当外力从侧面作用于鼻部时会导致鼻骨及上颌骨额突向对侧移位。同时，附着于鼻骨内侧的鼻中隔软骨受到挤压而发生骨折或从犁骨凹槽中脱位。外力自前方作用时，可导致鼻骨内陷性骨折，上颌骨额突和泪骨骨折并向外侧移位。眼内眦韧带附着会丧失并向侧方移位，产生外伤性眦距增宽，其严重程度与鼻骨内陷的程度直接相关。上述这些损伤会导致鼻部变平、塌陷，下方的鼻中隔软骨、犁骨和筛骨筛板也可能不同程度地累及。

如果侧向外力导致的鼻骨损伤未经治疗，将引起鼻偏向一侧伴慢性气道阻塞。前方外力造成的损伤未经治疗将遗留鼻部变宽伴鼻梁增厚。更严重的损伤将导致内眦距过宽、慢性气道阻塞并常影响到鼻泪管（图 3.24）。

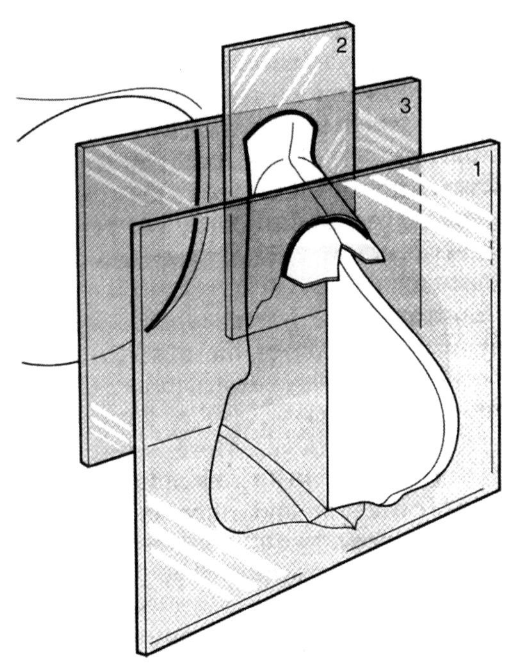

图 3.23　图示鼻复合体骨折的 3 个层面。1. 第一层仅包括鼻尖。2. 第二层包括鼻骨。3. 第三层包括鼻 – 眶 – 筛复合体。经 L&W 的许可，引自 Stranc，1979

鼻复合体骨折的症状和体征

新鲜的鼻骨损伤都会存在鼻腔出血，血液凝固时会有清亮的血清渗出。如果有筛骨筛板的粉碎性骨折，可能存在脑脊液漏的风险。鼻梁上方的组织很薄，鼻骨碎片还可能穿透皮肤，形成开放性骨折。如果轻轻地清理干净鼻孔内的血液，就可以用鼻内镜检查到鼻中隔的撕裂移位或血肿。许多鼻骨骨折移位症状可能被初期的组织水肿所掩盖。

鼻复合体损伤后双侧眶周常可见眶周瘀斑，也可见结膜下出血，眼内侧区更为明显。如受到侧向力损伤，会出现鼻的整体偏向一侧，而前方外力的损伤易导致鼻梁鞍形凹陷。

未及时治疗的骨折会导致诊断困难，特别是在患者无法讲清病史时。对鼻骨进行触诊可以区分新鲜损伤与陈旧性损伤。新鲜骨折时，触诊可感到手指下方的鼻骨可活动，有时可感觉到骨折是粉碎性的，可触及尖锐

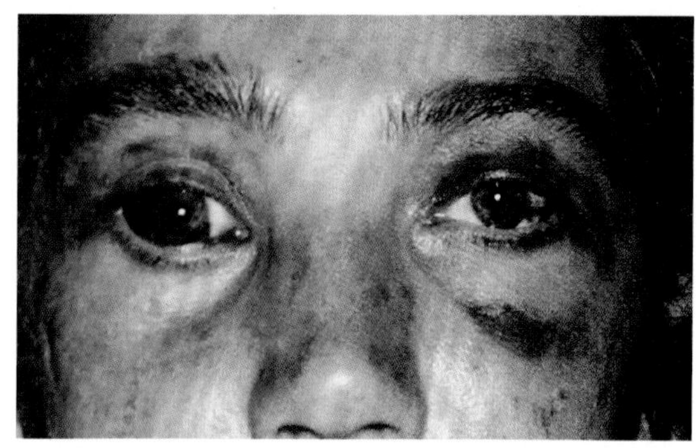
图 3.24　正面撞击后鼻骨及眶间区骨折（图 3.23 的第三层面骨折）。注意鼻梁变宽变平伴右侧内眦向下移位

的台阶或感到鼻骨复合体不光滑。当鼻骨广泛性粉碎时，触诊时手指下方会有“铅粒”感。

对患者进行检查时，确定内眦韧带是否移位很重要，因为内眦韧带的移位意味着可能存在眶壁内侧更深部位的骨折。进行大体评估时，常使用“1/5 法则”，但如果患者存在明显面部肿胀，这种方法的准确性会受到明显影响（图 3.25）。进行检查时，既要测量两侧内眦间距，也要测量每一侧内眦角到中线的距离，因为内眦韧带的移位有时候是单侧的。一般来说，内眦间距大于 35mm 就提示有内眦移位（图 3.26）。

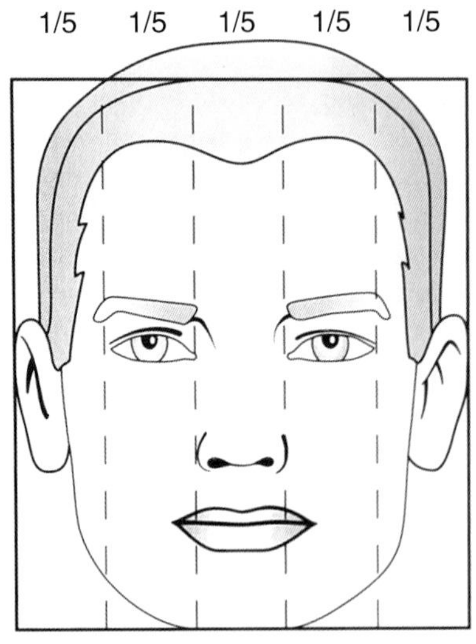

图 3.25　正面观“1/5 法则”展示的假定理想的面部比例。如果面部没有明显肿胀或肿胀已经消退，这种方法在评估创伤性内眦过宽和鼻－眶－筛畸形时很有用

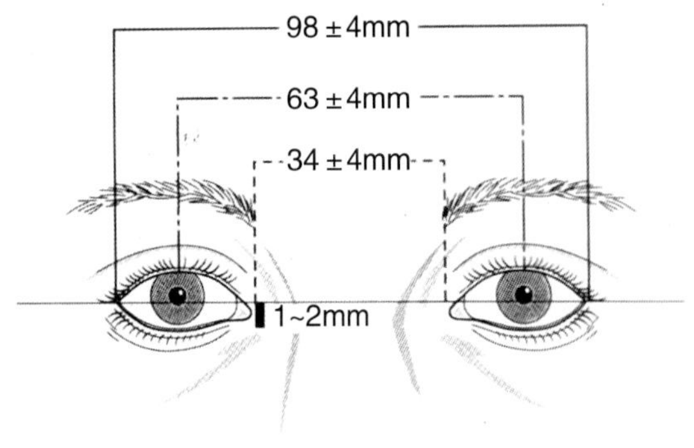

图 3.26　正常的内眦和瞳孔间距（白种人）

在部分病例中，还要关注患者的伤前照片，特别是怀疑患者面部原来就存在畸形时。鼻骨和鼻－眶－筛复合体骨折后可能的临床症状在表 3.6 中列出。

表 3.6　鼻骨复合体骨折可能的临床表现

- 鼻骨上方皮肤擦伤
- 鼻背皮肤撕裂伤
- 双侧眶内侧淤血
- 鼻出血
- 鼻及眶间区畸形
- 鼻骨复合体摩擦音
- 单侧或双侧内眦距过宽
- 气道阻塞
- 鼻中隔偏曲
- 鼻中隔撕裂或血肿
- 脑脊液鼻漏

以上颌骨为主的面中部骨折（Le Fort 分类骨折）

低位骨折（Le Fort I 型）

Le Fort 分类对面中部低位骨折的定义比对复杂的高位骨折的定义更为准确。此类骨折可单独发生，也可伴发于其他面中部骨折。伴发向下移位的颧骨复合体骨折者并不罕见，此时上颌含牙骨段部分会被移位的颧骨向下挤压而出现变形或骨折，而且骨折线往往很细小，容易被忽略而认为只有颧骨复合体骨折。同样嵌入型 Le Fort Ⅰ型骨折的诊断也容易被忽略，该型骨折是由下颌骨受到的向上打击传导所致，常伴发下颌骨骨折。

症状和体征

新鲜的 Le Fort Ⅰ型损伤可能存在上唇轻度肿胀，而无 Le Fort Ⅱ和 Le Fort Ⅲ型典型的面部水肿。在颧弓下方的前庭沟可能有明显的血肿。咬合关系紊乱，上颌骨牙支撑段存在不同程度的异常动度。有些低位骨折动度很大，导致患者不得不轻度地张口来适应增加的𬌗间垂直距离，这种骨折情况可能由一个坚硬物体从正面撞击上颌牙根尖上方所致，常伴发有软组织的裂伤。在极端情况下，这种上颌骨骨折向下移位非常严重，透过撕裂的上唇可以直接看到鼻孔和上颌窦腔。

但大部分上颌低位骨折的动度并没有这么强。压缩性骨折几乎没有动度，只有抓住上颌牙齿晃动时，才可感受到骨摩擦音，这对骨折具有诊断价值（图 3.27）。用同样的方法可以检查上颌后牙是否有向颊侧的异常动度和骨摩擦音，以确诊是否存在上颌矢状骨折。上颌矢状骨折常常在腭中缝部位发生，但也可发生在中线一侧，一般是由下颌牙传导的外力所致。上颌矢状骨折时，腭中缝可明显裂开，甚至伴有黏膜的撕裂（图 3.28）。

嵌入型的骨折常伴有上颌牙尖的折裂，易发生于前磨牙区，由对应的下颌牙齿撞击所致。叩诊上颌牙齿可听到具有鉴别意义的“破罐子”音，类似于用汤匙敲击有裂缝的瓷器所发出的声音。只要存在面中部骨折，这个体征就会出现，但此现象在诊断 Le Fort Ⅰ型骨折时更有价值。表 3.7 列出了低位 Le

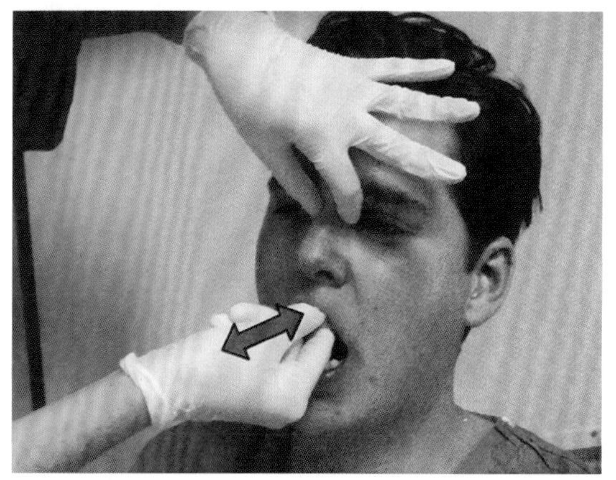

(a)

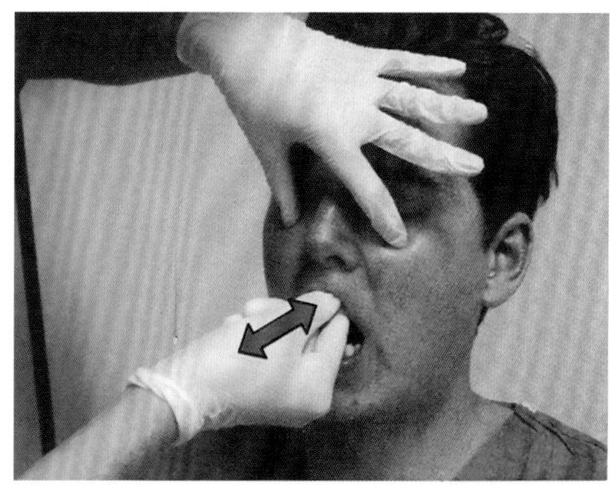

(b)

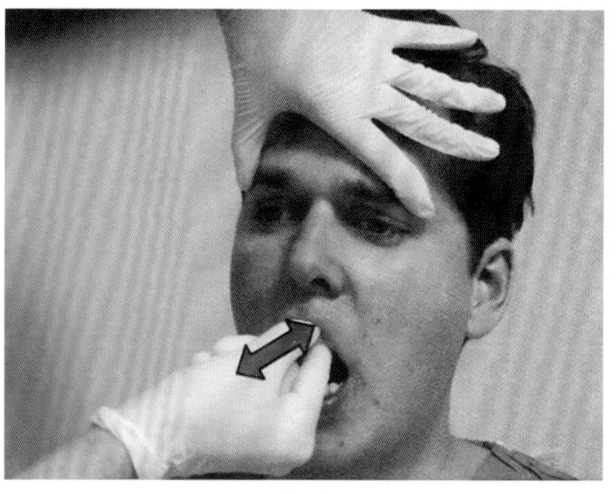

(c)

图 3.27 通过抓住前牙或将手指置于硬腭处晃动上颌骨来检查上颌骨异常动度。如果没有同时感受到鼻梁的异常动度，就意味着上颌骨低位骨折（Le Fort Ⅰ型）；如果同时有鼻梁或眶下缘动度，意味着存在高位复杂骨折（Le Fort Ⅱ和 Le Fort Ⅲ型）

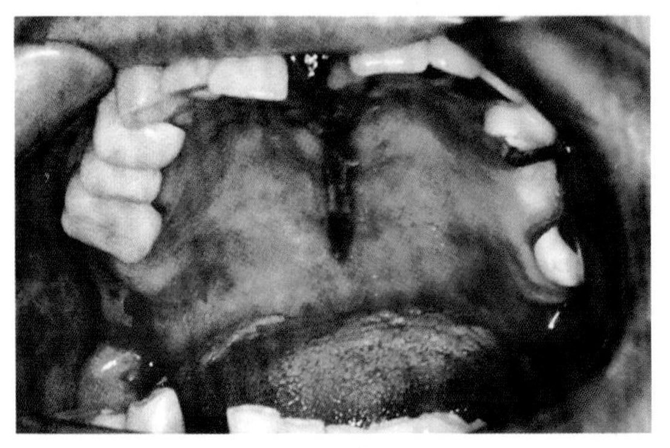

图 3.28 图示 Le Fort Ⅰ型骨折患者腭黏膜中线处撕裂。两中切牙之间的创伤性牙间隙过大也很明显

表 3.7 Le Fort Ⅰ型骨折可能的临床表现

· 整个上颌骨牙槽突的异常动度
· 上颌颊侧前庭沟触诊有捻发音
· 叩诊上颌牙有“破罐子”音
· 口内颧弓下前庭沟处血肿
· 腭黏膜淤血或撕裂伤
· 后牙牙尖折断
· 上唇和面下半部分擦伤

Fort Ⅰ型骨折可能的临床表现。

上颌低位骨折可以表现为不同程度的开放性或闭合性骨折，也可以是单侧的骨折。完全的 Le Fort Ⅰ型骨折常伴有创伤性硬腭裂，有时裂缝不止一条，每个骨折片都可发生移位。同时多发性上颌牙槽骨骨折常合并牙外伤和牙半脱位，这些均增加了治疗的复杂性。

高位骨折（Le Fort Ⅱ和 Le Fort Ⅲ型）

如前所述，通过临床检查来区分骨折类型其实对决定治疗方案的价值不大。合适的 CT 图像比临床检查更能精准地对骨损伤类型进行鉴别。Le Fort Ⅱ和 Le Fort Ⅲ型骨折的症状和体征相似，导致其经常被混淆。另外，这两种骨折也常常共存，或者合并其他骨折，如 Le Fort Ⅰ型或颧骨复合体骨折。

Le Fort Ⅱ和 Le Fort Ⅲ型骨折的症状和体征

这两类骨折都会伴有面中部软组织的明显水肿，出现特征性的“满月脸”面容。这种“气球样肿胀”症状很少出现在单独的 Le Fort Ⅰ型骨折中，且在伤后一段时间后会很快消失（图 3.29）。

双侧眶周淤血在两种类型的骨折中都会出现，在损伤后很快发生。而且快速的眼睑肿胀使眼球检查变得困难，但早期检查排除眼球损伤是必不可少的，轻柔而有力地按压肿胀的眼睑并持续 1~2min，可以使水肿移开以利于检查眼球。这种方法也可以使眶缘触诊变得更为精准。

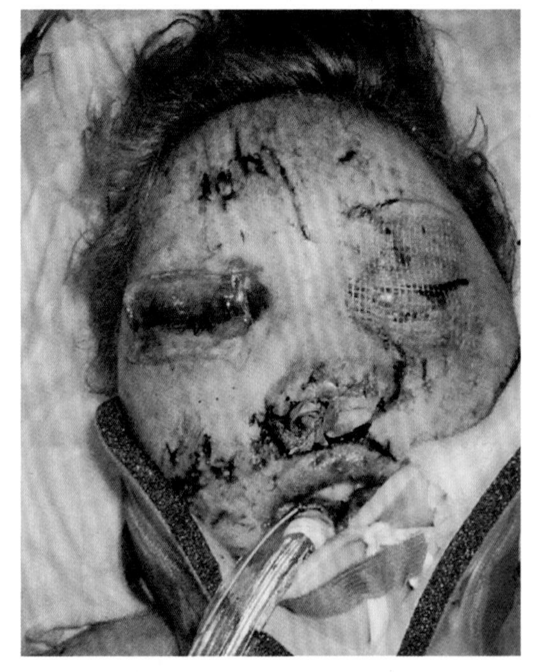

图 3.29 面中部多发骨折已行插管的患者，面部水肿明显。这种类型的患者损伤后很快能见到典型的双侧眶周淤血

结膜下淤血发展迅速，但有时也需要若干个小时才能完全形成。结膜下出血趋向于发生在靠近眼眶骨折的地方，但其形式多变，诊断价值不大。

结膜的水肿即球结膜水肿常与眶周出血同时出现。这导致肿胀的结膜凸出眼眶，当眶周肿胀消退时，此症状更为明显。

Le Fort Ⅱ和 Le Fort Ⅲ型骨折都包含了眼眶，如果这两类骨折同时发生，眼眶的损伤更为严重。因此必须早期由眼科医生对眼睛进行仔细检查。庆幸的是，因骨折而损伤视神经非常罕见，原因是视神经管由骨密质环构成，骨折线常绕过而非穿过该结构，从而保护了视神经。然而，患者视力仍然可能因创伤而受损，必须尽快检查。应当警惕任何瞳孔大小的变化，这可能是眶上裂穿出的动眼神经受损导致的，在更严重的情况下，这有可能是颅内出血的早期体征。

在面中部高位骨折损伤早期，检查眼球运动或复视比较困难。但在这类骨折中，复视和眼球运动受限常常是存在的。

这两种类型的骨折都穿过鼻骨复合体基部，且向后扩展至筛板区。鼻骨复合体会表现出不同程度的粉碎，但总体而言，Le Fort Ⅲ型骨折时此区的损伤比单独发生 Le Fort Ⅱ型骨折时更严重。通常鼻部骨折的方式是鼻骨前部骨折，而非侧方骨折，伤者会出现鼻梁扁平和内眦距过大的特征。

鼻骨骨折后伤者的鼻腔常被血凝块充满，鼻孔可能会持续流出的草莓色液体，这种情况提示存在脑脊液和血清混合在一起的鼻漏（图 3.13）。

在此两种面中部高位骨折类型中，面中部 1/3 的骨骼可与颅底斜面分离，并不同程度地向后下方移位。Le Fort 医生在他的原始试验中清楚地证明，非常大的撞击力更容易造成上颌前部粉碎性骨折，而并非上颌骨整体向后方移位。上颌结节区和硬腭向后下移位很罕见，但如果发生，很容易造成鼻咽腔堵塞，而即使轻微的上颌后移也会明显影响后牙咬合关系，造成咬合不良。

有时候，高位骨折会导致面中部 1/3 和颅底的分离。临床上常将之称为“漂移”的上颌骨。当出现这种情况时，常常也存在 Le Fort Ⅰ型位置的骨折，尽管单纯的 Le Fort Ⅱ和 Le Fort Ⅲ型骨折就可以导致上颌骨的松动。颅面分离后面部常常会变长（图 3.30）。不过值得庆幸的是，Le Fort Ⅱ和 Le Fort Ⅲ型骨折导致上颌骨严重移位的概率很小。不严重的高位面中部骨折的上颌骨异常动度可以通过抓住上颌前部牙槽骨前后轻轻晃动来进行检查。叩诊上颌牙齿也可听到特征性的“破罐子”音。

在 Le Fort Ⅱ和 Le Fort Ⅲ型骨折中，特别是双侧上颌骨自中线分离时，可看到上腭软组织的撕裂伤。血凝块常聚集于牙齿周围，特别是硬腭区域，会造成患者明显不适。

表 3.8 中列出了 Le Fort Ⅱ和 Le Fort Ⅲ型骨折可能的临床表现。

Le Fort Ⅱ型骨折独有的症状和体征

从临床角度来看，Le Fort Ⅱ和 Le Fort Ⅲ型骨折最明显的不同是可以在眶下缘处触及台阶感，如果同时有颧骨复合体内陷，台阶感会更为明显。

骨折线经过眶下缘时可能损伤眶下神经，造成颊部和上唇的麻木和感觉异常。同

表 3.8　Le Fort Ⅱ和 Le Fort Ⅲ型骨折可能的临床表现

· 面中部 1/3 软组织严重水肿
· 双侧眶周淤血
· 双侧结膜下出血
· 鼻畸形
· 鼻出血或鼻腔观察到血凝块
· 脑脊液鼻漏，患者自己尝着较咸
· “盘状脸”面部畸形，偶尔可看到面部变长
· 眼球运动受限可能伴复视和眼球内陷
· 上颌骨后移导致前牙开粭，后牙早接触
· 张口受限，有时下颌骨运动失能
· 上颌骨移位
· 有时腭部出血，血凝块常见于腭穹隆
· 叩诊牙齿“破罐子”音

样当骨折线经过眶底时可引起眼球向上的运动受限，同时伴有复视和眼球内陷。因为 Lefort Ⅱ型骨折线位于 Lockwood 悬韧带的外侧下方，所以眼球瞳孔的位置一般不会改变，除非合并有颧骨复合体的骨折移位。

口内检查可发现咬合错乱，上颌骨整体后移。用手捏住上颌牙齿晃动时，会发现面中部骨骼呈锥形的异常活动，眶下缘和鼻梁处也可触诊到异常动度。

在受到外力打击致伤的临床表现上，Le Fort Ⅱ型骨折和 Le Fort Ⅰ型基本是一样的，但Ⅱ型骨折的上颌异常动度要小，并常可见到上颌正中或旁正中位置的矢状骨折。

当骨折线经过颧牙槽支柱时，会造成第一和第二磨牙对应的颊侧前庭沟血肿。除非外力直接作用于鼻部，否则极少发生粉碎性鼻骨骨折。Le Fort Ⅱ型骨折中颅前窝骨折发生的风险很小，因而脑脊液鼻漏并非常见的

表 3.9　Le Fort Ⅱ型骨折可能的特有临床表现

· 眶下缘台阶畸形
· 鼻梁和眶下缘可检测到面中部异常动度
· 颊部麻木或感觉异常
· 可能存在复视
· 瞳孔在位，除非有重度单侧眼球内陷
· 鼻骨和面中部整体移位但鼻骨常保持完整
· 临床上可能检测不到脑脊液鼻漏
· 颧骨和颧弓无压痛、断裂及异常动度

临床症状。不过即便没有检测到明显的脑脊液鼻漏，也必须检查有无硬脑膜破裂的情况存在。Le Fort Ⅱ型骨折独特的临床表现总结于表 3.9。

Le Fort Ⅲ型骨折独有的症状和体征

表面上看，Le Fort Ⅲ型骨折的表现与 Le Fort Ⅱ型相近，但损伤症状更严重。Le Fort Ⅲ型骨折很少单独发生。来自正前方的打击力如果能导致 Le Fort Ⅲ型骨折和面骨分离，也常常会同时导致 Le Fort Ⅰ型和 Le Fort Ⅱ型骨折，以及鼻复合体粉碎性骨折。事实上对于这种程度的严重损伤，Le Fort 分类除了能够大体说明骨折类型外临床意义不大。独立的 Le Fort Ⅲ型骨折不常见，一般由斜侧向撞击力造成，由于颧额缝的分离，可能会存在面部骨骼的偏斜和面部变长。

Le Fort Ⅲ型骨折的临床特征基本和 Le Fort Ⅱ型骨折相似，但还有下面一些不同。

颧额缝有分离并存在压痛。两侧颧额缝裂开的程度可能不对称，导致面部骨骼向引起骨折的外力的反方向偏斜。双侧颧额缝分离会导致面部变长及眼球位置降低，后者发生的原因是骨折线经过了眶外侧的 Whitnall

结节上方。当一只或两只眼球位置下降时，上眼睑位置随之下降，形成假性睑下垂（图 3.30）。

没有单侧或双侧颧弓或颧骨复合体骨折时，完全的 Le Fort Ⅲ型骨折是不可能发生的。颧骨复合体的移位可通过触诊检测到，移位会导致颧部变平和眶下缘出现骨台阶。此外，如果将一根手指和大拇指置于额鼻缝区，另一只手抓住上颌骨牙槽突晃动，可以检查到整个面骨的异常动度。如前所述，颧骨复合体可单独发生移位（因为 Lefort Ⅱ和 Lefort Ⅲ型骨折往往同时发生——译者注）。

像其他面中部骨折一样，口内检查可发现磨牙区存在咬合错乱。当骨折有侧方移位时，会发现受力侧磨牙也向一侧错位，对侧后牙无咬合接触并伴有上颌牙中线偏移。有时上颌骨移位松动可能引起整个咬合平面的下降，导致持续性的开𬌗，这种体征很有特点，但并不常见。

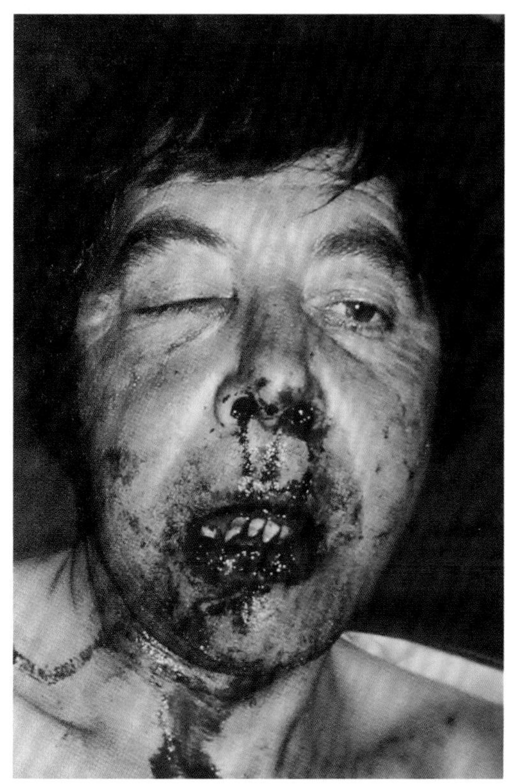

图 3.30　侧面撞击后发生 Le Fort Ⅲ型骨折的患者，颧额缝分离，面部变长和鼻 - 上颌复合体偏向左侧。右侧眼球位置下降使得上眼睑随之下移产生假性睑下垂

非常松动的 Le Fort Ⅲ型骨折常伴有筛板区的骨折，这种类型的骨折可产生脑脊液鼻漏。此时必须考虑到颅内气肿的可能性。Le Fort Ⅲ型骨折特有的临床表现总结于表 3.10。

单侧或复杂面中部骨折

面中部 1/3 骨折可发生于单侧，同样可以表现为 Le Fort Ⅰ、Ⅱ或Ⅲ型。这种情况下，临床体征与前述相似但只发生于一侧。

本书中对症状和体征的复杂描述体现了面中部创伤的复杂性，特别是高能撞击所导致的骨折更是如此。临床上多种骨折类型可以同时发生，因此骨折线 Le Fort 分类的临床价值其实有限。

复杂的面中部骨折最容易通过现代 CT 图像进行评估，CT 对评估骨折具体情况和制

表 3.10　Le Fort Ⅲ型骨折可能的特有临床表现 *

- 眶下缘台阶畸形
- 鼻梁和眶下缘可检测到面中部异常动度
- 颊部麻木或感觉异常
- 可能存在复视
- 瞳孔在位，除非有重度单侧眼球内陷
- 鼻骨和面中部整体移位但鼻骨常保持完整
- 临床上可能检测不到脑脊液鼻漏
- 颧骨和颧弓无压痛、断裂及异常动度

* 注意：如前所述，Le Fort Ⅲ型骨折临床上很少出现整体断裂

定精准治疗方案不可或缺。一旦临床上确定患者存在面中部多发骨折，仅通过临床检查是无法准确判断骨折分类的。

推荐阅读

[1] Fehrenbach MJ, Herring SW, Thomas P. Illustrated Anatomy of the Head and Neck. 4th Edn. ISBN 978-1-4377-2419-6.WB Saunders, 2012.

[2] Le Fort R. Experimental study of fractures of the upper jaw. Plast Reconstr Surg,1972,50(5):497–506 and 1972,50(6)600–607.(English translations by P. Tessier of the original French papers published by René Le Fort in Revue in Revue de Chirurgie in 1901).

[3] Perry M, Holmes S. Atlas of Operative Maxillofacial Trauma Surgery. ISBN 9978-1-4471-2855–7. Springer, 2014.

[4] Romanes GJ. Cunningham's Manual of Practical Anatomy: Volume 3. Head and Neck and Brain. ISBN 0192631403. Oxford University Press, 1986.

[5] Ward-Booth P, Hausaman J-E, and Schendel S. Maxillofacial Surgery (two-volume set). ISBN 0443058539. Churchill Livingstone, 2006.

[6] Ward-Booth P, Eppley B, Schmelzheisen R. Maxillofacial Trauma and Esthetic Reconstruction. 2nd Edn. ISBN 1437724205. Saunders, 2011

第 4 章
影像学检查

得益于影像学技术的发展，尤其是计算机断层成像（CT）及磁共振成像（MRI）检查的日益普及和精细，当代面部骨折的治疗水平有了很大的提高。发达国家拥有先进的仪器，可供临床医生随意选择，但在一些发展中国家，大量颌面部创伤的患者可能无法获得太多的先进仪器检查资源，因此传统的 X 线片仍被广泛应用。X 线片是最基础的影像学检查手段，可以诊断大部分的颌面部骨折，但是部分患者仍需辅助其他检查方法来确诊，如 CT 或者 MRI。整体而言，X 线片是一种基础、常规的检查手段，几乎所有颌面部骨折患者都需要进行此种检查。

创伤患者初诊时影像学检查

很多临床医生可能都会有这样的经验，转诊来的创伤患者，携带了大量的影像学检查资料，可用的却寥寥无几。所以，在急诊科工作的医生，必须掌握面部外伤患者影像学检查原则。合适准确的影像学检查，不仅可为患者减少费用，提供正确的诊断依据，更重要的是，对于重症患者可避免进行大量检查而浪费时间、耽误治疗。

全身情况稳定的患者

大部分面部骨折患者，其损伤主要局限于面部，而全身情况较为稳定。在这种情况下，一般不需要在繁忙的急诊工作中进行全面的影像学检查，而且这样做可操作性也不强。急诊处置时治疗的优先顺序很重要，对于多发伤患者而言，更是如此，大多数面部骨折的患者往往不需要立即进行影像学检查。如果面部骨折的临床表现很明显，例如颧面部塌陷、下颌骨骨折咬合紊乱，最好先安排专科医生进行充分的临床检查，而不是影像学检查。如果急诊科医生认为有必要进行影像学检查来明确或者排除疑似骨折，那么口腔全口曲面体层片（orthopantomgram，OPT）加上高质量的枕颏位片（occipitomental view，OM）即可诊断大部分常见的面部骨折。如果这些检查发现了明显骨折或怀疑骨折，那么，进一步的影像学检查最好等到去专科医院就诊时再进行。

多发伤的患者

随着高级创伤生命支持（ATLS，美国外科学院）以及其他现代创伤治疗模式的普及，一个多发伤患者入院时往往需要常规进行一系列标准的检查，其中常用的 X 线片检查法见表 4.1。

在一些急诊科，对于怀疑有闭合性颅脑损伤的患者，平片仍然是一种常规检查手段。然而，现代的指南已经不建议早期进行颅脑平片的检查，如果怀疑颅骨骨折或者有颅内损伤，CT 检查更加合适。

在一些多发伤患者的治疗流程中，头部及躯干的 CT 检查被纳入其中，颌面部影像学检查也应纳入这一流程。特别是如果患者需要进行头颅及颈椎 CT 的扫描，同时又有面部骨折或可疑有面骨骨折，那么应该同时应该增加颌面部的 CT 扫描。

影像学技术

诊断面部骨折可选择各种不同的影像学技术，相关影像学技术我们将在后面讨论，下面首先讲述针对不同部位骨折的影像学检查方法。

表 4.1　多发伤患者常用 X 线片检查

- 胸部 X 线片
- 骨盆 X 线片
- 颈椎 X 线片

（以上三项）有时被通称为“创伤系列”

根据不同地区的标准，其他检查包括：

- 胸腰椎 X 线片
- 颅脑 X 线片

X 线片

前面提到，枕颏位 X 线片是最常用的面部骨折检查方法之一，但是对于仰卧位患者，有时不得不采用反方向的拍摄技术来进行枕颏位及后前位的 X 线检查，即将 X 线球管放在面部前方，而将胶片或者数字传感器放在头部后方。不过这样一来，所得到的 X 线片在诊断骨折的准确性方面就会大打折扣。正如其名，后前位 X 线片只有按照患者取坐位、胶片或者数字传感器放在面部前方时拍摄，才能具有更好的诊断意义。但是，患者的全身情况及其他部位的外伤情况各不相同，因此并不是所有患者都可以按照标准方法进行拍摄。例如有一些 X 线片在拍摄时要求患者颈部前伸，这就必须先排除患者具有颈椎外伤才行。

理想的情况下，枕颏位要求患者坐直，鼻尖及颏部与胶片相接触。X 线球管的中心位置有两种，分别是与水平面成斜上 10° 角和 30° 角。这样一来，X 线片中颞骨岩部的影像就被投射到上颌窦影像的下方而不至于影响观察。如果没有 CT 扫描条件，可以使用华氏位（Waters’ Position）片来辅助诊断可疑的眶底骨折。华氏位又被称为“改良性”枕颏位片，X 线球管中心线位置通过眶底平面，颞骨岩部的影像与上颌窦下部的影像会重叠在一起。

其他具有诊断意义的 X 线片包括：颌骨侧位片，旋转的后前位片，以及经常被人们忽视的咬合片及根尖片。

需要注意的是，一些传统的 X 线片在临床上仍然偶尔会被使用，尽管这些片位的诊断意义可能并不显著，例如：颏顶位片及反汤氏位片（reverse Townes）。对于简单的鼻骨骨折，一般认为是不需要影像学检查的。

旋转和直线断层摄影检查

断层摄影检查是一种常用的影像学检查方法，拍摄时胶片（或者感应器）和 X 线管是围绕患者旋转来进行检查的。当所需观察的结构的平面在旋转轴线上，拍出来的图像是清晰的，而其他部位的影像是模糊的。OPT 是一种最常用的下颌骨骨折常规检查方法。传统的曲面体层 X 线机要求患者在拍摄过程中采用站立位或坐位静止不动，这需要患者能够配合，而醉酒、吸毒或多发伤患者是无法配合的。在这种情况下，可以拍摄下颌骨斜侧位片，但是效果并不太好。如果可能的话，最好等到患者全身情况稳定后，再进行最终诊断的影像学检查。

在以前，对于眶壁或者颞下颌关节等部位的可疑骨折，也可使用线性断层摄影法进行检查，不过目前已经逐渐被 CT 检查所取代。

计算机体层成像（CT）

CT 扫描是目前所有严重创伤，尤其是颅颌面损伤的首选检查方法。大部分严重创伤或者多发伤患者在早期检查过程中，都需要进行 CT 检查，如果有面部损伤存在，就需要进行面骨的 CT 检查。随着 CT 技术的快速发展，检查中患者接受的放射剂量明显减少，并且影像采集时间也大幅缩短，因此在进行头部或全身其他部位检查时，可以将颌面部的检查作为一个常规附加检查。随着新的高速 CT 机的发展，检查时间极大缩短，之前的所谓进行颌面部 CT 检查有可能会延误对重症患者进行早期干预的争议目前已经不再是问题了。如果患者的身体条件允许进行颅脑及躯干 CT 检查，那么也可以同时进行颌面部 CT 检查。这样可提高医生对患者病情的综合判断水平，调整治疗计划，避免后期的多次转科或者转院治疗。对于颅底、眶尖和视区的损伤更需要早期快速诊断，CT 检查在这些区域损伤的诊断中具有重要意义（表 4.2），而且在做 CT 检查时，需要同时进行轴位及冠状位的扫描。

尽管 CT 已得到广泛应用，但需要明确的是，大部分简单的面部骨折其实是可以通过临床检查结合传统的 X 线片检查来诊断的。在颌面部创伤中需要进行 CT 检查的面骨骨折类别见表 4.3。

锥形束 CT（CBCT）技术具有成像质量高、辐射剂量小的优点，在口腔领域的应用

表 4.2 头、面、颈部 CT 检查：用以排除隐匿性损伤

- 颈椎及颅内损伤
- 颅前窝骨折 / 颅内积气（脑脊液漏风险）
- 血管孔周围颅中窝骨折（颈动脉夹层 / 颈动脉瘤风险）
- 眼球破裂 / 玻璃体积血 / 异物
- 眶尖骨折 / 视神经压迫

表 4.3 颌面部创伤进行 CT 检查的主要指征

- 额骨可疑骨折
- 面中部广泛性骨折（包括鼻 – 眶 – 筛骨折及粉碎性颧复合体骨折）
- 移位的髁突颈部骨折和复杂颞下颌关节损伤
- 复杂的下颌骨粉碎性骨折
- 可疑的下颌骨病理性骨折

非常广泛。CBCT 也可作为一种比较有效的颌面部创伤和骨折的检查方法，尤其适用于牙槽突骨折及下颌骨骨折的诊断。不过对这类部位的骨折而言，很多 X 线片检查也足够满足诊断的需求了。对于更高部位的面部骨折（面中部、面上部骨折），CT 检查具有更大的优势，可以提供更清晰的图像和多层面的图像，应作为首选检查方式。

CT 扫描的读片

医生可以在安装有特定软件的个人电脑上阅读大多数的 CT 扫描数据，当然显示器的分辨率越高，对 CT 影像的观察就越精细。扫描层厚低于 1mm 的薄层 CT 可以细致的观察面部结构，对于特定的部位如鼻 - 眶 - 筛区域，CT 层厚最好能低于 0.5mm。CT 扫描的结果需要在三维方向（轴位、冠状位、矢状位）上进行诊断。CT 轴位（水平位）对颧弓、鼻中隔、眶尖及眶内外侧壁的评估很有意义。CT 冠状位在眶底、眶内侧壁和颅底的评估中是必要的。矢状位对评估眶底后部的骨折及颅底情况有很大作用。其他部位的骨骼情况可以通过对这些三维方向的影像的综合观察来进行评估。

CT 扫描数据还可在医学影像软件上生成三维图像，并可以进行各个角度的旋转，从而在不同角度上对骨折的形貌位置进行观察，更便于临床医生的理解（图 4.1）。这些数据也可以用于制作患者颅面骨骼的等大模型，以利于个性化植入物的设计以及制作预弯型钛板。然而，一些骨折的细节可能会在三维图像的重建过程中丢失，所以对 CT 各断层的细致观察在影像学诊断中仍然是必要的。

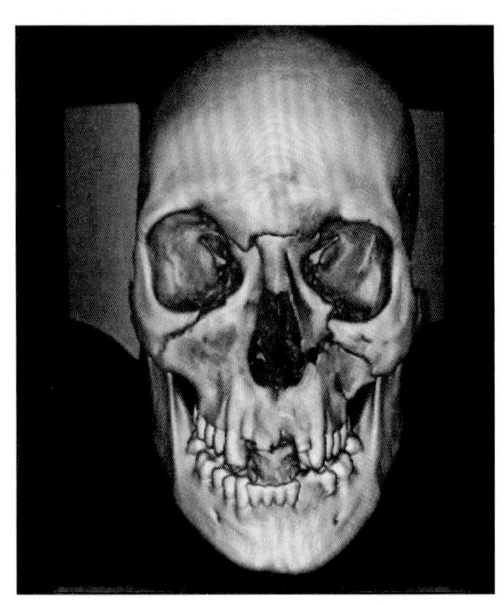

图 4.1 使用 CT 扫描数据重建的三维图像，显示 Le Fort Ⅱ型骨折及牙外伤。图片经 Springer Science+Business Media 允许引用

磁共振成像（MRI）

MRI 在面部急性创伤的诊断中很少应用。不过，MRI 可以用于评估脑脊液漏、可疑的颅内及脊柱损伤。另外，MRI 也适用于评估外伤后眶内容物的情况以及颞下颌关节损伤后的关节内结构情况。

各类面部骨折的影像学检查

下颌骨骨折（包括髁突骨折）

全口曲面体层片

全口体面体层片（OPT，又称全口曲面体层片），可显示下颌骨及髁突的全貌。联合使用下颌骨后前位片（PA）及全口曲面体层片，可以准确地诊断出大部分下颌骨骨折，而不需要进行额外的 CT 检查，可以减少患者的受辐射剂量。

创伤影像学的一般原则是需要至少进行两个互相垂直的投照方向上的 X 线片检查，以判断骨折段的成角及移位程度。下颌骨的检查经常需要联合使用 OPT 及 PA。然而，在下颌骨正中联合处，这两种 X 线片的实际照射方向是差不多的，达不到相互垂直的要求。而且在 OPT 检查中，颈椎影像与颏正中联合处重叠，会影响一些细节的观察与评判，此时需要增加下颌的咬合片来进行检查（图 4.2）。

如果无法进行全口曲面体层片检查，下颌骨左、右斜侧位片结合旋转的后前位片也可以用于诊断（图 4.3）。

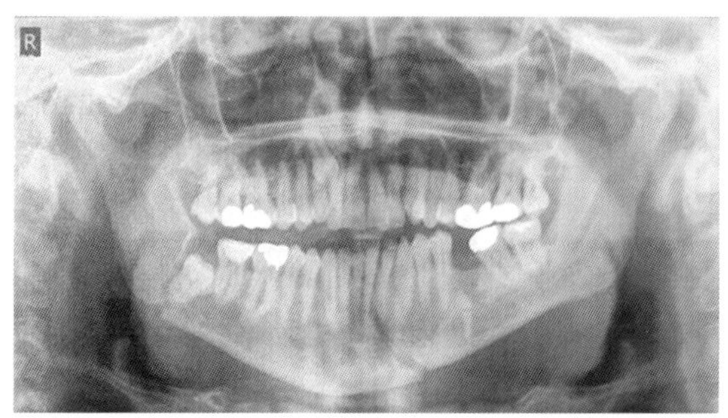

图 4.2　全口曲面体层片显示完整下颌骨形貌，可用于下颌骨骨折诊断，但下颌前部区域会受到颈椎重叠影的影响。对牙体状态的精确评价需要加用口内 X 线片

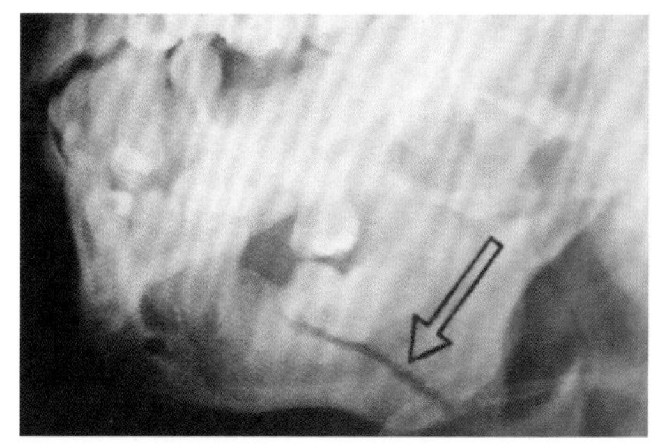

图 4.3　如果不能进行全口曲面体层片检查，下颌骨侧斜位 X 线片也可以用来诊断下颌骨骨折。图片经 Springer Science+Business Media 允许引用

后前位（PA）及前后位（AP）片

标准的面部后前位（PA）片，要求 X 线的中心线与放射基线水平线成向上倾斜 10°的角度，这样可以显示下颌骨体、下颌角处的骨折及骨折在矢状面上的移位程度（图 4.4）。后前位片可与 OPT 联合使用，就能够为下颌骨骨折的诊断提供比较完整的信息，而不一定需要 CT 检查。

尽管后前位片可以显示大部分的髁突颈部骨折，但是髁突头的影像会因与颅底及冠突重叠而模糊。因此，如果 OPT 检查后还需要辅助的矢状位信息，经常会拍摄 30° 的前后汤氏位片。汤氏位片能够比较清楚地显示关节区以及颅后窝。在拍照中为了避免患者改变体位，对于已经进行了枕颏位（OM）或后前位（PA）检查的患者，可以使用反汤氏位进行检查，不过反汤氏位不如汤氏位成像

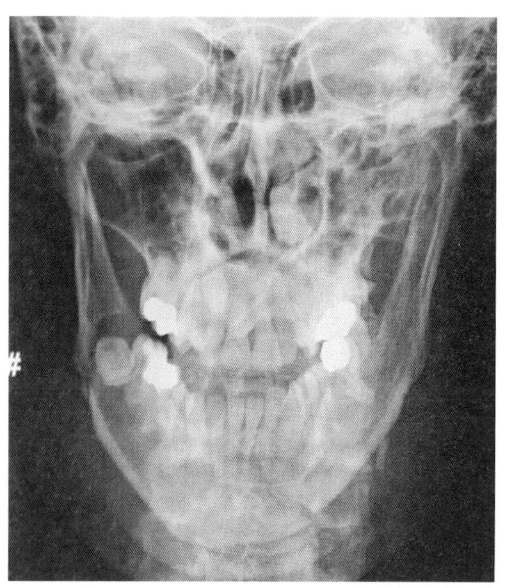

图 4.4　后前位 X 线片显示右侧下颌角及颏部骨折。颈椎与下颌骨前部影像的重叠导致颏部影像较为模糊。如果在全口曲面体层片上显示不清晰，那么可以补充一个旋转后前位片或咬合片

清晰。汤氏位和反汤氏位检查的 X 线管均与水平基线呈 30°，能够将髁突头及髁突下区域的骨性结构与颅底影像分开。

口内 X 线片

根尖片对于具体的牙齿疾病及牙齿与骨折线的关系可以进行最精确的评估，不过临床也经常使用 OPT 进行牙根情况的检查。另外，包含骨折线的咬合片也可以评判牙根与骨折线的关系，但咬合片对诊断下颌骨颏正中部位较小的移位性骨折帮助不大。下颌前部咬合片能够识别舌侧或颏结节撕脱性骨折，但 CT 检查更为清晰。

CT 与 MRI

CT 对于面下 1/3 的简单外伤的诊断没有太大优势，单纯的下颌骨骨折一般不需要 CT 检查，除非是粉碎性骨折。而对于粉碎性骨折，以 CT 数据为基础，可以打印出骨折区域的三维模型，有利于术前设计以及预弯接骨板。

CT 检查对于移位及粉碎性髁突骨折有重要的诊断和治疗意义，较传统 X 线片能够提供更多细节，例如对于非移位性的髁突骨折，拍摄传统的 X 线片可能会漏诊（图 4.5）。

磁共振检查能够显示颞下颌关节内关节盘及积液的影像，但一般很少用于急诊检查。

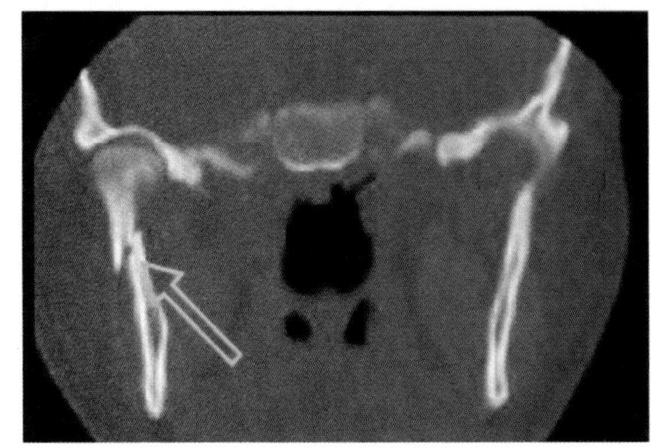

(a)

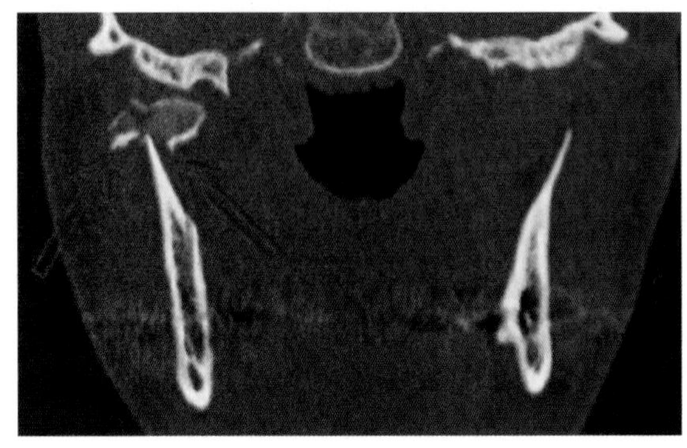

(b)

图 4.5　冠状位 CT 显示（a）右侧髁突颈部重叠性骨折；（b）右侧髁突头粉碎性骨折。图片经 Springer Science+Business Media 允许引用

Le Fort 类型的面中部骨折

面中部的影像学检查需要反映骨折的细节，但也需要权衡该影像学检查对制订实际治疗方案的指导意义。并不是每一种面中部骨折都需要进行 CT 检查。例如，单纯的 Le Fort Ⅰ型分离型骨折，就可以通过临床检查和 X 线片的检查来明确诊断。不过对于上颌低位骨折，进行口内拍片对于诊断牙槽骨损伤及腭中线损伤意义不大，而这两种损伤是制定治疗方案的重要因素，因此必要时还需要进行 CT 检查。对于更高位置的骨折（Le Fort Ⅱ和Ⅲ型骨折），影像学检查需要能够反映骨折线的全貌，特别是要能观察到颅骨及眼眶损伤的程度，这种情况下 CT 检查更加重要。

标准侧位片

Le Fort Ⅰ、Ⅱ、Ⅲ型骨折都可以使用这种方法进行检查，此片可以看到翼板处的骨折。这也是唯一一种可以清楚诊断 Le Fort Ⅰ

型骨折的 X 线片。此方法同时还可以帮助辨认骨折线是否延伸到额窦和评估额窦内骨折情况。

枕颏位片

对于面中部创伤的检查而言，枕颏位（OM）片是最有用的 X 线片检查。枕颏位片可在后前位进行两个方向的照射，X 线球管角度与水平基线分别成 10° 和 30° 角。拍照时注意一定要避免患者头部在矢状平面的转动。OM 片可以诊断出大多数不太复杂的面中部骨折，并且可以反映出骨折的细节，有利于制定治疗方案。但是，对于更高位置的损伤，还是建议行 CT 检查，以便更好地观察眶壁及眶尖的情况。因为使用 X 线片检查时，只能清楚看到骨质较厚处的骨折，对于薄骨板，只有 X 线的中心线与之相切时才能看清楚是否有骨折。

由于存在颌面解剖结构复杂、颌骨与颅底的影像重叠、成像角度与传统解剖平面不同等因素，对年轻医生而言，OM 片比较难以解读。对于 OM X 线片和类似角度的 X 线片，需要进行系统性观察。我们可以按照一些参考线来分析寻找骨质的不连续之处，以判断是否存在面中部骨折。为了更好地阅片，Campbell 提出了 OM 片中的 4 条参考曲线，临床上很常用，又称为 Campbell 线（图 4.6）。后来 Trapnell 医生又增加了一条沿着下颌骨下缘的第 5 条参考线。

CT 检查

如果面中部或上颌骨骨折明显很复杂，存在明显的移位或者呈粉碎性，那么需要进行 CT 检查，以提供更多的细节，便于判断手术风险、制定治疗计划（图 4.7）。特别

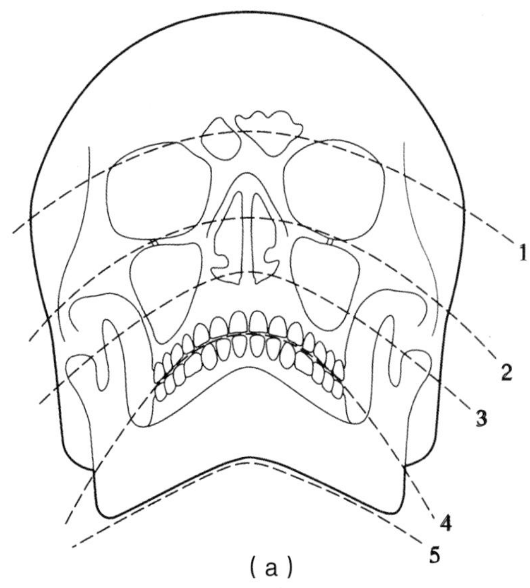

（a）

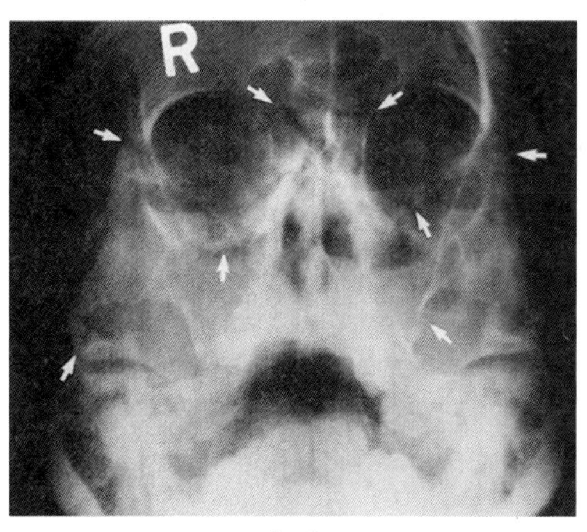

（b）

图 4.6　（a）4 条参考曲线（Campbell 线）示意图，可以用来 OM 片系统性分析枕颏位（OM）X 线片。（b）OM X 线片显示 1 例合并 Le Fort Ⅱ型与Ⅲ型骨折的患者，箭头所示为在 Campbell 线上发现的骨折处

要注意的是，对于 Le Fort Ⅱ型和Ⅲ型骨折，判断颅底是否有损伤很重要，因为这个部位的损伤可能会存在硬脑膜撕裂，同时在复位骨折时，手术操作也可能会引起硬脑膜的撕裂。

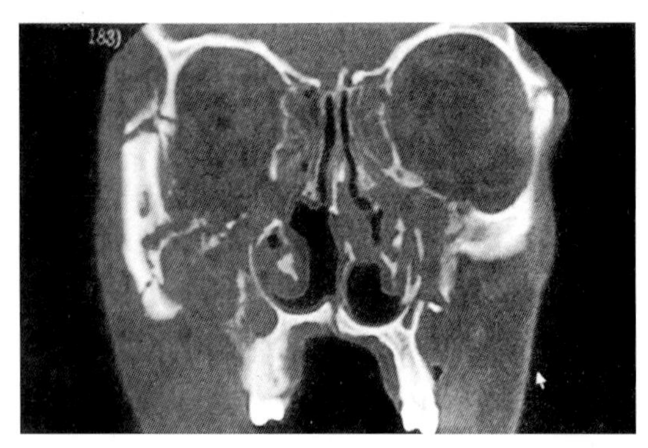

图 4.7　冠状位 CT 显示 1 例复杂的面中部骨折，可发现 X 线片无法清晰呈现的粉碎性骨折。注意，腭中线区也发生了骨折

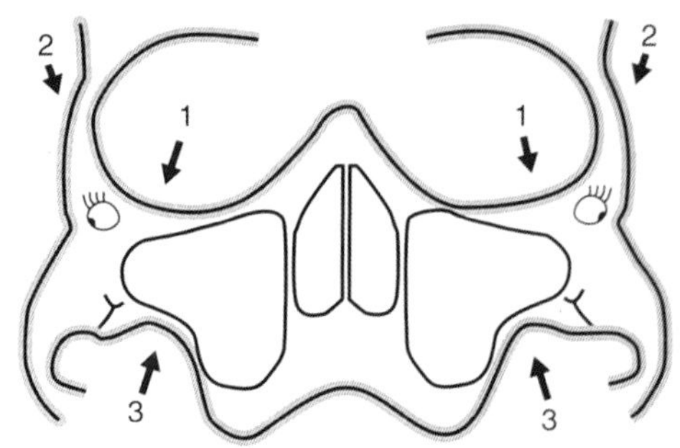

图 4.8　使用"大象头"方法分析枕颏位片，观察颧骨骨折。常见骨折线包括：1. 眶下缘；2. 颧额缝区域；3. 颧牙槽嵴及颧弓（"大象鼻子处"）。图片经 Springer Science+Business Media 允许引用

颧骨复合体骨折

枕颏位

如同 Le Fort 骨折一样，在前面提到的两种枕颏位的照射方式（10° 与 30° ）下一般也可以发现颧骨复合体和颧弓的骨折与骨折移位情况。使用 Campbell 参考线的方法，仔细观察枕颏位 X 线片，可以看到骨折部位以及两侧颧骨的对称情况，有时甚至可以发现微小的差异。除了 Campbell 参考线外，也有其他方法分析 OM 片，比如将颧骨复合体看做"大象头"，在经常容易发生骨折的部位仔细辨认是否存在异常（图 4.8）。对于经验不足的医生，有时候容易将颧额缝看作骨折线，特别是当颧额缝比较明显的时候，这时需要进行综合分析。

CT 检查

CT 经常用于颧骨骨折的检查，尤其是对于骨折涉及眶底、伴有眶腔容积增大或者颧骨颧弓粉碎性骨折的情况。有时颧骨复合体的骨折也会对眶腔造成压迫，导致眼球突出（图 4.9）。这类颧骨复合体损伤有时还可能造成眼球破裂，需要使用 CT 检查才能更准确地显示骨折情况。在颧骨颧弓骨折，尤其是粉碎性骨折中，常会出现骨折段的相互重叠，需要手术充分显露复位和坚固内固定才能恢复面中部的宽度及突度。这种情况下，CT 较枕颏位 X 线片更加合适进行术前的观察与手术方案的设计。

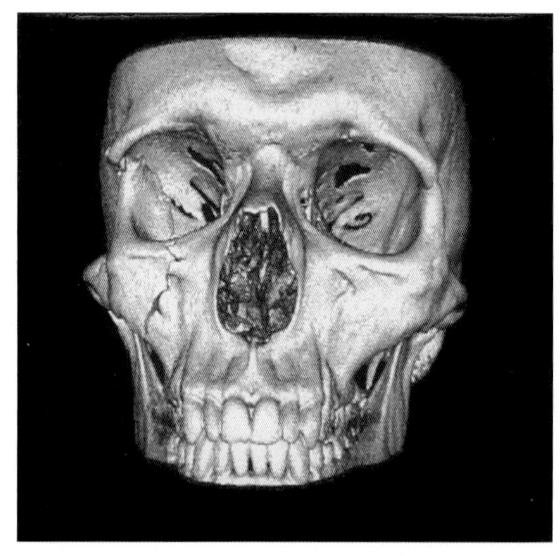

图 4.9　三维 CT 显示右侧颧骨复合体骨折，向内移位，可以造成眼球突出。注意颧额缝处骨折移位情况。图片经 Springer Science+Business Media 允许引用

单纯眶底骨折（爆裂性骨折）

单纯眶底骨折的特点是只存在眶底的骨折而没有颧骨复合体的骨折，不过其临床表现有时候容易和颧骨骨折混淆。当眶底有大范围缺损和眶内容物疝出时，在 OM 片上可以看到经典的“hanging drop（水滴）”征（图 4.10）。但是这一表现并不完全可靠，有时上颌窦内积血或者上颌窦黏液潴留性囊肿也可以出现类似影像学表现。事实上，临床上并不推荐使用 X 线片检查单纯眶底骨折，X 线片可能会偶然发现眶底或眶壁的骨折，但是很难明确地诊断出眶底骨折或者判断骨折的严重程度。

对于单纯性眶底骨折，要在临床检查之后决定是否需要进一步的影像学检查。CT 与 MRI 都可以用来检查眶底骨折，但 CT 可以更清楚显示骨骼情况，应用更为广泛（图 4.11）。使用合适的医学分析软件，CT 可以用来判断眶底骨折是否会引起眼球内陷，以及预测进行骨折的保守治疗后眼球内陷的恢复情况。一般眶底的“后内侧壁隆起处”的骨折缺损更容易引起眼球内陷，在矢状位 CT 可以明显观察到这一特殊部位（图 4.12）。

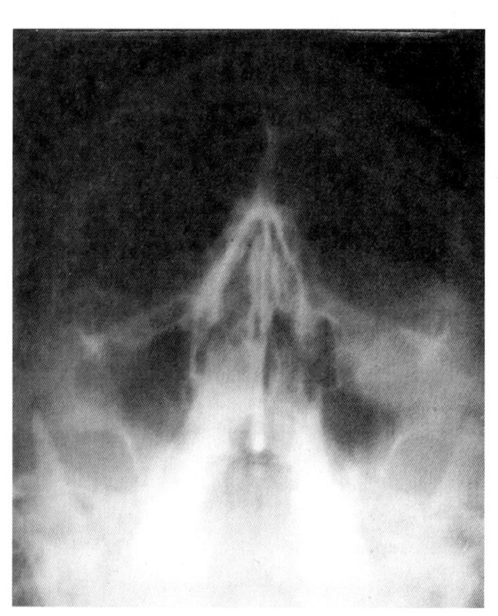

图 4.10　“水滴”征。左侧上颌窦内圆形高密度影显示单纯左侧眶底骨折（爆裂性骨折）后，眶内容物疝入上颌窦内

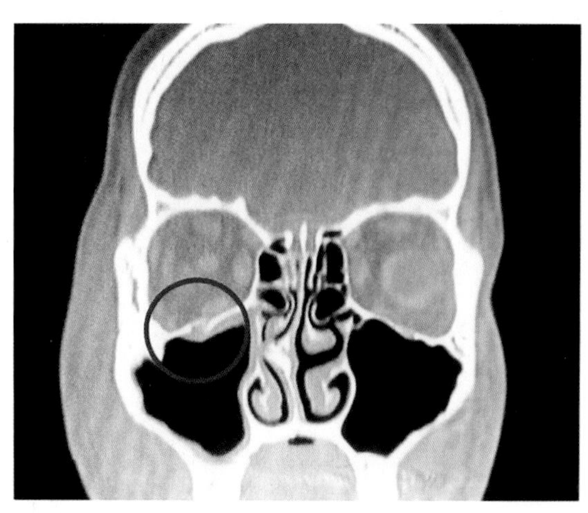

图 4.11　1 例临床表现为下直肌运动受限患者的眼眶损伤冠状位 CT。使用 X 线片检查是很难发现此类单纯眶底骨折的。图片经 Springer Science+Business Media 允许引用

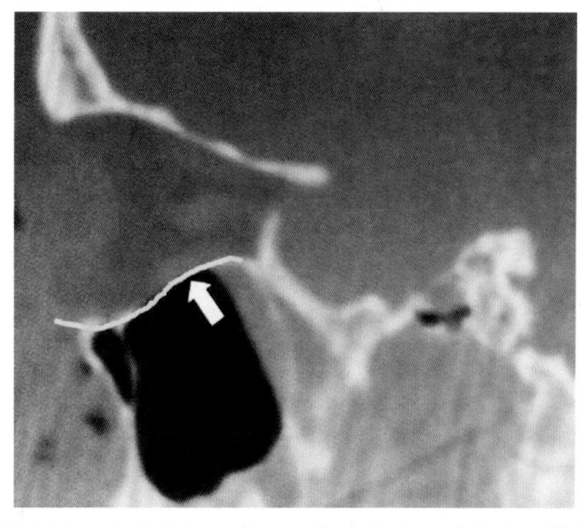

图 4.12　矢状位 CT 显示正常眶底的 S 形外观，箭头处表示所谓的“后内侧壁隆起”。眶底骨折经常会累及此处，导致眶底正常 S 形外形的消失。要想尽量减少继发的眼球内陷，手术时需要精确复位眶底的 S 形曲度（参考图 3.20）

眶底缺损后缘的位置也决定了治疗的难度。

如果无法进行 CT 检查，X 线片或者超声检查也可以用来诊断爆裂性眼眶骨折，并在一定程度上反映骨折的严重程度。

鼻 – 眶 – 筛骨折

这类骨折的复杂程度差别很大。X 线片检查不能提供足够的信息来判断眶内壁、鼻中隔以及颅前窝的损伤情况，更无法为手术治疗提供足够的信息。因此一般使用 CT 检查才能为鼻 – 眶 – 筛骨折提供更准确的信息，从而精确判断骨折类型。

额骨及颅面骨骨折

面上 1/3 的骨折经常会涉及额骨和面中部骨骼，也经常会并发颅脑损伤和硬脑膜撕裂，造成脑脊液鼻漏或者脑脊液进入眶腔。有时也会合并一些其他类型的颅内损伤，包括硬膜外或硬膜内血肿、外伤性脑室内出血及颅内积气。面上 1/3 骨折时额窦也经常会被累及，此时重要的是需要判断额窦后壁或眶顶的骨折情况，因为额窦骨折可能会导致硬脑膜撕裂或穿孔。同时还应判断额鼻管的损伤情况，因为额鼻管损伤如果治疗不当，会造成继发性黏液囊肿或脓肿形成。额骨和面上部的严重损伤只有依赖 CT 以及 MRI 才能作出正确的术前诊断。

推荐阅读

[1] Karjodkar JR. Textbook of Dental and Maxillofacial Radiology. Jaypee Brothers; Medical Publishers,2008.

[2] McDonald D. Oral and Maxillofacial Radiology: A Diagnostic Approach. Wiley-Blackwell,2011.

第 5 章 牙槽突损伤的治疗

牙槽突损伤的定义是指发生在牙齿及其周围牙槽骨部位的创伤。牙槽突损伤可能是单独发生的，也可能是严重的颌面部损伤的一部分。单纯的牙槽突损伤，其原因一般是相对较小的意外，比如摔倒或者是在运动和玩耍过程中的碰撞。大部分单纯牙槽突损伤的患者是儿童或者青少年。与大众印象一致，男孩要比女孩更容易发生牙槽突损伤。尽管在很多运动中，运动员都佩戴了口腔保护器，但牙槽突损伤依然非常常见。骑自行车时的摔伤和小的交通事故是牙槽突损伤的常见病因。有时牙齿损伤会发生于癫痫发作过程中，在拔除困难的根骨粘连牙齿时、内镜检查时和气管内插管时也可能会导致医源性牙外伤。面对牙槽突外伤的患者，还应考虑到是否属于非意外性损伤（暴力伤害或虐待——译者注），特别是对儿童患者应更重视这一点。

根据各地诊疗系统的不同，牙槽突损伤的治疗可能是在医院进行，也可能是由专科牙医或者是私人全科牙医进行。不管是由哪一级医疗机构进行治疗，长期随访是必需的，因为牙外伤后的一些并发症可能在数月后甚至数年后才会显现出来。大多数的牙槽突外伤都能在局部麻醉下进行早期治疗，尤其是那些没有牙槽突骨折的单纯性牙齿外伤。

早期正确治疗牙和牙槽突损伤是非常重要的。对于牙损伤后的牙髓暴露需要及时治疗，这样不仅可以缓解疼痛，也可以改善预后。临床上，下颌骨的简单骨折不一定会造成明显的疼痛，但是牙齿的损伤却会造成明显的痛感，特别是在咬合时更为剧烈。但不幸的是，由于专业知识的缺乏，急诊科医生无法进行牙外伤的早期治疗，而有时候全科口腔医生也缺少治疗牙外伤的经验，甚至在大医院里，对合并面部损伤的牙和牙槽突损伤的初期治疗效果也经常令人失望。

分　类

本书并不重点介绍牙槽突损伤的综合性分类方法与治疗受损牙齿的具体方法，有关这些内容的专业书籍很多，在扩展阅读中也列出了部分内容，读者可以进一步深入阅读。

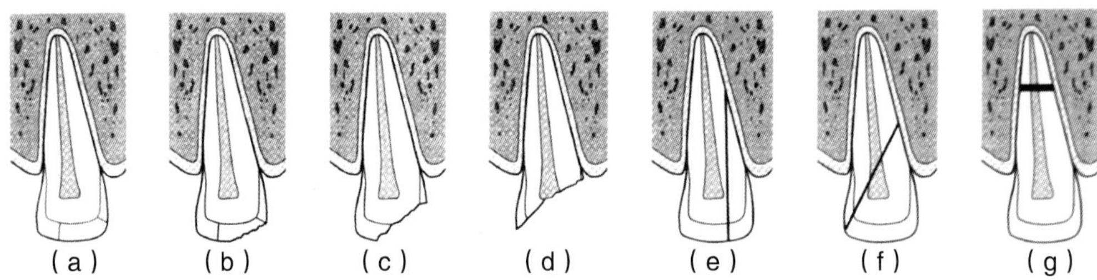

图 5.1 有关牙齿硬组织和牙髓损伤的分类在表 5.1 中列出。(a)牙冠裂纹。(b)釉质折断。(c)釉质－牙本质折断(简单冠折)。(d)冠折露髓(复杂冠折)。(e)垂直冠根折。(f)斜型冠根折。(g)根折

我们在表 5.1 中列出了一种常用的牙槽突损伤的描述性分类，图 5.1、图 5.2 和图 5.3 均解释了这种分类方法。

牙槽突损伤的类型和复杂程度受到很多因素的影响。这包括受伤部位和受打击的力度、牙齿的强度、牙周组织的健康程度与牙槽骨的弹性。特别是后两种因素，与患者的年龄有关，也与患者是否患有牙周疾病有关。牙槽突损伤可以累及单个或者多个牙，也可

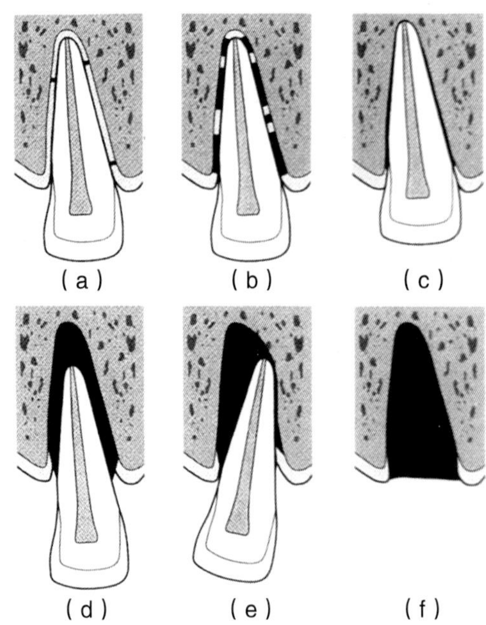

图 5.2 表 5.1 中显示的涉及牙周组织的损伤分类。(a)牙震荡。(b)半脱位。(c)牙齿挫入。(d)牙脱位。(e)牙侧向脱位。(f)牙完全脱出

表 5.1 牙与牙槽突损伤的分类

1. 牙齿硬组织损伤（图 5.1）
   - a. 牙冠裂纹（釉质裂纹或不全折断）
   - b. 牙冠折断——只包括釉质折断
   - c. 牙冠折断——釉质 + 牙本质折断
   - d. 牙冠折断——釉质 + 牙本质 + 牙髓
   - e. 冠—根折断（垂直型折断）
   - f. 冠—根折断（水平型折断）
   - g. 牙根折断
2. 牙周损伤（图 5.2）
   - a. 牙震荡（牙齿无移位但有叩痛）
   - b. 半脱位（牙齿松动而无移位）
   - c. 牙齿挫入
   - d. 牙脱位
   - e. 牙侧向脱位（牙齿松动且移位）
   - f. 牙完全脱出
3. 牙槽骨损伤（图 5.3）
   - a. 牙挫入伴牙槽窝粉碎性骨折
   - b. 牙槽窝单侧壁或单侧牙槽骨骨折
   - c. 牙槽窝双侧壁或双侧牙槽骨骨折
   - d. 累及牙槽窝和（或）牙槽骨的上下颌骨骨折
4. 牙龈损伤
   - a. 牙龈挫伤
   - b. 牙龈擦伤
   - c. 牙龈裂伤
5. 包含以上所有损伤

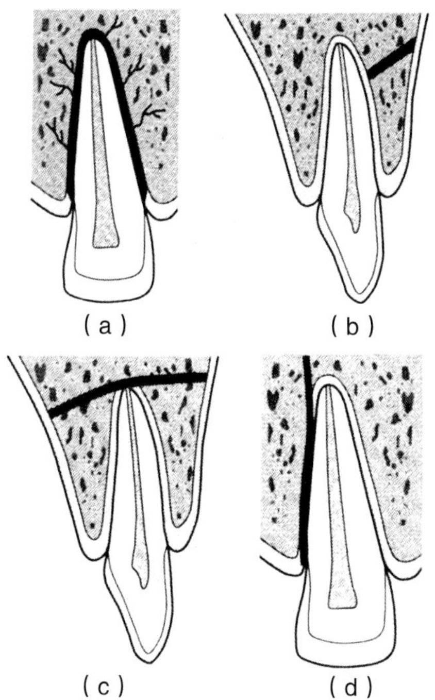

图 5.3　表 5.1 中显示的牙槽骨损伤分类。(a) 牙槽窝粉碎性骨折。(b) 牙槽窝单侧壁骨折。(c) 牙槽窝双侧壁骨折或牙槽骨骨折。(d) 累及牙槽窝的颌骨骨折

能仅造成整段牙槽骨的骨折而对其上的牙齿损害不大。表 5.2 总结了不同类别损伤的一些典型临床表现。

临床评估

约 1/3 含牙区颌骨的骨折中都会伴有牙齿的损伤，因此，在颌骨损伤时，对骨和牙齿的情况都应进行仔细评估。幸运的是，绝大多数的牙和牙槽突损伤都相对较小，而且是单发的，常常只涉及单个牙和牙周膜。尽管如此，正确的治疗还是非常重要的，否则可能会出现后期的牙齿变色和牙缺失，从而带来明显的美观问题。对牙槽突损伤的患者应进行仔细的牙齿检查，需要以下条件：良

表 5.2　牙与牙槽骨损伤的临床表现

损伤形式	损伤类型
1. 外力分布于多个牙齿，或者有软组织缓冲	牙震荡
	半脱位
	侧向脱位
	牙齿嵌入
	牙槽骨部分骨折
2. 外力直接作用于牙齿	牙冠折
	牙根折
	牙齿移位或脱位
	嘴唇贯通伤
3. 外力间接作用于牙齿（例如颏部收到轴向冲击）	冠 – 根折（垂直向裂开）
	可能伴有颌骨骨折（包括上颌骨矢状骨折）

好的光线，充分的唇颊软组织牵拉，细头的吸引器，使用口镜、探针，以及患者的良好配合。对于意识清楚的成人患者，医生容易进行细致的检查，但对于处于紧张虚弱的儿童患者，全面细致的牙槽突损伤评估有时需要在镇静麻醉或者全身麻醉下进行。

牙　折

牙折的类型与受伤的机制有关。前牙的折断一般由正面直接打击造成，而且多伴有上唇内侧黏膜的不规则裂伤，或者是颊侧前庭沟的裂伤与部分软组织的“脱套伤”。后牙区的牙损伤，一般呈现为一个或多个牙齿纵行的劈裂，多由上下颌之间的强烈撞击所致。这种损伤的发生常会伴有一些其他的轻微损伤，比如在发生头部“甩鞭”损伤时的颈部过度前屈。后牙牙折时，颌骨往往并不一定有损伤，因此对牙齿的细致检查尤为重要，包括要进行牙齿的叩诊、仔细检查牙冠，

对任何程度的牙冠缺损和修复材料的脱落情况，都必须详细记录。

牙齿的半脱位或者移位常常会造成咬合干扰。牙齿的碎片常常会进入唇舌裂伤的伤口内，有时也可能会被吞下。牙齿或牙碎片进入气管的情况非常少见，但也不能忽视这种可能，尤其是伤员有意识不清的病史时更要警惕。在检查伤员时如果发现有牙齿缺失且牙槽窝空虚，就提示伤员有牙齿脱落，应对伤员拍胸部和颈部X线片，来确定是否有牙齿进入了气道或肺部。此外，对于缺失的牙齿，要仔细检查是否还有牙根残留在牙槽窝内。

牙根折单凭临床检查不太容易确诊。如果牙齿有明显的移动度，而又没有明显的半脱位，就应怀疑存在根折，应拍摄根尖片来确诊。有时候，伤员的前磨牙或磨牙的牙冠情况很正常，但仔细检查会发现在牙龈缘以下的水平或垂直向根折。

伤后进行牙髓活性检查的可信度不高，对于判断牙髓的预后作用也不大，这是因为作用于牙和牙槽骨的强大外力常常会首先造成牙髓神经末梢的功能损害，而对牙髓的血供影响并不大。

牙槽突骨折

下颌骨的牙槽突骨折，往往会伴有下颌骨本身的骨折，而上颌骨的牙槽突骨折往往是单独发生的。偶尔还会出现仅有牙槽骨骨折而无牙齿本身损伤的情况出现。不过一般对于在牙槽骨骨折区域内的牙齿，我们还是应该先假定其有牙髓坏死发生，然后再根据后期随访的情况来确定牙髓的状态。上下颌骨的严重创伤一般会造成牙槽骨的广泛粉碎性骨折，最常见的是两或三段式的牙槽突骨折，而且每一骨折段都有牙齿存在（图5.4）。在伤后的初步检查时，有可能的话，应尽量将松动的牙槽突骨折段进行简单的复位，这样有助于改善骨折段上牙齿的预后。

在严重的下颌骨粉碎性骨折时，牙槽骨可能会完全断裂，并移位至口底的黏膜内。当下颌骨中线区损伤时，临床上也不太好判断松动的牙槽骨骨折块是属于下颌骨骨折的一部分，还是独立存在的。

上颌骨牙槽突骨折一般都发生在切牙区，会造成明显的牙槽骨和上唇形态变化，并影响咬合。有时候，上颌牙槽突的骨折块会嵌入到较疏松的上颌骨内，从而显得牙槽突骨折并没有明显的异常动度。因此当临床检查发现伤员有牙齿的损伤、牙槽突黏膜的挫裂伤时，应当进行仔细的触诊，来排除是否存在牙槽突的骨折。有时在触诊时可以感觉到骨折区有骨摩擦音，而且在叩诊骨折块上的牙齿时，会听到破罐子音。

上颌结节骨折和上颌窦底骨折是公认的

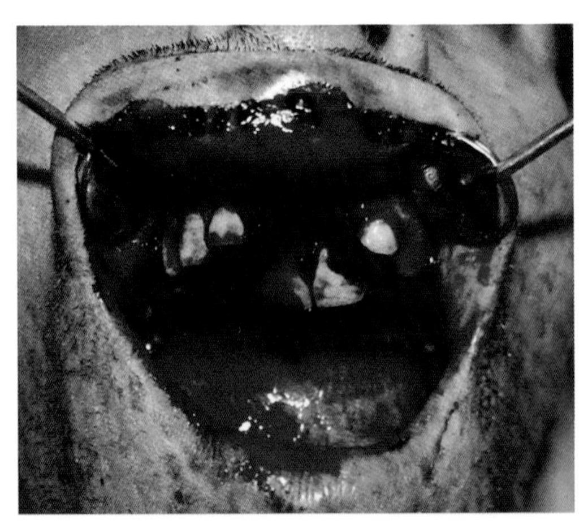

图5.4　上颌牙与牙槽突损伤。上中切牙脱位向后方移位，其周围的牙槽骨骨折，导致此处的附着龈纵向裂伤，同时外力打击也造成了上唇内侧的黏膜裂伤

拔除上颌磨牙的并发症。从某种意义上来说，腭部中线的矢状劈开也会使 Le Fort Ⅰ型骨折块变成两个大的牙槽突骨折块。

以往牙槽突损伤的影像学检查必须包括咬合片或根尖片，现在随着全口曲面体层片的广泛应用，这两类 X 线片使用的频率有所下降。不过要准确诊断颌面外伤中牙齿损伤的情况，还是推荐进行咬合片与根尖片的检查。

相关软组织损伤

牙槽突骨块的移位常常会伴随着骨折区域附着龈的垂直向撕裂，前牙牙槽突骨折经常会伴有上唇内侧的损伤。此外，骨折周围的软组织经常会有严重的淤血和肿胀发生，有时牙齿的碎片或其他异物也会进入软组织内。由于前牙的撞击作用，临床检查时经常会发现嘴唇的贯通伤，而且嘴唇内侧的黏膜会有不规则的裂伤。

下颌前牙区的牙槽突损伤有时会伴有牙龈和周围软组织的“脱套性”撕裂损伤，这主要是颏部与一些有弹性的物体（如软土地面）撞击所导致的。这种情况下，下颌骨并不发生骨折，但颏部的软组织受到外力后，会被旋转推挤而越过颏顶点，同时下颌前庭沟的游离龈与附着龈交界处会受到水平的剪切力，从而导致了软组织“脱套性”损伤。

治　疗

牙外伤经常需要快速进行治疗，这样既能够立刻缓解疼痛，也可以尽可能地保存牙齿。如果牙髓腔存在暴露或者接近暴露，或者有牙齿的半脱位，就必须要进行早期的治疗。对牙齿的治疗通常要优先于大多数面部骨折的治疗。如果牙及牙槽突损伤是单独存在的，医生就很容易明确诊断，并立即进行有效的治疗。但是，当牙齿的损伤同时合并面部广泛损伤时，早期进行牙齿治疗的重要性常常就会被忽视。牙损伤和面部的裂伤一样，都应进行及时治疗。简单的处理方法包括复位脱位的牙齿和保护牙髓，不过在对严重面部外伤进行初期救治时，这些往往会被忽略。在有严重多发伤而意识不清的患者中，如果要进行气管内插管，对松动的牙齿或牙槽突进行固位会减少置管的难度并避免对牙和牙槽突的进一步损伤。同样，对牙髓暴露的牙齿进行盖髓治疗或者去髓术可以减轻疼痛刺激，从而减少意识不清患者的躁动。当然，所有这些治疗的实施都应该选择合适的时机，必须在患者临床状态稳定的情况下进行。

在对牙和牙槽突损伤的患者制定综合治疗方案时，有一些因素必须要考虑，这些因素关系到治疗和保存受损伤牙齿的重要性，包括：颌面损伤的严重程度，患者年龄，牙齿的一般情况（如口腔卫生情况、牙周情况、牙列拥挤情况），牙槽突损伤的部位和程度以及患者的治疗意愿。牙和牙槽突损伤治疗的预后在年轻患者中更好。吸烟和口腔卫生条件差会增加患者受伤后感染和牙齿缺失的风险。开放的未发育完全的根尖孔、完整的牙龈组织、无牙根折裂和良好的牙周骨支持都是有利于获得良好治疗效果的因素。

儿童乳牙列的损伤特点与青少年和成人的牙列损伤不同，儿童的牙槽骨弹性很好且较薄弱，可以保护牙列和防止出现牙折。同样的道理，节段性的牙槽突骨折也很少发生于儿童。在严重的儿童牙槽突损伤中，除了乳牙列以外，其下方的恒牙列也往往被累及。在制定治疗方案时，最好依据表 5.1 的分类方法将受伤的牙齿进行逐一分类并治疗。每个伤者的伤情不同，有的可能只是累及牙尖或牙切缘的轻微损伤，有的可能是多个牙齿的牙折和脱位，甚至会合并牙槽突的骨折，所以应进行个性化的治疗。

乳牙的损伤

约 70% 的乳牙损伤会累及上颌中切牙。牙齿挫入、侧方脱位和完全脱位是最常见的损伤类型，约占所有乳牙损伤的 10%。一般而言，折断、脱位或严重移位的乳牙都应该拔掉，而轻度移位且并不影响咬合的牙齿可以保留并做密切观察。乳牙损伤移位也会危害其下方正在发育的恒牙，特别是牙挫入伤时更容易导致恒牙胚的损伤。挫入的乳牙常常会自发性地再次萌出，而拔除挫入较深的乳牙还会增加损伤下方恒牙胚的风险，故不建议拔除。

恒牙的损伤

随着牙科材料的推陈出新，牙创伤的综合治疗方法也在不断发展。下文中我们主要对牙创伤的早期治疗作一概述。读者如果想深入了解当前治疗方法的细节，可以参阅最新的教材和文献，有关牙创伤治疗的指南和方法有很多。

牙齿硬组织的损伤

牙冠折

牙冠折可能累及的组织：仅牙釉质（图 5.1b），牙釉质和牙本质（图 5.1c），牙釉质、牙本质和牙髓（图 5.1d）。对于冠折的牙齿都应该拍摄 X 线片以排除龈下的根折。

单纯的牙釉质缺损和折裂并不需要紧急处理，这样的牙齿一般会有些轻微不适，但很可能并无明显的症状。使用能透过牙冠的强光（蓝色光最好）照射牙冠可以观察到牙冠的裂纹。可以使用粘接剂或者复合材料来封闭牙冠上的裂纹。

当存在牙本质暴露时，尤其是对于年轻患者，应该尽快对其进行覆盖，因为细菌通过开放的牙本质小管渗入的速度非常快。牙本质暴露的牙齿对触诊比较敏感，对空气和冷热水的刺激也很敏感。观察时可以看到牙齿上的黄色牙本质暴露区。治疗时，可仔细清洁暴露区，酸蚀后采用氢氧化钙材料进行暂时的覆盖保护，直到修复性牙本质生成。如果牙冠折裂的范围较大，可以使用复合树脂将折裂的碎片粘接回去以保护和覆盖牙本质。在损伤后立刻进行牙髓活力测量的临床价值有限，不过应该对患者进行密切的随访，后期如果发现牙髓坏死，应进行根管治疗。

如果牙冠损伤导致了牙髓暴露，患牙会有明显的触痛和冷热刺激痛，并会发生牙髓坏死。小范围的牙髓暴露应尽早治疗，并密切观察；对于大范围的牙髓暴露或者未及时治疗的牙髓暴露，如果根尖孔未闭合，可以开展牙髓切断术并用氢氧化钙糊剂盖髓，如果根尖孔已经闭合，就应进行拔髓治疗。

牙根折

发生斜型的冠折时，折裂线会延伸到牙龈下方造成冠根折（图 5.1e，图 5.1f）。这种情况下，应该评估患牙经治疗后保留下来的可能性。要想获得长期稳定的治疗效果，必须同时对牙冠裂缝和牙髓腔进行良好的封闭。但如果折裂至牙根的程度较重，或是冠根呈垂直向折裂且牙冠明显松动，该患牙很可能需要拔除。

牙根的横向折断（图 5.1g）常发生于切牙，其预后很大程度上取决于折裂的程度。牙根折后可以发生硬组织愈合或结缔组织愈合，特别是根折发生在近根尖 1/3 处的时候。如果牙根折的位置紧邻牙龈下方，其预后就会比较差。要想保留根折的牙齿，必须将牙齿用夹板牢固固定至少 6 周，可以将患牙与邻牙以自酸蚀粘接剂与夹板粘接在一起，或结合用钢丝结扎固定的方法将患牙稳定于原位而避免松动。

牙髓坏死、牙根吸收和根管闭塞是常见的根折后遗症，约 60% 的患者会发生。对于靠近牙龈缘的根折牙齿，采用牙髓治疗、正畸助萌或冠延长的方法后，仍有机会将牙齿保存下来。不过，在多数情况下，对于预后不良的根折，更多的是建议将患牙拔除，后期再进行种植修复。

牙周组织的损伤

脱　位

对于脱位牙或者松动的牙齿，需要进行一段时间的患牙夹板固定，同时要进行调殆以去除咬合干扰。单纯的牙震荡就会导致牙髓出血，牙齿受伤后的松动和移位会导致更高的牙髓坏死的风险，尤其是牙挫入伤更易导致牙髓坏死。牙根折的其他后期并发症包括牙根吸收、根管闭塞、根骨粘连和周围骨吸收。

对那些已经明显松动、外侧脱位或者完全脱出的牙齿，应尽快进行手法复位将牙齿回纳到牙槽窝内，并用夹板固定 7~21d（表 5.3）。如果要采用半坚固固定的方法，可以用细钢丝或者正畸钢丝结合自酸蚀粘接剂将患牙与邻近健康牙齿粘接在一起形成固定。

如果没有自酸蚀粘接剂，有时也可以用软的细不锈钢钢丝来制作夹板固定松动牙。方法是用长钢丝制作一个钢丝环，套过脱位牙和其近远中一两个牙位的牙齿，然后用另外的短钢丝穿过牙齿之间，并跨过钢丝环，旋紧短钢丝使钢丝环紧箍住牙齿，达到松牙固定的目的（图 5.5）。治疗松动牙和小的牙槽突骨折时，也可以使用真空成型塑料来制作夹板。在复位松动牙或牙槽突骨折块后，进行取模，然后在技工室使用真空成型压模

表 5.3　牙和牙槽突损伤中使用的夹板类型和固定时间

损伤类型	夹板	固定时间
根折	坚固固定	最少 6 周
半脱位	半坚固固定	7~10d
侧方脱位	半坚固固定	2~3 周
全脱位	半坚固固定	7~10d
含牙的整块牙槽突骨折	坚固固定	4~6 周
唇侧 / 舌侧骨板骨折	半坚固固定	4~6 周

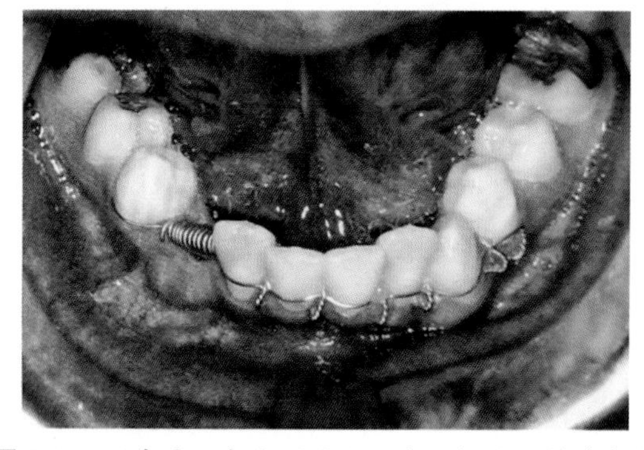

图 5.5　下前牙不完全脱位后，使用钢丝环制作夹板进行固定

机制作塑料薄牙套，这种牙套可以作为夹板来固定松动牙齿和牙槽突骨折块。牙套戴入后一般不需要特殊固定，也可以用氧化锌水门汀或冷固化丙烯酸树脂来固定于牙齿（图 5.6）。不过也有学者不建议将牙套粘在牙齿上，因为这会影响口腔卫生、引起牙龈炎症并妨碍局部受伤组织的愈合。

牙齿脱出

牙齿脱出（完全脱位）是指牙齿从牙槽窝内完全脱出，这种情况需要紧急处理。影响牙齿脱位再植后成功率的因素有很多，包括牙根的发育程度、离体时间、离体后保存介质、治疗方法是否正确等。牙脱出后即刻再植是最理想的，如果能够在牙脱出后即刻植回牙槽窝（例如在 5min 内植入），治疗成功率最高。但如果在脱出后 2h 以后进行再植，治疗成功率和预后都不好。因此，对于成人牙脱出的治疗，首要原则是尽快进行再植。

对于脱出的牙，最好不要对牙根进行处理，以免造成对牙周韧带细胞的损伤。但是有时候不得不对牙根进行处理，比如牙齿脱出掉落在地面或者运动场上时，必须对牙根

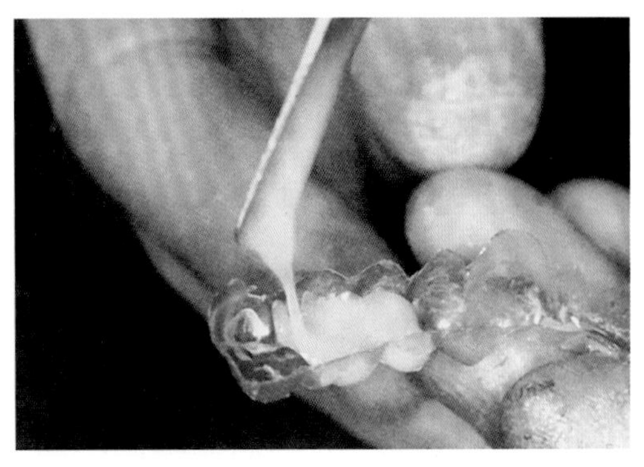

图 5.6　真空压膜制作的塑料牙套（夹板），在粘接前涂上冷固化丙烯酸树脂，以固定松动的牙齿

进行清洗，这造成的牙根损伤是难以避免的。用冷水轻柔地冲洗脱位牙几秒钟，然后将牙齿重新放到脱位牙的牙槽窝内，并垫手帕或者纱布轻轻咬住，并尽快找到口腔外科医生进行半坚固性的夹板固定。

如果不能立刻进行脱位牙的再植，重要的是应避免牙周膜细胞不要因长时间暴露于空气中而干燥死亡。一般牙齿脱离口腔 30min 内是可以存活的，而超过 60min，存活的细胞就很少了。不过有研究证实，离体牙保存在患者口内唾液中 2h 内，或者保存在冷牛奶中 6h 内，牙周膜细胞仍有活性。但普通水是有害的保存介质，因为其会导致细胞的渗透性消失。

如果脱位牙被放在牛奶中保持湿润，在离体 24h 后进行再植仍有可能成功。如果脱位牙已经处于干燥环境中有 20~60min，一些学者建议应在生理盐水中先浸泡 30min 再进行再植。如果脱位牙处于干燥环境中超过 60min，建议先在柠檬酸内浸泡 5min，随后在 2% 氟化亚锡中浸泡 10min，最后在多西环素中浸泡 5min，再进行再植。采用这种方法可以减少牙根吸收，并提高牙再植的成功率。还有研究证实，如果脱位牙离体已经超过了 60min，尽快再植并不会提高成功率，因此可以先进行根管治疗后再将牙植入牙槽窝，但牙齿长期存活的可能性很难预计。

对脱位牙的牙槽窝应避免搔刮，否则会增加牙根吸收的风险。应该使用温生理盐水冲洗牙槽窝，去除血凝块和碎骨块等异物。处理脱位牙时，应夹住牙冠，用温生理盐水冲洗牙根，洗掉保存介质，然后将牙植入牙槽窝并固定，同时应避免过度挤压牙槽窝而

造成牙槽窝骨壁的骨折。用半坚固固定的夹板固定牙齿 7~14d，并应用抗生素预防感染。

虽然脱位牙再植的成功率不高，但仍值得进行临床尝试。即便是牙齿无法存留，但植入后还是有助于牙槽骨的愈合和牙周骨量的保存，这对于后期进行牙种植修复是非常重要的。

牙槽骨损伤

在前牙和前磨牙区域，常常会发生整块的牙槽骨骨折，或是牙槽窝唇舌侧骨壁骨折。磨牙区的牙槽窝骨折多半是医源性的，常发生于上颌结节处，多是拔除上颌磨牙时造成。当伴有其他面部骨折时，对移位的牙槽突骨折要进行复位和固定。可以用手指进行闭合式复位，并用合适的夹板进行固定。在复位时应注意不要加重松动牙齿的移位，在夹板固定时应纳入松动的牙齿，使牙和牙槽骨达到充分的固定。一般对于牙槽骨骨折，很少采用手术切开复位，只有在治疗合并的颌骨骨折时，切口必须要经过牙槽骨骨折区域的情况下，可同时进行牙槽骨骨折的切开复位固定。

对前牙区牙槽突骨折，可以采用硬钢丝与复合树脂制作的夹板来治疗，效果通常比较好（图 5.7），但这种方法难以用于上颌后牙区的牙槽突骨折。而牙弓夹板和牙间钢丝结扎的缺点是会造成或加重牙龈的损伤，而且当旋紧钢丝时会有使松动牙齿移位脱出的风险。对于牙槽突骨折块上的牙齿，要仔细检查，如有损伤应正确治疗。在治疗牙槽突骨折时，常常存在复位后牙齿的轻微抬高，从而导致牙齿早接触和牙齿的创伤性咬合。因此在治疗时应仔细检查牙齿的咬合情况，

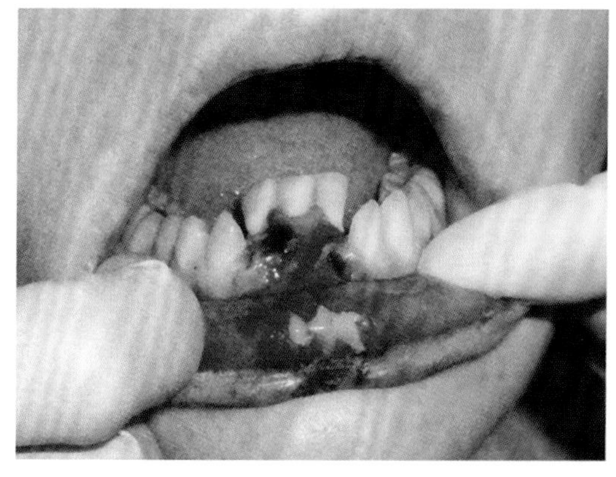

(a)

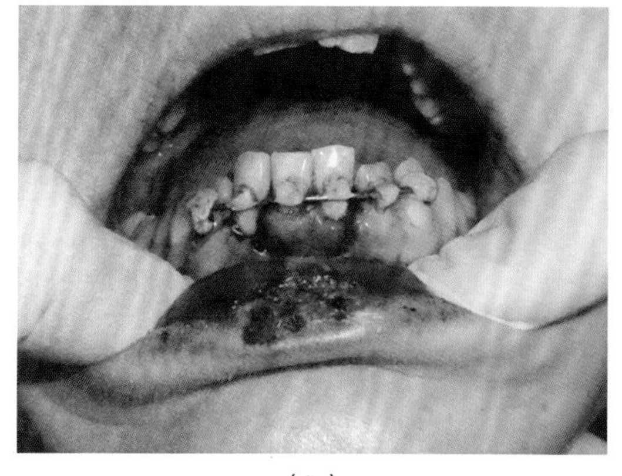

(b)

图 5.7　(a) 下前牙区的牙槽突骨折，骨折块包含了 3 个下前牙，并向后移位。(b) 复位骨折块后，用硬钢丝制作夹板，并使用树脂固定在移位牙和邻近正常牙的牙冠上。同时应保持良好的口腔卫生，以保证撕裂的牙龈能够正常愈合。图片经 Springer Science+Business Media 允许引用

必要时要进行调𬌗。有时，对于松动度比较大的牙槽突骨折，可以采用短期的颌间结扎固定来减少愈合不良的风险。

前牙区的粉碎性牙槽突骨折有时也会伴有牙齿的碎裂，治疗时常需要对牙齿或骨折碎片进行清除，并仔细用软组织来修复缺损的牙槽突伤口。清创时，对于有可能存活的牙槽突骨折块，要尽量保留；对于唇部的伤口，要小心清洗和探查，去除伤口内的异物

（包括牙齿碎片或骨碎片），修整创缘并仔细缝合。

对于牙槽突骨折块上受损明显的牙齿，也应尽可能保留，因为如果拔除这些牙齿，很可能会造成牙槽突黏膜附着的进一步撕裂，并使骨块的脱位加重，不利于骨折的愈合。最好在伤后 6~8 周，待牙槽突骨折愈合、局部黏膜恢复健康后，再拔除受损的牙齿或者残根。

对上颌结节区的牙槽突骨折，同样应遵循上述的治疗原则。拔牙导致上颌结节区骨折的主要原因是上颌磨牙的牙根粗大或有根骨粘连。此处的牙槽骨和上颌窦壁均较薄，在使用牙钳晃动拔牙时会导致骨折。拔牙时术者应该意识到，当晃动牙齿时，上颌结节区的整块牙槽骨会一同跟着移动。有时使用拔牙钳夹住牙齿向颊侧脱位时，会纵行撕裂磨牙腭侧的黏膜。如果造成了上颌结节的完全脱位和骨膜分离，应该立刻对组织缺损进行修复，以减少发生术后口腔上颌窦瘘的风险（图 5.8）。

如果骨折的上颌结节未完全脱位，周围骨膜仍比较完整，不管有无包含牙齿，都可以不使用夹板固定，让骨折块自行原位愈合。如果使用夹板技术固定上颌牙槽突骨折，一般 4~6 周就可以发生骨愈合。还有一种简单的上颌牙槽突骨折固定的方式是使用丙烯酸制作的腭护板，这种腭护板包含所有骨折受累区牙齿的腭侧面，并使用箭头卡环固位于牙齿之上，从而实现固定牙槽突骨块的作用。

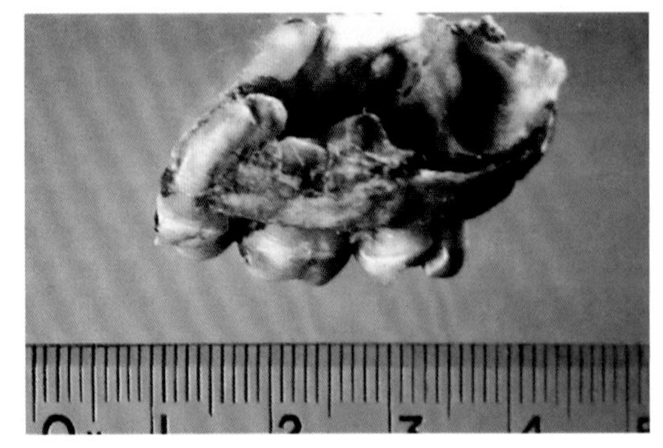

图 5.8　在拔除牙根肥大且根骨粘连的上颌后牙时，造成了上颌结节区的牙槽突骨折脱位，术者为了修复口腔上颌窦瘘，去除了骨折的牙槽骨

如果需要拔除上颌结节处牙槽骨块上的牙齿，应该在骨块愈合后再手术拔除。如果此处的受伤牙齿痛感明显，也可以早期拔除，但这样的话，上颌结节处骨质能够保留下来的可能性就会大大降低。

在处理涉及上颌窦底的牙槽突骨折时，如果骨块已经完全脱离于骨膜，处理方法同前所述。对于比较严重的邻近上颌窦底的牙槽突骨折，如果治疗时需要拔牙或去除粉碎的牙槽突骨块，难免会造成上颌窦底部的缺损，应立刻小心进行此处缺损的软组织修补术。可以采用缺损区颊部的黏骨膜瓣滑行修补，也可以使用颊脂垫瓣来修复。术后应嘱咐患者不要擤鼻子，可以使用血管收缩药物滴鼻，同时用抗生素预防感染，否则感染会导致伤口裂开和口腔上颌窦瘘。

牙龈损伤

多数情况下，牙和牙槽突损伤都会伴发不同程度的牙龈损伤。保持伤后良好的口腔卫生对牙龈的正常愈合非常重要，同时也有益于再植牙和复位后牙齿的存活。因此应给予患者合适的抗生素漱口液进行漱口。

一般损伤造成牙齿移位和牙槽突骨折时都会伴有牙龈的纵行撕裂伤（图 5.7 b）。这类损伤在骨折复位后就会自行愈合，多数不需要缝合。对于脱离牙龈的小的牙槽骨块，应权衡是否值得保留下来，因为如果保留下来，可能存在后期形成死骨和感染的风险，但如果不保留，就会造成一定程度的牙槽骨缺损，这需要医生做出正确的判断。

前面提到过，一些下前牙的损伤会伴发前庭沟黏膜的脱套性裂伤。这种脱套伤一般发生在骨膜浅面，损伤严重时，颏神经也会暴露。而且这类伤口内往往伴随污染以及异物存留，需要采用大量的生理盐水进行灌洗。不过在清创干净后，伤口不一定需要仔细缝合，因为这类伤口存在挫伤，创缘往往不整齐，而且组织很脆弱，难以获得良好的对位缝合。在下唇外侧用条形绷带对组织进行适度加压，伤口就很容易获得良好的愈合。当然预防感染也是伤口愈合的关键之一。

回顾和后期治疗

所有受损伤的牙齿，无论损伤程度大小，都应进行仔细的临床检查，并做影像学检查。大多数情况下，受损伤牙齿都需要做根管治疗，而且牙根吸收的程度会影响牙齿的预后。在治疗牙外伤患者时，应和患者的牙医进行良好的沟通，将外伤治疗的整个流程和细节告知患者的牙医，并提醒观察受伤牙齿的颜色、质地和其他临床指征，以监测牙齿的活力。

最后，也是很重要的一点，很多牙外伤都会导致医疗－法律方面的纠纷，因为牙外伤治疗的效果常常不太令人满意。对于青年患者，恒牙丧失会带来容貌的损害以及心理的问题，而且后期缺牙修复的费用也比较高，故出现医疗纠纷的可能性比较大，所以一定要详细记录治疗的全部过程。

推荐阅读

[1] Andreasen JO，Andreasen FM，Andersson L. Textbook and colour atlas of traumatic injuries to the teeth. Oxford: Wiley-Blackwell,2007

[2] Andreasen JO，Baklund LK，Flores MT，et al. Traumatic dental injuries：a manual. 3rd Edn. Oxford: Wiley-Blackwell,2011

[3] Gopikrishna V, Pradeep G, Venkateshbabu N. Assessment of pulp vitality: a review. Int J Paediar Dent,2009,19:3–15

[4] Miller SA, Miller G. Use of evidence-based decision-making in private practice for emergency treatment of dental trauma: J Evid Based Dent Pract,2010,10:135–146

第 6 章

下颌骨骨折的治疗

下颌骨骨折在临床中十分常见，虽然有大量的相关临床经验和文献报道，但是，对某些情况下的下颌骨骨折，特别是髁突骨折和严重萎缩的下颌骨骨折，其处置方法仍然存在较多争议。令人遗憾的是，虽然由感染和愈合不良导致的传统并发症目前已不常见，但由于某些原因，有些患者的治疗效果仍然不尽人意。

对于大多数的下颌骨骨折，治疗的主要目的是恢复功能，也就是恢复咬合和双侧颞下颌关节的无痛性正常运动。为了达到这些目的，精准的解剖复位十分重要，但也不一定适合于每一例病例。由于覆盖在下颌骨的软组织较厚，除了一些极其瘦弱的患者以外，下颌骨骨折的解剖复位稍欠精准也并不会影响大多数患者的外形。

对于未发生移位的骨折，非手术治疗一般包括给予止痛药物、对污染伤口合理使用抗生素，以及在骨折愈合前的软食摄入。是否进行颌间固定（IMF），应视实际情况而定（如果咬合稳定而颌骨无明显移位，可不进行颌间固定）。对于下颌骨明显错位或有明显异常动度的骨折，总体的治疗原则与全身其他部位的骨折处理基本相同：骨折块需进行准确的复位，并且在骨性愈合前要坚固固定一段时间。传统的方法是，通过各种方式的颌间固定将下颌骨与上颌骨暂时性连接在一起，以达到下颌骨固定的目的。但是这种方法给患者造成了明显的不便（如限制了下颌骨的正常运动和只能摄入流食或半流食）。患者出现体重减轻的情况十分常见，口腔卫生极难维护，恢复期也较长。在很多患者中，颌间固定后肺部的通气量也会明显减少。此外，颌间固定也往往基于一个错误的假定，即如果牙齿实现了正常的咬合，那么所有的骨折也将会自动复位到原来的解剖位置。

基于上述原因，目前已经发展出了更多的治疗方法，这些方法可以避免颌间固定或者能够缩短颌间固定的时间。下颌骨骨折的现代治疗方法中，特别是对于有牙颌的下颌骨骨折，最重要的改进就是引入了以各种形式的接骨板为特征的坚固或半坚固骨折固定技术。运用坚固或半坚固内固定治疗的骨愈合标准已在第 1 章中阐述（第 9 页）。使用小型接骨板经口内入路的半坚固内固定术现已被广泛用于大多数下颌骨骨折的治疗。承重负载（load-bearing）的坚固内固定在一些复杂病例中也扮演着重要角色，例如严重的粉碎性骨折、感染性骨折或骨折处需要进行骨移植的情况。有时候在难以精准解剖复位下颌骨，但需要进行轻微咬合调整的骨折病例中，辅助使用橡皮圈进行弹性颌间固定还是很有必要的，而钢丝颌间结扎固定技术作为曾经的主要治疗方法，目前已经很少用于临床治疗了。

切开复位并使用小型接骨板进行下颌骨骨折的内固定在大多数情况下均会取得较好的治疗效果。下颌骨骨折在临床中十分常见，然而在经济落后国家和战争环境下，接骨板等相关器械和设备仍十分有限。下颌骨接骨板的应用需要手术室的相关设备和特殊器械仪器，还包括更为专业的使用培训，因此并不是世界上的所有地区都能满足上述要求。这就意味着在世界范围内，相当一部分下颌骨骨折的治疗仍需要继续采用更为简单的传统疗法，例如使用颌间固定或直接进行钢丝固定。

儿童下颌骨骨折、髁突骨折和无牙颌下颌骨骨折的治疗均存在各自的问题和困难，在治疗过程中需进行不同的处理和考虑。

存在牙齿的下颌骨骨折

复　位

骨折复位是指将折断碎裂的骨组织重新妥善连接并达到功能性的形态恢复。在一些特定部位，例如锁骨骨折，并不需要进行完整精确的解剖复位。然而，为了恢复牙齿的正常咬合，下颌骨骨折必须进行精准复位。但是对于一侧牙列（上颌或下颌）缺失的患者而言，复位后仍有些许偏差也是可以接受的。

在大多病例中，牙齿的存在为颌骨骨折的复位提供了良好的指导作用。这也是颌间固定治疗下颌骨骨折的原理和本质。牙齿可以帮助指导复位，帮助检查骨折端的对位程度以及帮助医生进行固定。在以咬合关系作为骨折固定的依据之前，了解咬合在骨折前的异常状态是十分重要的，例如前牙或后牙的开牙合。牙齿的磨耗面能够提供十分有价值的线索。复位过程中，牙齿发生接触可能是由于恢复了正常咬合状态，也有可能骨折段舌倾而产生的错误咬合。如若发生骨折段的大范围位移，多处或严重的粉碎性骨折，那么仅仅依靠对位牙齿的咬合是不可能实现良好骨折复位的，必须通过手术仔细探查骨断端并不断进行复位。

一般情况，全身麻醉状态对于完成复位和固定是最好的选择。但是个别情况下，也可以采用局麻方法，并在必要时给予镇静药物。如果患者的一般状况无法达到麻醉的要求，那么可以采用弹性牵引的方法逐步完成骨折的复位。正畸托槽通过使用小橡皮圈调整下颌骨不同骨折段的位置，使下颌牙与未受伤的上颌牙实现良好的咬合接触。如果无法使用正畸托槽，那么使用牙间的钢丝结扎固定或分段式的牙弓夹板也可以达到相同的目的。在患者的一般情况改善前，通常可以采用临时复位的方法，这种固定方法既可以止疼，也可以降低感染的风险。

骨折线处的牙齿

出于以下原因，骨折线处的牙齿可能会妨碍正常的愈合：

（1）牙周膜破裂会使骨折与口腔相通；

（2）牙齿结构的完整性可能会被破坏，牙齿也可能因创伤而失去血供导致牙髓坏死的发生；

（3）牙齿可能存在感染性疾病，比如慢性根尖感染。

以上原因可能会导致骨折线处发生感染，感染的途径可能是通过破损的牙周组织而来自口腔，或者直接来自感染的牙髓，再或者是来源于慢性根尖肉芽肿。骨折线处发生感染会导致延期愈合甚至骨不连。

由于上述原因，在抗生素被发现和广泛应用前，颌骨骨折线处的牙齿是常规拔除的，这其实给患者带来了不必要的损害。一般而言，骨折线处的牙齿结构如果未发生破坏、未发生半脱位，并且仍可能保持其原有功能，那么就应该予以保留并给予抗生素支持。这一类牙齿的保留可能会使骨折的临床愈合时间出现短期的延长，但是却可以保持原有牙列的完整性。很明显，具有完整牙列的下颌骨的功能要远远强于牙列部分缺失的下颌骨。

如果没有抗生素的应用，骨折线处的牙齿会有很大的感染风险。此外，其他因素也同样会增加感染的风险。通常认为，下颌骨骨折应尽快进行开放性复位，复位手术延期越久，感染就越有可能发生。然而，现有文献并没有明确指出临床上允许延期多久。即使一些临床医生感觉较长时间的拖延会增加感染的风险，但是并没有研究指出手术的延期和并发症的发生率之间存在直接的关系。过大的骨折移位、较差的口腔卫生和吸烟史或许更有可能导致较差的预后。当手术延期不可避免时，一些暂时性处置如“牙间钢丝结扎（bridle wire）”（用钢丝环绕骨折断端处的牙齿颈部，拧紧钢丝使骨折断端暂时性部分复位和固定）或者暂时性的颌间固定都是十分有用的办法。有报道称如果缺乏及时的基本处置，并发症的发生率可达到30%，而且多数都是骨折线处的牙齿引发的感染。合理的抗生素使用和骨折处理会使牙源性下颌骨骨折感染的发生率（约5%）处于较低的水平。任何保留下来的牙齿都需要细心的随访，如果后期出现临床症状，应立即进行牙髓治疗。

骨折线累及下颌角并且有牙齿位于骨折线上的骨折较其他位置的骨折更容易发生感染。因此，在下颌骨骨折中无功能的第三磨牙的处置便存在着争议。智齿是一种潜在的感染源，如果保留，最终仍然可能需要拔除。这一类智齿虽然并不容易拔除，但是骨折的存在会有效解除阻力，其拔除给骨和骨膜造成的不良影响也就十分微小。总而言之，当需要进行手术复位时，拔除无功能的具有感染风险的智齿是完全合适的。如果需要拔除牙齿，那么可以预先将接骨板放置在骨折处，设计好接骨板放置的位置并钻孔，然后将接骨板移除并拔掉该牙齿，再依照原来的位置固定接骨板。这样做的原因是牙齿可能有助于骨折的复位稳固，一旦拔除，会增加骨折精准复位和稳固的难度。在拔除前，使用接骨板进行暂时的定位有助于实现精准的骨折复位。以拔牙为目的的去骨应尽可能避免，因为这样会增加骨折线对位的难度。

下颌骨骨折线处牙齿的处置方法总结在表 6.1 中。

骨折固定

骨折进行精准的复位后，必须要对骨折位点进行合理的固定以保证骨愈合的发生。在骨外科领域的临床实践中，有负载的骨的正常愈合对于患者的最终康复是极其重要的。如前文所述，当使用半坚固内固定时，

表 6.1　下颌骨骨折线处牙齿的处置方法

1. 骨折线处牙齿拔除的绝对适应证：
   - a. 累及牙根的纵向骨折
   - b. 牙齿从牙槽窝中脱位或半脱位
   - c. 存在根尖周感染
   - d. 处于牙周炎进展期
   - e. 骨折线区已发生感染
   - f. 急性冠周炎
   - g. 移位的牙齿影响骨折复位。
2. 骨折线处牙齿拔除的相对适应证：
   - a. 无功能牙齿可能最终需要拔除
   - b. 进展期龋齿
   - c. 可能无法复位到现有牙列中的牙齿

   （除以上适应证外的牙齿应尽可能全部予以保留）
3. 骨折线处保留下来的牙齿的评估和治疗
   - a. 高质量的口内根尖周 X 线片
   - b. 合理的系统性抗生素治疗
   - c. 松动的牙齿进行夹板固定
   - d. 牙髓暴露的牙齿需进行根管治疗
   - e. 骨折处发生感染立即拔除牙齿
   - f. 随访 1 年，如果牙髓活力明显丧失则进行根管治疗

骨折的愈合会伴有骨痂的形成。骨折的愈合是一个相对缓慢的过程。在四肢中，必须要等到骨骼完全愈合、骨痂被骨替代后才能进行负重。即便在“坚固”内固定中，在使用更强的非加压式接骨板时，仍会在骨折断端处遗留明显的缝隙，从而形成骨痂。基本上，只有加压式接骨板会使骨折获得初期愈合并且无明显骨痂形成，最终使骨折部位能够更快地实现稳定，并且骨骼会更早地恢复力学强度。

这些骨科的治疗原则已经被用于下颌骨骨折的治疗过程中，但又存在一些差异。不同于躯干负重骨，对于下颌骨骨折而言，骨折块之间在获得稳定的相互关系之前只需要保持局部固定即可，而这段时间要远远短于骨完全愈合的时间。一些简单的下颌骨骨折并不需要固定，特别是一些牙列缺失的患者，精准的咬合复位并不是完全必要的。有的时候，下颌骨骨折治疗后用手仔细检查还会发现骨断端间有异常动度，但下颌骨最终仍会实现完全的骨愈合。一般情况下，只要没有感染存在，下颌骨骨折都会愈合。因此，相较于骨不连，畸形愈合是下颌骨骨折更为常见的并发症。

传统上，骨折线处的感染一直被认为是进行任何骨折内固定的禁忌证。人们曾经一度认为将金属接骨板用于与口内相通的骨折的固定是不明智的，因为会有感染的风险。然而，随着预防性抗生素的常规应用，这种风险明显降低了。而且大量的证据表明，相较于传统的非手术的治疗方法，对于已发生感染的骨折采用稳固的接骨板固定可以实现更好的骨愈合效果。

坚固内固定技术的绝对优势在于可以在

大多数病例中不用使用颌间固定，且坚固有效。此外，因为下颌骨骨折的临床愈合要快于长骨的骨折，所以加压式骨折固定术并未体现出明显的优势。对于严重冲击伤造成的粉碎性骨折而言，采用较大的接骨板进行坚固固定的优点之一是较大的接骨板能够保持下颌骨的整体形态。对于其他大部分骨折而言，使用小型接骨板的半坚固内固定已足够提供良好稳定性，保证颌骨的正常愈合。

骨折固定的时长

在当前的治疗条件下，已经很少仅使用颌间固定来治疗颌骨骨折了。然而如果因为临床条件的原因必须使用颌间固定法治疗，需要明确的是到底要固定多长时间才能实现稳定的临床骨愈合。研究指出，对健康的年轻成人的简单骨折进行早期颌间固定，平均在 3 周以后可出现骨愈合，此时就可以拆除固定装置。不过作为经验性指导，在下述情况中应延长 1~2 周的固定时间：①骨折线处保留有牙齿；②患者年龄≥ 40 岁；③吸烟患者；④颌骨活动性或粉碎性骨折。这些原则仅仅作为指导性原则，需要强调的是，是否能够最终去除固定装置，需要先打开颌间固定，对骨折愈合情况做出临床评估后再确定。

在大多数情况下，开放复位内固定（open reduction and internal fixation，ORIF）是目前下颌骨骨折的主要治疗方法。即便这种方法避免了颌间固定的需要，但是在达到愈合的时间方面仍存有疑问。口腔基本功能的恢复取决于伤口的愈合情况以及术后不适感的消失，而这两者取决于损伤的复杂程度。患者对疼痛的感觉各不相同，术后恢复时间也不同，因此每个患者口腔功能恢复的时间都要单独评估。临床上医生会常规建议患者在术后摄入几周的软食或者半流食。但实际上，术后的反应和伤口恢复期的不适感会使任何一个经历下颌骨骨折手术的患者自觉约束其日常饮食，直到不适感消失后再恢复正常进食。临床上，患者一般经过 4~6 周便可以基本正常地经口摄入除坚硬食物以外的所有食物。而且很多患者也可以进行大部分的体育运动，例如一些有身体接触的项目。上述观点并没有十分确凿的证据，但是再经过 6 周的恢复之后，年轻患者就能够达到良好的临床愈合，除非再次遭受大力的打击，否则下颌骨是不会再次骨折的，此时进行体育运动是比较安全的。当然，再次骨折的风险会根据体育运动的种类不同而不同，患者应该理解骨折的完全愈合与临床愈合是完全不同的概念，完全愈合仍然需要再延长几个月。

骨折固定的方法

下颌骨骨折有多种固定方法，例如口内直接固定，颌间结扎固定，或者使用外固定方法（表 6.2）。有时候，也可以将几种方法联合使用。

骨折内固定术（骨结合术）

这种固定方式通常通过使用多种形式的接骨板来实现，但是一些斜型骨折也可以采用合理放置的长螺钉穿过骨折两端来固定。目前有多种接骨板系统可供临床进行下颌骨骨折的固定，但是如何进行选择有时候还有些困难。这是因为临床上到底需要何种坚固固定技术依然存在着持续的争论。例如，颌间固定确实不能稳固地固定骨折，但是它却十分有效，骨折也能愈合良好。相比较而

表 6.2　有牙列的下颌骨骨折的固定方法

1. 内固定（骨结合术）：
    半坚固接骨板（小型接骨板）
    坚固接骨板（非加压式）
    加压式接骨板
    拉力螺钉
    可吸收式接骨板和螺钉
2. IMF（颌间固定）：
    粘接正畸托槽
    颌间钢丝结扎（直接运用钢丝、带环钢丝等）
    牙弓夹板
    IMF 螺钉
3. 外固定
4. 其他方法（多是旧的固定方式和无法使用接骨板固定的情况）：
    骨内钢丝结扎
    钢丝环绕颌骨结扎
    贯穿式固定（克氏针）

言，以瑞士 AO/ASIF（Arbeitsgemeinschaft für Osteosynthese / Association for the Study of Internal Fixation）为基础的接骨板技术是为了对骨折进行完全的坚固固定而设计的，有时还提供一定程度的加压固定。

临床上运用任何一种接骨板系统，无论是坚固还是半坚固的，都需要确保有足够的固定力量跨过骨折的两端，从而能避免使用颌间固定。这有利于患者摄入软食，也能更加方便地保持口腔卫生，这是所有下颌骨骨折患者都希望达到的治疗效果，在有些病例中，更需要实现下颌骨的术后早期活动。例如，下颌骨体部骨折合并关节囊内髁突骨折的患者，需要在术后早期确保关节能够活动，这对于颞下颌关节功能的恢复十分重要，因此更适合采用无颌间固定的骨内固定术。另外，将颌间固定用于一些年幼或年长的患者也是不合适的，特别是那些存在精神疾病或患有明显认知障碍的患者。

然而，将接骨板应用于下颌骨进行内固定是一种要求极其严苛的技术。大多数患者需要进行全身麻醉，并且对医生的手术技能也有相当高的要求。手术需要特殊的器械来降低口内入路的难度。在个别情况下，手术也需要从口外入路，例如极其严重的粉碎性下颌骨骨折。

如果不辅助颌间固定，颌骨复位时必须确保咬合的精确恢复。接骨板内固定技术使下颌骨开放复位与固定更为便利，但并不意味着一定可以实现咬合精确复位这一基本要求，因为真正的解剖复位在某些骨折中是十分困难的。系列研究显示，在使用切开复位内固定（ORIF）进行治疗的患者中，有 25% 的患者需要在术后进行不同程度的咬合调整。为了尽可能减少这一问题的发生，很多医生仍然建议使用一段时间的颌间固定，对于某些复杂的病例更是如此。

据报道，因接骨板导致的术后感染的发病率正在降低。并且对于已有感染的骨折，在选择治疗方法时，接骨板内固定技术可能也是最合适的。对于这些研究结果，部分原因可以归功于手术技能的提升、抗生素的使用和生物相容性更好的材料的使用。钛合金目前已经取代不锈钢和钴铬合金用于制造所有类型的接骨板。即使有一些理论上的原因使得金属板需要移除，即金属板下方的骨组织可能存在应力遮挡效应，但是仍没有确凿的证据表明金属板需要常规移除。大多数医生会将无症状的接骨板留在原位不移除。但如果出现感染、过敏等问题，就应移除接骨板。老一些的金属材料会在 CT 扫描时造成伪影，也会对 MRI 检查带来一些麻烦，但是这些问题在钛合金接骨板上则无足轻重。

不过更为复杂的是，一些证据表明钛合金并不像先前预期的那样是一种生物惰性材料。少部分钛合金电解产物会以颗粒的形式在组织和附近的淋巴结中被检测到。这些发现进一步加剧了关于金属接骨板是否需要常规移除的争论。当然，这也引发了另一个问题：既然所有的接骨板都要移除，那为什么要优先使用更昂贵的钛合金而不是不锈钢?

对于上述各种各样的问题，颌面外科和骨科医生目前已经在寻找生物可降解材料用来构建具有足够强度的接骨板。最常见的具有生物相容性和可降解性的材料便是骨组织本身，包括自体骨和同种异体骨（骨库来源）。有意思的是，记录显示在第一次世界大战中，个别患者使用了骨钉和骨榫来修复下颌骨骨折以及进行骨移植，这些骨钉和骨榫是由骨组织塑形而来，为的是避免感染。

可吸收性接骨板的研究目前聚焦在聚乙烯-α-羟基酸及其共聚物的高分子材料上。已商品化生产的接骨板系统通常使用多种比例混合的左旋和右旋乳酸共聚物，经加工而成的小型接骨板具有热塑性并可在 2 年内吸收，其力学强度可满足颌面组织的重建。这类产品的一个弊端就是在对螺孔进行攻丝时要操作轻柔，并且其体积要比具有同等效果的金属接骨板更大。已有一些研究和综述对骨折手术中使用的钛金属板和可吸收性接骨板进行了比较，认为即使可吸收性接骨板仍未被广泛应用，但总体上两种接骨板的效果是等同的。而最终的分析讨论则认为可吸收性接骨板在使用过程中更加耗时，并且相比于金属接骨板，可吸收性接骨板目前还没有体现出明显的优势。

半坚固接骨板（小型接骨板）

在下颌骨骨折的处置中，小型接骨板是最常见的内固定形式。最早的小型下颌骨接骨板是以钴铬合金的掌骨接骨板为参照而制作的，但并未被广泛接受。在 20 世纪 70 年代，Michelet 和 Champy 针对颌面部区域的使用需求特别设计并定制了小型接骨板和配套的手术器械，使颌面部接骨板内固定技术得到了极大的发展和广泛使用。接骨板早期由不锈钢制成，而现在由钛合金制成，并且现在有多种形状的接骨板可供临床使用（图 6.1）。

下颌小型接骨板的最早发明者们认为加压式的接骨板是完全不必要的，因为沿着下颌骨下缘存在着一条天然的压力带，他们随后质疑坚固接骨板和加压式接骨板会产生应力遮挡效应，这对下颌骨的强度恢复是十分有害的。采用螺钉固定的非加压式小型接骨板只接触颌骨外层骨皮质，这就给手术者以更多的自由去选择接骨板的放置位置，包括根尖下和下颌骨下缘的区域。一些研究使用了下颌骨压力模型，其结果表明下颌角区域的骨折使用一个接骨板即可，其固定位点在解剖结构条件的允许下要尽量靠近下颌骨上缘（图 6.2a）。此处的拉力随后便会沿着骨折线转变为压力 [这一概念被称为“负载分担（load sharing）”式骨结合术]。位于下颌

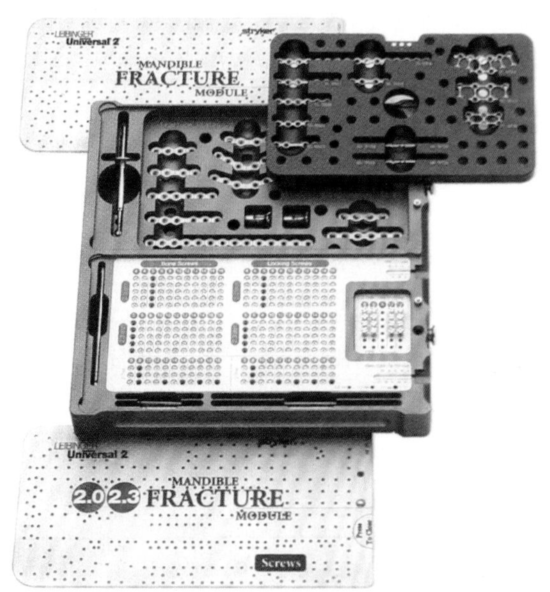

图 6.1　用于颌面部骨折固定的不同形状和大小的典型接骨板。图片经 Springer Science + Business Media 允许使用

角的接骨板应沿着外斜嵴的走势塑形，或者穿颊拧入螺丝将接骨板放置在下颌骨更平整更边缘的位置。在尖牙和颏部正中的位置，需要放置两块相距至少 5mm 的接骨板用以抵抗下颌前部肌肉的扭转效应。一块接骨板放置在靠近牙齿根尖的位置，另一块接骨板则靠近下颌骨下缘。如果接骨板十分靠近颏孔，操作时则需要倍加小心（图 6.2b）。在打孔和拧入螺丝的时候应注意保护颏神经。所有的接骨板均可通过口内切口固定，并且无需额外的颌间固定。

下颌骨的 ORIF 已经被大多数颌面外科诊疗中心采纳，但是在一些没有接骨板相关器械设备的地方仍然采用传统的间接固定方法。ORIF 具有一定的技术敏感性，大多数的系列报道显示 ORIF 治疗后都可以获得良好的咬合关系，很少需要再次调整咬合；此

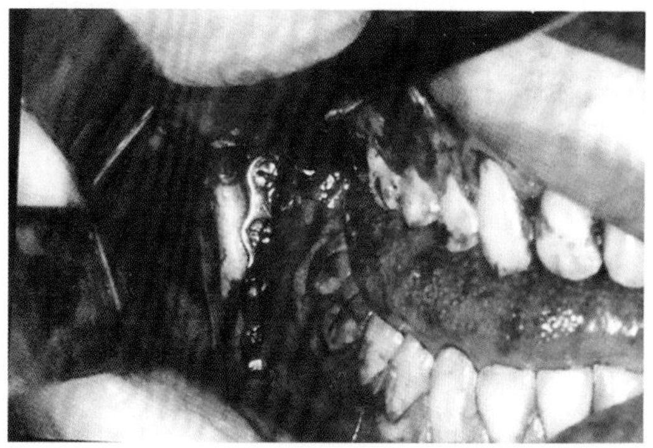

(a)

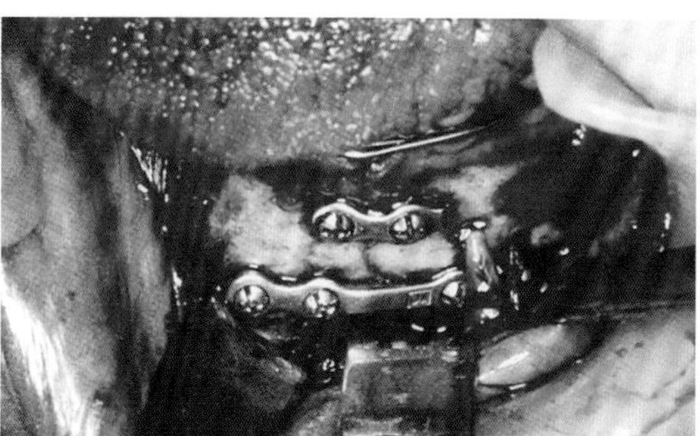

(b)

图 6.2　应用采取口内入路的下颌骨双侧骨折切开复位内固定（ORIF），使用小型钛质接骨板和单皮质螺钉。（a）右侧下颌角骨折，使用单块接骨板沿着下颌骨上缘和外斜嵴进行固定。（b）左侧颏孔旁骨折。这一区域需要两块接骨板来实现稳定。图片上方可见临时性结扎丝固定，为了保持接骨板的固位稳定，结扎丝固定在骨折两侧的牢固牙齿上

外也有一些患者由于术后感染需要移除接骨板。即便有这些问题存在，但无需颌间固定的颌骨骨折内固定的优势仍十分明显，而且临床实践已经充分证明了其便利性。

采取口内入路，小型接骨板可用于大多数的下颌骨骨折固定。术中必须将骨膜从颌骨外侧骨皮质上分离下来，这与老的骨内钢丝结扎法相比是一个明显的优势。接骨板要预先弯制，使其紧贴骨面并横跨骨折线，两

侧骨折线两侧最少使用 2 颗螺丝固定，使用 3 颗固定最佳。推荐使用 2mm 直径的螺丝进行单侧骨皮质固定。下颌简单的线性骨折可减少接骨板放置的数量，在术中助手应将下颌推向上颌咬合复位后再进行牢固固定以提供稳定支持。对于前牙区较难复位和固定的骨折，在术中可采用“结扎丝”固定的方法来辅助保持骨折复位的稳定性（图 6.2b），或者可以先植入一枚接骨板并同时在骨折线的两侧各植入一枚螺钉，同时辅以暂时性的牙齿钢丝结扎来实现精准复位，然后再固定其余的螺钉和接骨板。对于粉碎性或活动性骨折，如果没有进行口内暂时的颌间固定将极难实现稳定的复位。一些医生建议应将暂时的颌间固定作为临床规范来降低术后发生咬合异常的风险。出于相同的原因，在一些困难和复杂的骨折中也应使用短期的术后颌间弹性牵引。

正如上文所述，如果没有引起并发症，接骨板可以永久地放置于固定位置。目前已有确凿的证据证明钛会发生电解和局部的扩散，虽然现在只能用超显微技术才能检测这一点，但是却给“钛接骨板需要常规移除”的支持者提供了理由。因此，钛接骨板的体内长期效应仍需要进一步探究。

非加压式坚固接骨板

一些规格较大的接骨板（例如 2.3~2.7mm）在骨折固定术可以提供接近坚固固定或者“承重负载（load–bearing）”式的骨结合。大多数医生并不会常规使用这一类接骨板，只是在感染区或者严重的粉碎性骨折中才会使用（图 6.3）。此外，这类接骨板也被用于有骨缺失的骨折中，或者被用于愈合不良或者骨不连的病例中。对于这些类型的骨折处置，最重要的是进行有效的牢固固定以保证足够的血供形成来促进愈合。这一类接骨板的放置需要医生具有更高的技术，它们的体积通常大于小型接骨板，因此常常需要采取口外入路才可达到精准的放置。

坚固接骨板需要双皮质螺钉进行固定，并且需要固定在靠近下颌骨下缘的位置，以

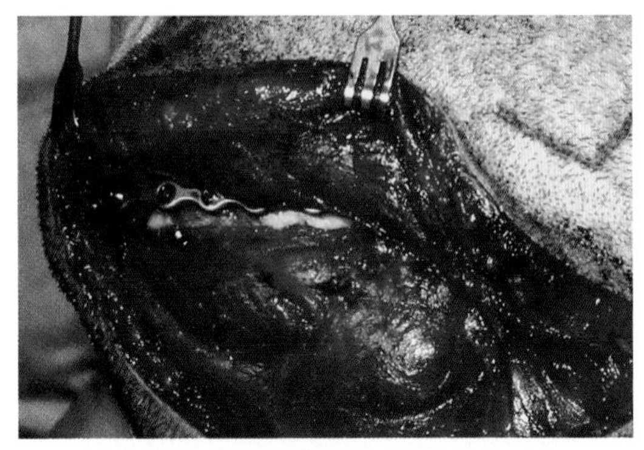

（a）

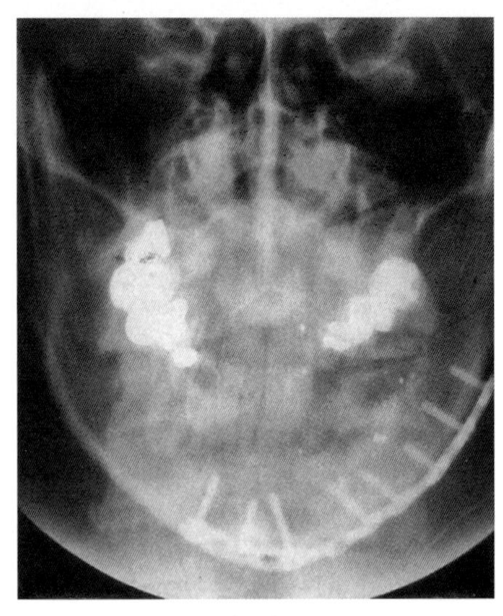

（b）

图 6.3 （a）采取口外途径对由棒球棒击伤的左侧下颌骨粉碎性骨折的处置。一块坚固非加压式接骨板放置在下颌骨下缘。图中可见一颗单独的拉力螺钉横跨斜向的骨折沿着下缘植入。（b）接骨板植入后的骨折复位后前位片

免损伤下牙槽神经和牙根。在骨折线两侧至少需要 3 颗螺钉进行固定，同时需要确保所有螺钉均垂直于骨表面植入。一些现代化的接骨板采用锁定螺钉的设计，使其在植入后能锁入接骨板，从而避免了接骨板和螺钉之间的任何微小移动。这种方法可以降低接骨板松动的可能性。

坚固接骨板的使用引发了对于应力遮挡作用的关注，应力遮挡作用会降低接骨板下方骨质所承受的应力，长此以往会降低其对功能性载荷的适应而造成骨强度的下降，因此往往建议拆除这一类接骨板。此外，由于体积较大，这类接骨板容易在皮下被触摸到，患者也常会要求将其拆除。

加压式接骨板

下颌骨骨折的加压式骨折固定术背后的理论和实践是基于负重的长骨骨折处理原则而制定的（图 6.4）。然而，前文已经指出，下颌骨或其他颌面部骨折出现骨不连和延迟愈合是十分少见的。此外，下颌骨含牙骨段的骨折需要进行精准复位，而当使用加压式接骨板技术时，很难实现准确复位。基于这些原因，这一技术目前已被大多数颌面外科医生弃用了。不过对于感兴趣的读者，进一步解释其原因也是很有益的。

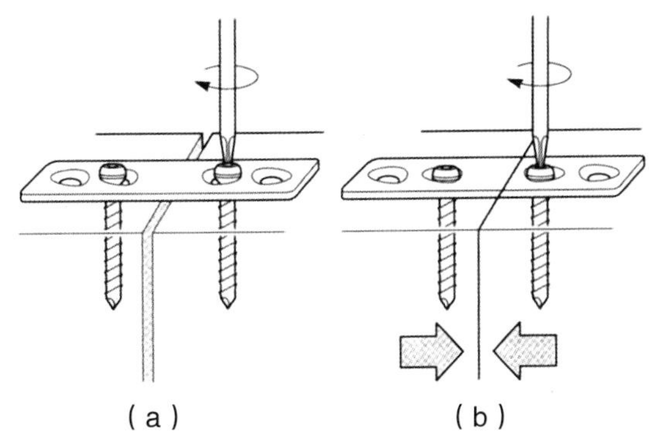

图 6.4　此示意图展示了加压式接骨板的原理。钉头在偏心的梨形螺孔将要拧紧时，螺钉有向内的运动趋势，最终滑动至螺孔较宽的部分（a），骨折断端也因此被推在一起（b）

与所有的坚固接骨板一样，加压式接骨板也是通过使用双皮质螺钉牢固固定于下颌骨的外表面，而且同样应置于下牙槽神经管的下方。然而在精确塑型和放置加压接骨板后，加压螺钉的挤压作用会使下颌骨上缘和舌侧出现裂开的趋势，这会导致咬合的错位。如果是双发骨折，一处骨折的加压，可能会使另外一处骨折有敞开的趋势。

由于对骨折线的加压会使下颌骨上缘出现敞开的趋势，因此在拧紧螺钉之前，必须在牙槽嵴水平应用“拉力带”的原则进行对抗，一般可以使用牙弓夹板绑在牙列上，或者在牙根下方再固定一块单皮质固定的小型接骨板（图 6.5）。加压式接骨板的应用可能需要更长的手术切口，并且需要很高的技术来保持手术效果。加压式接骨板体积较大，因此在患者体内会更容易被触摸到，这使得加压式接骨板在颌面部骨折治疗中并不占任何优势。

拉力螺钉

一些下颌骨的斜型骨折可通过植入两颗或多颗螺钉来复位固定，这些螺钉的螺纹只结合在深部骨皮质里。螺钉在骨皮质处的植入孔径要稍大于螺纹的直径。当拧紧时，钉头部分会对骨皮质加压，从而使斜形骨折被压紧（图 6.6）。一般至少需要植入两颗拉力螺钉来达到稳定和坚固。

可吸收式接骨板、螺钉

如前文所述，使用生物可吸收的接骨板和

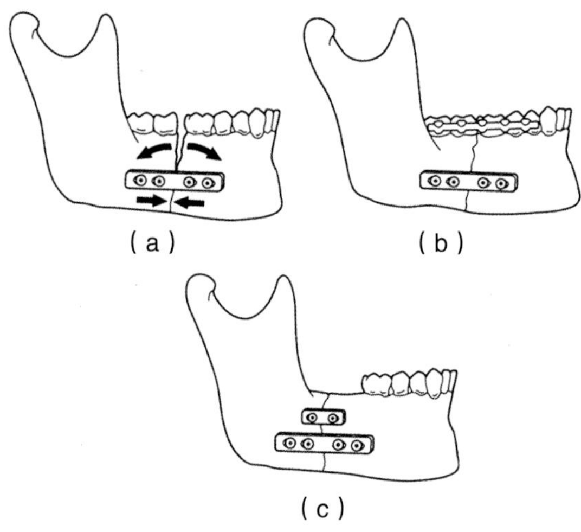

图 6.5　此示意图展示了加压式接骨板存在的主要问题。（a）只有一枚接骨板固定在靠近下颌骨下缘的位置时，会使下颌骨上缘，也就是牙槽嵴水平的骨折出现敞开的情况，除非应用“拉力带”原则。（b）放置牙弓夹板（arch bar）对抗压力。（c）在上缘再使用一枚小型接骨板

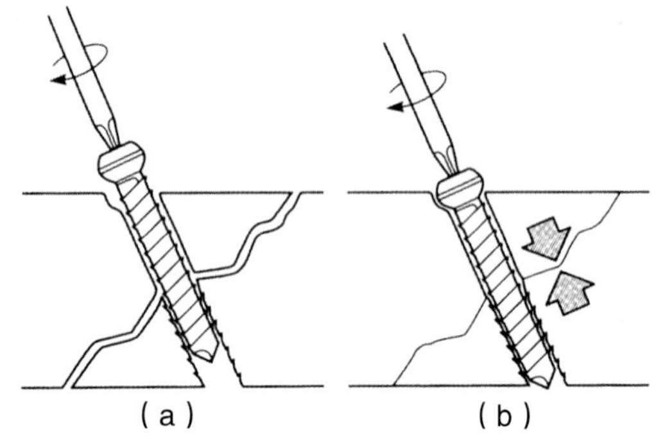

图 6.6　此示意图展示了拉力螺钉的原理。（a）螺纹只作用于深层的骨组织中。（b）将螺钉拧紧时会产生压力的作用

螺钉理论上是极具优势的，但是其优势尚未在临床中被证明。这类材料的吸收时间一般较长，且很难完全被吸收，不过也并未出现相关的临床问题。目前，多数学者的研究都不认为可吸收式接骨板会比钛合金接骨板的应用更普遍、更便捷。除了应用于一些小儿颌面部的手术之外，一般并不推荐在常规的颌面创伤手术中使用非金属可吸收式接骨板。

颌间固定（IMF）

在口腔内有足够牙齿的情况下，在下颌骨有牙齿的骨段发生的简单骨折，只采用颌间固定便可达到充分的固定。当然，在接骨板技术出现之前，这是一种十分传统的治疗方法。在几乎所有的病例里面，骨折在 4 周之内便可实现临床愈合，而不需要进行全麻下的手术复位固位。时至今日，作为一种暂时性的处理方法，颌间固定仍常常被用于保持正确的咬合位置，并同时与骨折内固定技术联合使用。在一些复杂的情况下，应用橡皮圈进行短期的颌间固定可以引导错位的咬合恢复到牙尖交错的位置，从而协助骨折内固定术进行治疗。颌间固定有很多的形式，其中的大多数在颌面部手术中都有很长的临床应用历史。

粘接正畸托槽

如果患者的口腔卫生条件较好，并且骨折只有很小的移位，可通过在牙冠上粘接一定数量的正畸托槽，或者使用牙弓夹板，同时应用细钢丝或者橡皮圈进行颌间固定（图 6.7）。如果有条件，还可事先在每个托槽上焊接一些小挂钩以方便使用。对于粘接的牙齿，应先进行细致的干燥、酸蚀，然后再用复合树脂进行粘接。因为这一方法要求牙面尽可能的干燥，所以口腔一旦有活动性出血将会给整个粘接过程带来麻烦。这一方法特别适用于治疗年轻患者的简单骨折。

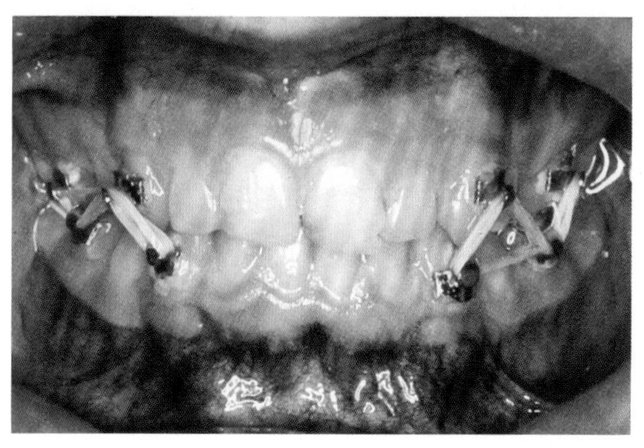

图 6.7　一位年轻患者的下颌骨骨折，通过粘接正畸托槽进行固定，同时应用正畸皮筋进行颌间固定

牙间钢丝结扎

颌间钢丝结扎只适合具有完整牙列或接近完整牙列，且牙齿形态功能基本完好的患者。虽然对于所用结扎钢丝的类型和尺寸仍有不同的意见，但是 0.45mm 的软钢丝被多数医生认为是效果最好的。这种钢丝在使用之前需要先拉伸 10% 左右，因为如果不这么做，钢丝在几天之内会变得松弛。同时也需要小心避免过度拉伸，这样会使钢丝变硬变脆。虽然目前有多种牙间钢丝结扎的方式，但是下文中描述的两种简单方法在大多数情况下均能取得满意的效果。

直接结扎——是最简单的方法。一段 15cm（6 英寸）长的钢丝的中间部分被弯成圆圈形，然后绕过牙齿一圈，两根游离端钢丝绕在一起形成一个 7.5~10cm（3~4 英寸）长的“麻花状”钢丝。采用这种方法把上下颌的牙齿均缠上钢丝。骨折复位后，将上下颌每根钢丝的“麻花状”末端依次缠绕在一起。为了达到更好的稳定性，环绕每颗牙齿的钢丝可以绕牙齿两圈再打成“双套结”。用这种方法，上下颌的牙齿可以通过直接结扎的方法紧密的咬合在一起。

这是一种固定下颌骨的简单办法，在应用直接固定方法时，可以快速地进行 IMF。这种固定方式的钢丝长度较长，存在一个弊端就是牙间结扎丝是通过牙齿本身连接在一起的。因此，如果不整体去除固定结扎丝将很难打开咬合。而这一弊端可通过“牙间小环结扎”或类似的方法而得到有效的解决。

小环结扎——用一个止血钳夹住一根 15cm（6 英寸）长的钢丝两端，将钢丝的中间部分绕着一个直径 3mm（1/8 英寸）的圆棒旋转两圈，例如用钳子夹住一个手术长钻头，然后钢丝绕着长钻头的杆进行上述操作。

将小环放置在相邻两颗牙齿的中间，像图 6.8 那样拧紧，然后仔细将结扎丝绕在牙齿舌侧或腭侧后再自牙间隙中穿出至唇颊侧，之后将两根游离端钢丝紧紧缠在一起，否则

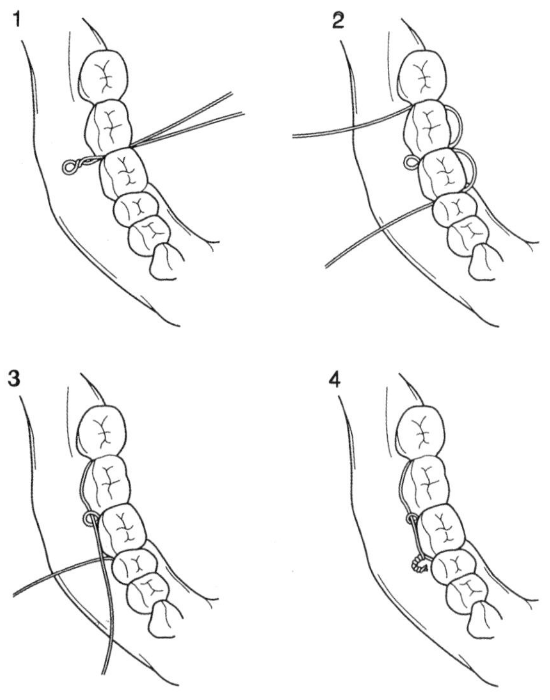

图 6.8　此示意图展示了小环结扎的操作步骤

小环会出现向牙尖移动的趋势然后变松。

使用小环结扎时，需要在上下颌各放置4~6个小环，然后用细钢丝将这些小环上下穿在一起以达到交叉支撑的效果。如果小环的位置放的参差不齐，钢丝结扎后下颌骨仍然会存在一定的动度，要尽量避免这种情况发生。当使用钢丝进行操作的时候，一定记住在任何时候都要保护患者的眼睛，要预防钢丝的游离端意外损伤到组织。对暂时不进行操作的结扎丝，需用较大的止血钳夹住其游离端以防损伤。

小环结扎完成后，固定钢丝应宽松地穿过上下颌相对的两个小环。操作时应在移除咽部填塞、并将上下颌的咬合对齐进行骨折复位后，再拧紧钢丝进行颌间固定（图6.9）。

通过手术恢复患者骨折前的正常咬合是十分重要的，特别是在全身麻醉时肌肉处于松弛的情况下，更需要进行精确的咬合复位。有些患者在术前就存在一些咬合的异常，对于这些患者应注意不能强求恢复到理论上的正确咬合，这会导致骨折复位不良的情况出现，相反应该恢复患者原来的那种异常咬合关系。术者可以通过牙齿的磨耗面来推断患者在骨折前的上下牙列的咬合关系。

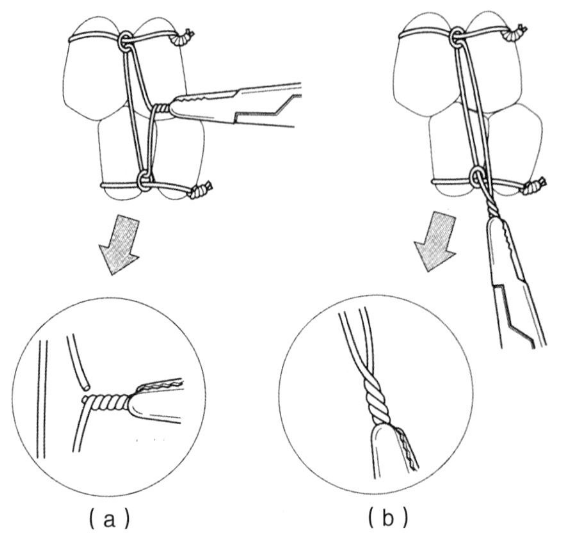

图6.9　牙间钢丝固定结扎的错误（a）与正确（b）方法。手持止血钳将钢丝以直角拉起并拧紧将十分容易造成钢丝的断裂。更好的方法是尽量在靠近于一侧的小环的位置拧紧钢丝，按照图中所示方法尽量减少钢丝两端所成的角度

为了重新建立咬合并避免错殆的发生，固定钢丝时应先绑紧磨牙，即先固定一侧磨牙，然后再固定另一侧磨牙，两侧来回交替最后至固定切牙。结扎钢丝时，在多根牙区应该拧紧，但结扎单根牙要格外小心，以免发生牙齿半脱位。最好是将固定结扎丝先初步拧在一起，直到咬合检查无误后再完全拧紧。拧紧时要小心确认舌头未被牙尖咬住。待到牙齿间的小环结扎完毕后，在钢丝固定上下颌之前，应用一根手指来回在患者口腔内滑动，以确保口内没有残留未扎紧的钢丝末端，否则会造成软组织破溃而形成溃疡。

牙齿间的小环结扎应用起来十分简便而有效。如果没有ORIF的相应器械和设备，大多数的下颌骨骨折可以采用这种方法进行处理。检查骨折是否完全愈合，最简单的办法就是移除固定结扎丝后检查下颌骨是否存在异常动度。如果发现需要进一步更长时间的固定，那么可以重新进行结扎固定。

如需使用弹性颌间固定，可对小环结扎的方法稍做修改（图6.10）。并且，其他牙齿间结扎固定方法的改进在很多文献中也有详细叙述。

牙弓夹板

牙弓夹板或许是IMF中应用最广泛的一种方式，通常是暂时性的使用或用作颌间

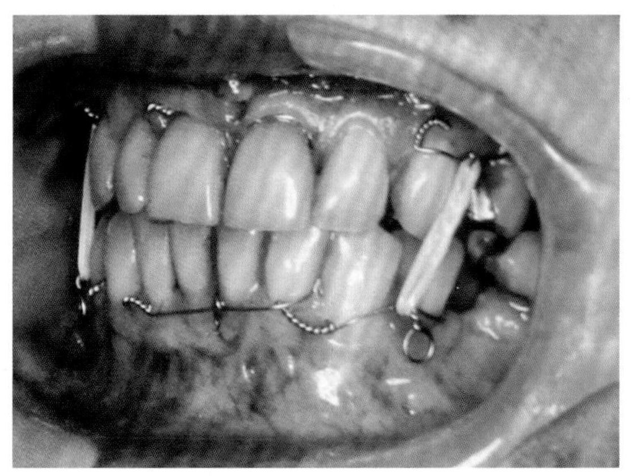

图 6.10　改良的小环结扎与弹性牵引的颌间固定的联合应用。在小环处增加一些圈数可延长其长度，然后弯成小勾来挂住橡皮圈

弹性牵引装置来辅助完成切开复位内固定。如果准备只采用 IMF 的方法来治疗下颌骨骨折，那么牙弓夹板可以用于那些可用牙齿数量不足的患者，而这些患者是无法使用小环结扎技术的；也可以用于那些牙弓完整，但需要跨过骨折线固定的患者。

牙弓夹板使用的方法十分简单。首先进行骨折复位，然后将牙齿分别用钢丝固定在预先弯制的符合牙弓弧度的牙弓夹板上。目前有很多成品牙弓夹板可供临床使用，并且牙弓夹板上还含有一些用于颌间弹性固定或钢丝固定的挂钩。如果仅需要进行 IMF 而不是弹性牵引的话，可采用另外一个更为简便的方法，即使用带有凹槽的 3mm 半圆形德国银制杆（图 6.11）。手术开始前，牙弓夹板需要剪切成适当的长度并弯成正确的形状。如果下颌骨的骨折发生了移位，那么下颌的牙弓夹板可以在塑形开始时以上颌弓的形状作为参考。在临床实际中，下颌骨牙弓夹板的使用可以简单直接一些，因为这一步骤不需要十分的精准。

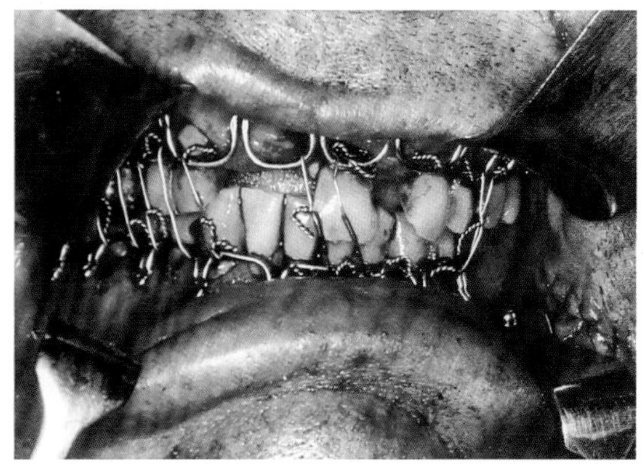

(a)

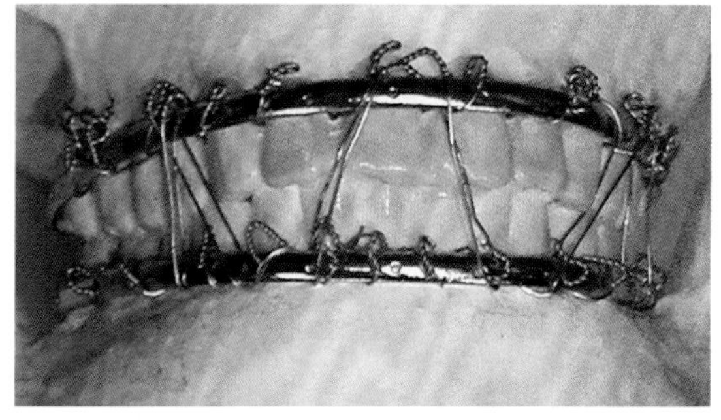

(b)

图 6.11　(a) 使用 Jelenko 型 IMF 牙弓夹板治疗的下颌骨骨折，牙弓夹板被分别绑至上下颌牙齿上。(b) 模型展示了简单的半圆形银制杆的使用方法。使用时可以在杆上刻一些小的凹槽，以防止结扎丝的侧向滑动。图片经 Springer Science+Business Media 允许引用

使用牙弓夹板时应先将其预先塑形，这有助于结扎相邻的牙齿，尤其是中线区牙齿。结扎最好从中线开始，然后从每一侧依次连续向后结扎至第三磨牙。这样做的好处是即使牙弓夹板塑形不太精确，这些误差也会随着结扎的进行而被消除，最后使牙弓夹板与牙弓贴合紧密。一般使用长度约为 15cm（6 英寸）的 0.45mm 或 0.35mm 的结扎钢丝进行结扎固定。每根结扎丝越过牙弓夹板，绕过牙齿，在牙弓夹板下方将结扎丝两端拧在

一起。当相邻牙的接触点较紧的时候，可用较细的 0.35mm 的结扎丝进行结扎。当完成全部的结扎固定之后，在某些位置一定还会有些松动，因此在剪短结扎丝之前，要检查一遍并重新拧紧每根结扎丝，然后将结扎丝末端卷起来以免刮伤软组织。

牙弓夹板也通常用于颌间的弹性牵引，这是在骨折内固定中常用的一种辅助治疗措施。牙弓夹板也可与牙间结扎一起应用，作为刚性的颌间固定来治疗骨折，或用较粗的橡皮圈进行强力的弹性牵引和固定治疗骨折。对于口内有牙齿的颌骨骨折患者，大多数都可以采用牙弓夹板的方法进行有效的治疗。有时对于下颌骨前部的轻微骨折可以采用单颌牙弓夹板进行治疗，但此时适应证的选择十分重要。这种情况下，下颌牙和牙弓夹板实质上起到了小型外固定器的作用。

颌间固定螺钉

通过在上下颌骨上植入锚固装置可以达到真正的颌间固定，这比通过牙齿进行颌间固定更为直接。基于颌骨的颌间固定方法包括环绕下颌骨和梨状孔的钢丝结扎固定，或用个性化制作的骨钩通过下颌骨下缘和梨状孔来固定。不过这些方法目前大部分都被更简单更快捷的颌间固定螺钉所取代。骨支持式的颌间固定法特别适用于术中快速进行颌间固定，对于骨折的复位和内固定帮助很大。

目前使用的颌间固定钉都是双皮质钉，多数具有可自钻和可自攻能力，也有不同的长度，可以满足术中的短期颌间固定使用。螺钉可直接穿透游离龈固定，也可以先在黏膜切一个小切口再进行固定，然后用结扎丝绕着突出的螺钉头拧紧以实现颌间固定。如果周围有牙齿，那么螺钉的拧入过程要格外小心以免损伤牙根。当然在对颌也需要有足够数量的牙齿来保证颌间固定过程中的咬合稳定。使用颌间固定钉是快速进行颌间固定术的方法，每颗螺钉需小心拧入牙槽骨，植入位点一般在相邻牙根之间的位置，也可植入在比牙根稍高的位置（图 6.12）。颊侧和舌侧（或腭侧）骨皮质厚度需能保证螺钉稳定固定在其中。因为这一操作过程是肉眼不可见的，因此建议事先拍摄下颌骨的 X 线片来检查相关牙齿及牙根的情况，特别是对于年轻患者，需要保证植入位点处没有未萌出的牙齿。

外固定

随着内固定材料的不断发展，其强度更大，生物相容性也更好，采用外固定技术治疗颌骨骨折的情况越来越少。感染性骨折曾经是内固定的绝对禁忌证，但是现在人们已经知道骨折移位、异常动度往往是和感染共

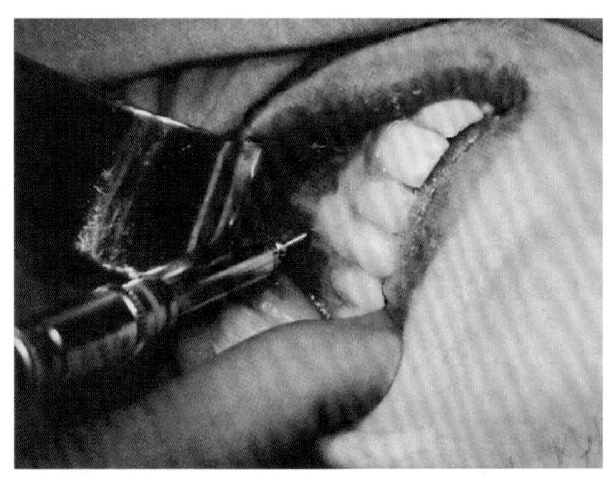

图 6.12　在上颌右侧尖牙和第一前磨牙之间植入颌间固定螺钉，需要格外小心避免伤到邻牙牙根。如果仅仅使用 IMF 螺钉进行术中固定，可以将螺钉植入在远离根尖的更保险的位置。如果要长期使用螺钉的话，要考虑后期螺钉被软组织包裹和发生黏膜溃疡的问题。图片经 Springer Science+Business Media 允许引用

存的，并且容易引起骨髓炎。如果可以进行有效的内固定并保证一定的强度，那么将会促进感染位点的血供，骨折也就会如期正常愈合。带有骨连续性缺失的粉碎性骨折曾经需要进行外固定治疗，现在则可以用较强的承重负载的接骨板来进行固定治疗。

不过，外固定现在仍有其使用价值，特别是可用于那些由于骨组织疾病造成的病理性骨折，或者是用于高速投射物致伤（枪弹、破片等）后，伤员在转移前的快速固定。传统上，外固定支架由一套穿骨钉、连接棒和通用关节组成，但是现在也有很多的定制的个性化外固定器可供使用。外固定的原则十分简单。理论上，至少要放置 2 枚自攻螺钉在骨折处或缺损处的两侧，然后进行骨折复位，再将固定钉用一个外固定杆进行连接。这种形式的固定钉通常是不完全稳固的，需要颌间固定来进行辅助固定。有时候也可以将自凝亚克力树脂注入一根气管插管来制成一个简单的固定杆（图 6.13）。

历史上，这种固定方式曾被提倡作为下颌骨的高速投射物伤的主要治疗方式。但如今，外固定技术的主要作用是在战场上对合并有多种复合伤的伤员提供快速的“急救性的”下颌骨骨折固定，直至伤员被转移至专科医疗机构。此外，外固定技术也能够用于下颌骨严重污染性损伤的长期过渡性固位以及下颌骨缺损修复时的暂时性定位。

因此，外固定技术应用于下颌骨骨折的主要适应证总结如下：

（1）为感染性骨折块提供固定；

（2）病理性骨折的固定，或大段骨组织缺失的固定；

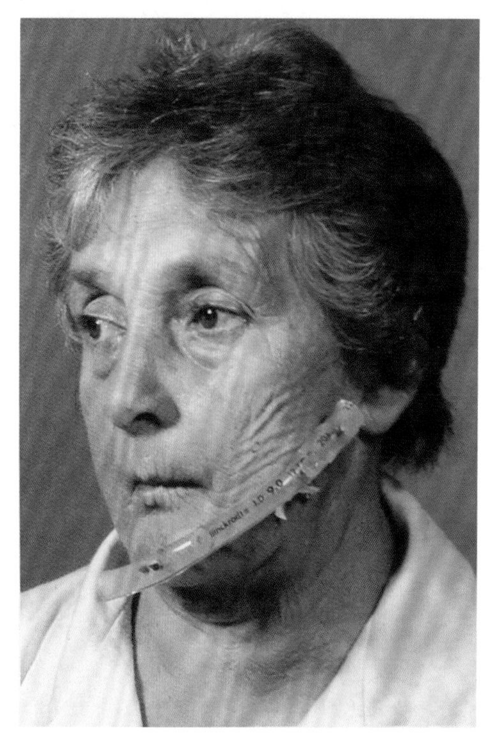

图 6.13　一种外固定的方法，用于治疗左侧下颌骨的感染性骨折。两枚螺钉被植入骨折的两侧下颌骨，螺钉的末端压入一个长的气管插管中，然后再注射入自凝亚克力树脂。外固定现在很少使用，大多数情况下都可以由内固定技术取代

（3）大面积的粉碎性骨折中，用于稳定维持主要骨段的相对位置。

其他固定方式

阅读大量关于下颌骨骨折处理的文献将会发现复位和固定的其他方法还有很多。在经济发达国家中，这些方法已成为历史，目前已经很少使用了。这包括贯穿下颌骨上、下缘的结扎固定（图 6.14），环下颌骨钢丝固定和克氏针（Kirschner wire）贯穿结扎法。ORIF 接骨板技术的出现淘汰了之前这些常规的治疗方法。不过，有时候在经济欠发达地区，或在一些特定的临床条件下，有些医生仍会采用这些方法进行治疗。

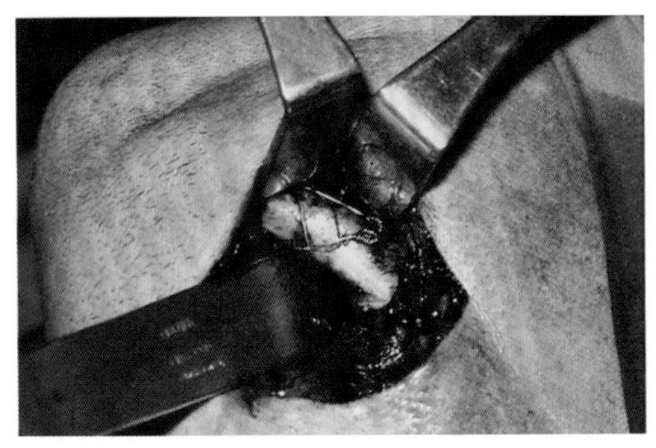

图 6.14　下颌骨下缘的结扎固定。通过骨内直接结扎进行骨折复位和固定，结扎方式是沿着下颌骨下缘进行 8 字结扎。虽然这个方法已被接骨板取代，而且口外入路的方式也是一个弊端，但是此法仍可以实现极佳的固定。在难以获取接骨板工具的情况下仍可以采用这种方法

存在牙齿的下颌骨骨折：小结

（1）如果患者具有良好的功能性咬合，那么务必进行精准复位。

（2）下颌骨牙列区的骨折都与口腔相通。

（3）骨折线处的牙齿是潜在的感染源，可能造成愈合延期。

（4）下颌骨骨折可通过骨折切开复位内固定术、颌间固定术或两者联合使用进行治疗。

（5）如果有条件，非加压式小型接骨板固定是目前最理想的方法。

（6）应用加压式接骨板的原则是以骨科的原则为基础的，但是这些原则并非完全适合于下颌骨骨折的治疗。

（7）下颌骨折中错位愈合的情况要多于骨不连。

儿童下颌骨骨折

下颌骨骨折在儿童中并不常见，这是由于年轻骨骼的弹性较好，需要相当大的外力才会引起骨折。8%~15% 的下颌骨骨折发生在 15 岁以下的儿童，只有 1% 的下颌骨骨折发生于 6 岁以下儿童。前文叙述的一些颌骨骨折治疗原则在针对儿童患者时要有所不同。在儿童中，骨皮质和骨髓质的分界线没有成人那么清晰，牙齿体积与骨实质体积的比例较高。儿童中“青枝骨折”（未发生完全断裂的骨折）发生的概率更大，并且相较于青年，儿童下颌骨骨折导致牙齿发育损害的风险更高。对 12 岁以下儿童的下颌骨骨折进行长期观察，位于骨折线处的牙齿有约 70% 出现了发育障碍。

青春期以前的儿童的下颌骨骨折治疗在大体上是相对保守的，因为儿童骨折愈合相对较快，骨骼的适应性改建能力较强，并且还包含着牙列和牙胚。然而在处理这一类损伤时，仍需要着重考虑一些特殊的因素。

对生长发育的干扰

如果恒牙未正常萌出或者牙胚丧失，那么下颌骨的正常生长就会受到影响，这是因为牙齿的问题会影响牙槽骨的正常发育，从而影响到整个下颌骨。如骨折发生感染的话，对生长发育的影响将会更加严重。一项研究测量了 28 例不累及髁突的下颌骨骨折的儿童患者，分析发现 67% 的儿童下颌骨的长度较正常缩短。1/3 在牙列区发生骨折的患儿出现了与牙齿相关的并发症。

儿童的高位髁突骨折会严重影响髁颈部的生长能力，而且颞下颌关节损伤后还会带来纤维性或骨性关节强直，而导致明显的功能受限，这会进一步加重髁突区生长能力的损害。髁突损伤的治疗方法将在下文中详细讨论。

乳牙列和混合牙列时期的固定

当儿童下颌骨骨折存在比较明显的移位，必须进行复位和固定时，为了保证获得有效的固定，要对应用于成人的治疗方法进行相应修改，因为儿童有未萌出和部分萌出的恒牙，以及不同程度松动的乳牙存在。

不依靠牙齿进行固定

对于无明显疼痛、移位较少的下颌骨骨折，可以简单地使用弹性绷带兜住颏部，即可起到固定的作用。对于年幼的患儿，其乳牙尚未萌出或少量萌出，可在下颌骨单独使用 Gunning 型夹板进行处理。该夹板用丙烯酸树脂做成与下颌牙弓匹配的槽状结构，内有软衬里，然后套在下颌牙弓上，由 2 个细的金属丝穿过做环下颌骨固定。

儿童下颌骨骨折很少会出现严重的移位，但如果有这种情况，也可能需要进行手术复位。儿童下颌骨骨折内固定时，接骨板或固定钢丝都必须严格沿着下颌骨下缘放置，以免伤及发育中的牙齿（详见后文）。

依靠牙齿进行固定

由于存在损伤牙齿发育的风险，对于儿童下颌骨骨折，通常不建议进行手术切开复位。因此，将正畸托槽直接粘到萌出的牙齿进行固定可能是最好的儿童颌骨骨折固定方式（图 6.7）。如果萌出的乳牙和恒牙足够牢固，也可采用小环结扎和牙弓夹板的方法固定。将结扎丝牢固固定在乳磨牙和乳尖牙上并不容易，一般临床上会使用直径 0.35mm 的软不锈钢丝进行结扎。同样，使用牙弓夹板时也建议用轻质的不带小钩的牙弓夹板，这样会更容易与儿童不规则的混合牙列相互贴合，并且同样使用 0.35mm 的金属丝进行牙弓夹板的结扎，再行颌间固定。

简单的儿童下颌骨骨折处理有时可以不用颌间固定，可以用粘接剂将真空压膜制作的夹板粘接到牙齿上，可以同时辅以环下颌骨结扎丝固定。这一类型的夹板也可用于儿童的牙槽骨骨折（图 5.6）。

存在未萌出的牙齿

在 9 岁或 10 岁以下患儿的下颌骨中含有未萌出的牙齿。正如前文已经提到的，在这种情况下植入接骨板或穿骨结扎丝会危及未萌牙的安全。除非在一些特殊的情况下，例如颏部正中的明显移位性骨折或是下颌角区的骨折，医生可以使用一块较小的小型接骨板和尽可能短的单皮质螺钉沿着下颌骨下缘进行固定，或是小心穿入穿骨结扎丝进行直接固定。

愈合与改建

儿童的下颌骨骨折恢复十分迅速，一些骨折在 1 周左右便能达到稳定，并在 3 周左右达到坚固的愈合。如果骨折段已经愈合牢固，但复位并不是非常精准，这种轻度的错位愈合在儿童是可以接受的，因为儿童的颌骨与咬合关系会随发育逐渐改建，而不需要重新进行下颌骨的截断和固定，以避免损伤发育中牙齿。同样，处理儿童新鲜骨折时，在复位过程中的一些小错位也是可以接受的。在上述两种情况下，大多数牙齿仍可以在轻度错位愈合的下颌骨中正常萌出和继续生长。

大多数的儿童下颌骨骨折都需要长期的

随访来追踪患者情况，以保证下颌骨的生长发育和恒牙列的正常萌出无远期不良影响。在这一年龄段，颌骨骨折通常也伴随着牙齿的损伤，因此需要与正畸医生和患者的私人牙医进行密切的联系与合作。

儿童的下颌骨骨折：小结

（1）与成人相比，儿童下颌骨骨折的治疗原则应进行必要的修改，主要从以下几点考虑：

①快速的骨愈合能力——儿童骨折通常能在 1~3 周内达到稳定；

②牙列是混合牙列，颌骨内埋藏有多个正在发育的牙齿；

③骨折对后期的生长发育会有潜在的干扰。

（2）精准的复位并不是特别重要，后期的生长发育会矫正其产生的咬合偏差。

（3）应尽量避免进行直接的骨折内固定术。但是，在个别情况下可以进行下颌骨下缘处的接骨板固定和金属丝固定。

（4）如果需要，可以在乳牙列应用颌间固定，但应使用较细的结扎丝。如有可能，推荐粘接正畸托槽来进行固定。

（5）髁突的骨折需要进行特殊考虑。

（6）长期的随访是十分重要的。

髁突区域的骨折

下颌骨髁突的骨折是颌面部唯一涉及滑膜关节的骨折。在关节面没有骨折的情况下，关节也可发生损伤。这一位置的创伤可分为 3 种类型。

（1）挫伤：除了损伤关节囊韧带之外，这种损伤通常可能伴有滑膜液的外渗、关节腔积血或者关节盘的撕裂。这些损伤在没有特殊影像学检查的情况下很难进行诊断，在某些情况下，这些损伤在后期可能易引发髁突的退行性改变。

（2）创伤性脱位：髁突从关节囊脱出的不可复性的移位，通常是向前和（或）向内侧脱位。向侧方、向后或中心性脱位很少发生。通常创伤性脱位会合并发生髁突颈部的骨折。

（3）骨折：包括下颌切迹水平以上的任何骨折。髁突的骨折和脱位全都伴有不同程度的挫伤。如果骨折累及关节间隙，很有可能同时发生关节腔积血和关节盘的破裂，而这些损伤可能会导致后期的功能障碍。

在下颌骨骨折中，髁突骨折的发病率很高，几乎 50% 的髁突骨折同时伴有其他部位下颌骨骨折的发生。不过，即使开放性复位技术日渐普及，但是目前仍没有关于下颌骨髁突骨折处理方法的最终标准指南，髁突骨折的治疗仍然充满争议。对于髁突骨折，治疗成功的理想定义是患者无张口受限、张口时无偏斜、髁突运动正常、咀嚼功能良好，咬合关系正常。然而在临床上，如果仔细检查所谓的“成功”治愈的病例，其中其实有很多患者并不能达到这一理想的治愈标准。

髁突骨折的保守治疗

虽然目前很多医生倡导使用开放性复位治疗髁突骨折，但是许多权威机构仍然认为对于大多数移位性髁突骨折，开放性复位和固定在临床上并不是十分必要。对于那些骨折移位小、咬合未受干扰的患者，可以不用接受手术，只需休息、进软食并服用简单止疼药即可。在恢复的早期应进行必要的常规随访，这样可以保证骨折不会进一步移位或者避免发生严重的错位愈合。

伴有显著移位和咬合异常的单侧髁突骨折需要进行积极的治疗，但并不是都需要完全的解剖复位和金属板固定。因此，在治疗髁突骨折时需要回答以下问题：

（1）哪些髁突骨折需要进行手术复位和固定?

（2）哪些影像学表现提示髁突骨折应进行手术修复？也就是说，哪些类型的骨折移位需要手术治疗?

移位性骨折的传统治疗方法最初是应用颌间固定，而不是进行手术修复。可以应用钢丝进行颌间固定，但是更常用的方法是使用牙弓夹板和颌间弹性牵引来促进功能性恢复。固定的时间通常不能超过 10~21d，因为有学者认为长时间的颌间固定会导致关节囊收缩和张口受限。然而，这一观点的证据并不充足，特别是应鼓励患者在理疗康复师的帮助下，进行主动的张口锻炼。

历史上，大多数医生更倾向采用保守治疗，这样可以避免对骨折位点的直接骚扰并着重关注早期的功能恢复。然而，早期的良好恢复并不意味着髁突运动会最终完全恢复。一些证据表明功能恢复后的颞下颌关节仍会发生关节的功能紊乱和骨关节炎。

一些前瞻性的研究有一些有趣的发现。对于大多数儿童患者，在发生移位性髁突骨折后，颞下颌关节会在 1~2 年内完全解剖愈合。然而，在青少年中关节位置并不会恢复至正常如初，在成人中更是只可观察到微小的改建。在儿童中，下颌骨运动的不对称和骨折位点的功能改变通常会逐渐消失，而在成年人中，这些症状则会持续存在并可能不断加重。一些后期的症状如关节弹响和关节压痛在儿童中很少见，但是在成人中却很常见。这些研究提示，移位性髁突骨折后期的改建在儿童中可以是解剖性的和“完全性”的，而在成人中则是适应性的或是“功能性”的。

类似地，另一项针对儿童的长期随访研究总结发现，由于骨吸收能力随年龄增长逐渐降低，儿童在受伤时的年龄越大，其髁突功能性改建的能力越低。从目前的研究看，年轻的成年人髁突骨折后会经常出现关节紊乱，但症状并不严重，这些患者中，仅有半数患者可以达到完全解剖性愈合和改建，但是所有患者均可达到满意的关节功能性恢复。

此外，有证据表明，许多颞下颌关节关节炎和习惯性脱位的患者在之前都有髁突的创伤史，而且超过 60% 的关节强直也与患者年幼时期的关节创伤相关。

髁突骨折的手术复位

明显移位的髁突骨折，特别是双侧骨折，会导致患者不同程度的咬合错乱。采用结扎丝或是弹性颌间牵引等简单方法进行下颌骨的复位并不总是能达到令人满意的效果，有时会遗留咬合错乱。在过去，人们推荐在做颌间固定的同时在后牙使用殆垫打开后牙咬合，这样可以使升支下降，有助于髁突的功能性愈合，但这种方法不是十分可靠。因此对髁突颈部的移位性骨折仍建议采用切开复位内固定的方法治疗。当然，术后的 MRI 研究也显示，开放性复位可以使髁突和关节实现更好的解剖复位。髁突颈部骨折进行开放性复位的适应证见表 6.3。

关于影像学检查作为手术复位指征的重要程度，目前仍存在争论。虽然针对髁突骨折手术的相对适应证已有指南，例如骨折段的重叠程度和髁突头的成角程度等，但是这些指南并未被普遍认可。如果考虑进行手术治疗，那么早期手术的难度明显要小于等待数周后再手术的难度。

大量的报道证实髁突颈部骨折进行开放复位内固定的手术效果很好，但这种方法在过去曾被认为难度很大。早期的手术方法需要特殊的器械，通常采用下颌下入路暴露骨折，有时还需要结合经典的耳前入路。目前虽然还有人仍采用这种方法（特别是要使用长拉力螺钉时，会沿下颌下缘向上穿入至髁突头），但是大多数医生会采用颌后入路或穿腮腺入路来暴露骨折并植入接骨板。颌后入路需要在耳垂下方 0.5cm 处经皮肤和皮下脂肪做颌后的垂直切口，在面神经颊支和

表 6.3　髁突颈部骨折的开放性复位与固定的适应证

绝对适应证

- 髁突进入颅中窝
- 不采用切开复位内固定无法恢复咬合
- 明显的侧向移位脱出关节囊
- 外物进入其中（例如弹片）

相对适应证

- 双侧骨折合并面中部骨折（特别是一侧髁突移位或成角）
- 双侧骨折合并有开聆畸形
- 移位性单侧骨折，骨折段相互重叠或髁突头明显成角
- 当上颌固定存在禁忌证时

下颌缘支之间做平行于神经走行的钝性分离直至下颌骨后缘，如果看见神经，需要仔细辨认和保护。然后在下颌骨后缘小心切开翼咬肌联合韧带和骨膜并做充分的骨膜下分离暴露（图 6.15）。穿腮腺入路有很多形式，比如可以在腮腺筋膜的前缘进行分离，找到面神经颧支和颊支后再进行腮腺内的钝性分离，显露骨折线进行复位固定。

髁突骨折的开放性手术中，近中骨折块的复位是最难的，特别是移位明显的骨折。在复位时经常需要将升支向下牵拉，而且需要一些特殊器械来暴露术野。对向前或向内侧移位的髁突进行复位与固定也需要一些特殊器械的帮助，比如持骨钳、弯骨钩，或暂时植入骨折块内的带钢丝的牵引钉。如果使用标准小型接骨板进行固定，建议放置两枚接骨板来对抗翼内肌持续的力量，避免髁突固定后的再次移位（图 6.16）。不过对于高位的髁突颈部骨折，有时很难放置两枚小型板固定，因此生产厂家也研制出了一些特殊接骨板来进行固定，这些接骨板体积更小但更结实。

髁突骨折后，采用切开复位内固定的方法可实现良好的功能恢复和解剖复位，且效果稳定。越来越多的证据证实选择开放性复位可提高治疗效果，尤其是对于双侧和（或）移位性的髁突骨折。

内镜辅助修复髁突骨折

在内镜辅助下进行髁突骨折的微创修复已有报道，可以减少损伤并缩短手术时间，同时也可以加速患者的恢复。但是，与所有正在发展的新技术一样，经内镜治疗髁突骨折存在明显的学习曲线。此外，应用内镜

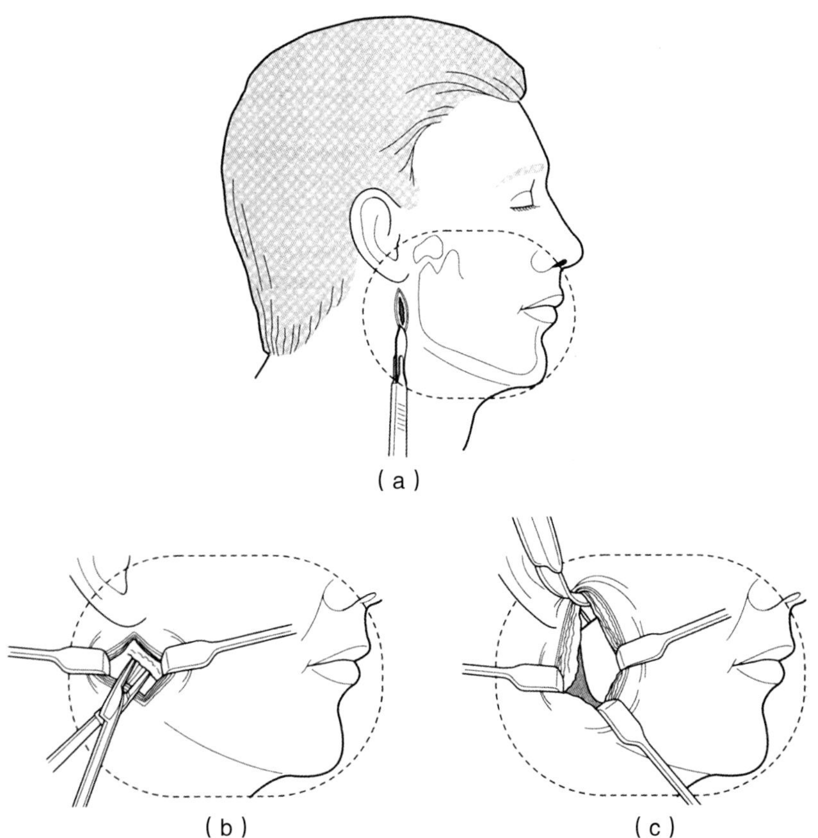

图6.15　此示意图展示了经颌后入路暴露髁突的操作步骤。(a)在下颌骨后缘靠后的位置做1.5~2.0cm的垂直切口。(b)皮肤切口必须与面神经的颈面干分支平行，随后钝性分离直达下颌骨以避免损伤这部分结构。(c)广泛的骨膜下分离并暴露骨折位点(详见正文)

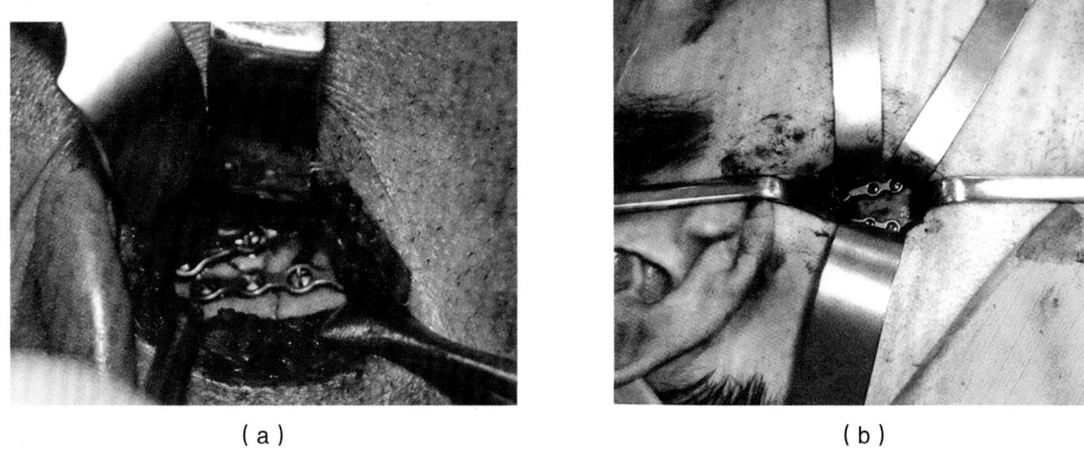

图 6.16　(a)经下颌后入路直接固定右侧髁突颈部骨折。患者呈仰卧位，照片的左侧为患者的耳垂。应固定两枚接骨板以抵抗肌肉牵拉的力量。(b)以类似的方法，采用稍微靠前的经腮腺切开入路进行固定。图片经 Springer Science+Business Media 允许引用

时，病例的选择十分重要。这项技术最适用于髁突颈部低位骨折，且骨折块发生侧向移位。对于内侧移位的骨折，内镜技术很难修复。另外，对于粉碎性和高位的髁突骨折，经内镜治疗也比较困难，需要高超的手术技巧和经验。相比于经皮入路的方式，内镜技术最主要的优势是能够降低面神经损伤的风险并减少面部瘢痕。

主要并发症

颞下颌关节强直

人们很早就意识到颞下颌关节受到创伤后会诱发关节强直，然而这种并发症并不十分常见。实际上，关节强直的发生与地区分布有关，世界上某些地区关节强直的发病率较其他地区更为常见，这使得人们开始考虑可能是在一些人群中存在着遗传易感性。累及关节腔的骨折，特别是在年轻患者中，更有可能发生关节强直。但在实验研究中，使用灵长类动物建立颞下颌关节强直的动物模型，效果并不理想。

比较明确的颞下颌关节强直的诱发因素如下。

（1）年龄：主要发病人群是 10 岁以下。

（2）受伤类型：关节囊内创伤合并髁突骨折。

（3）关节盘的损伤：大型灵长类动物的实验显示当关节囊内发生骨折并切除关节盘后，更容易出现关节运动受限。此外，在骨关节强直患者中，经常会发现在内侧移位的骨质中有关节盘的残留物。有两种情况可造成关节盘的破坏：严重的关节囊内压缩性损伤，髁突囊内骨折与移位（第 3 章的图 3.2 阐述了这些类型损伤的机制）。

尽管文献中有少量报道，但是目前还没有明确的证据表明延长颌间固定的时间一定会引起纤维性或骨性强直。

对生长发育的影响

髁突软骨和关节面的骨折会对一部分儿童的生长发育造成干扰，某些情况下会合并颞下颌关节纤维性或骨性强直，使下颌骨运动的幅度减小，进而抑制其生长。创伤后髁突发育受抑制的病例中同时发生关节强直的比例很高。有关髁突下区域是否为下颌骨的发育中心，至今仍存在争论。实际上，髁突下区域是否是一个非激素依赖性的发育中心或是一个下颌骨功能性基质发育的次级骨形成发生区域并不重要，其损伤后的结果是相同的，即髁突发育障碍和患侧下颌骨发育不足（图 6.17）。

髁突骨折的临床治疗方法回顾

髁突骨折的治疗方法需要建立在前期大量临床实践和试验数据的基础之上。治疗方法应以尽可能减小治疗后的关节功能障碍为原则。对于开放性复位和固定中可能存在的困难，医生应有充分的认识和预判。现有的髁突骨折治疗方法如下：

（1）功能性治疗（保守治疗）；

（2）间接性固定（颌间固定治疗）；

（3）骨结合术（切开复位内固定术）。

髁突骨折的分类依据如下。

（1）年龄：

10 岁以下；

10~17 岁；

成人。

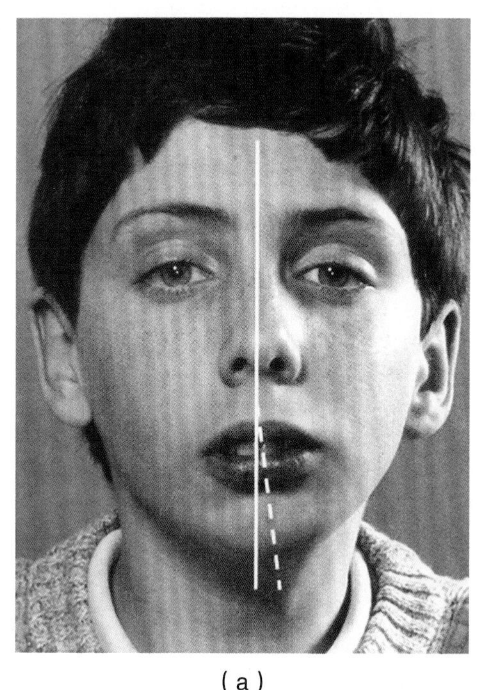

(a)

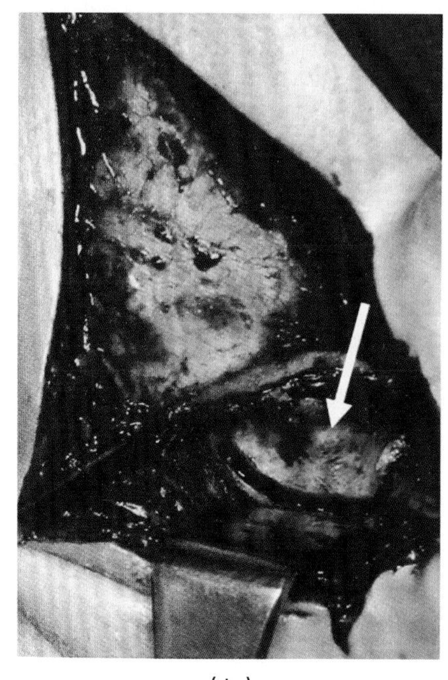

(b)

图 6.17　(a) 几年前左侧髁突关节囊内骨折的年轻患者。左半侧下颌骨发育较小，颏部中心点向左偏斜，并且合并有持续进展的张口受限。(b) 采用耳前切口暴露左侧颞下颌关节，在髁突颈部位做截骨线，摘除变形移位的髁突头前方（箭头所指）。此病例主要为纤维性的关节强直

（2）解剖位置：

累及关节面，关节囊内；

未累及关节面，关节囊外；

髁突颈部高位；

髁突颈部低位。

（3）部位：

单侧；

双侧。

（4）咬合：

未影响咬合；

咬合紊乱。

10 岁以下儿童

10 岁以下的儿童较其他患者更有可能出现生长发育障碍或下颌骨的运动受限，不过对于髁突骨折造成的咬合紊乱，可以不予处置，因为随着恒牙列的萌出，咬合关系会自动校正。在大多数儿童患者中，髁突颈部移位性骨折最后都会逐渐实现完全的功能恢复。对于儿童髁突骨折，单侧和双侧骨折的处置方法是一样的，都是尽量选择保守或者功能性治疗，而非手术治疗。颌间固定可用于减少疼痛、稳定骨折块，并有益于初期愈合，但需要在 7~10d 后拆除。对于儿童的关节囊内骨折，需要进行仔细的随访并检查其生长发育的状况。如果下颌骨发育在后期受到影响，那么需要进行适当的正畸治疗。同样，如果发现有发展为关节强直的迹象，则需要手术治疗。

10~17 岁青少年

青少年髁突骨折的处理原则和儿童略有

不同。如果存在骨折后的咬合紊乱，其自行校正的能力稍弱于年龄更小的儿童。因此，对于青少年髁突骨折后的咬合不佳，可以进行颌间固定，固定时间为 2~3 周。这一年龄段的牙列适合采用粘接正畸托槽、简易的小环结扎或使用牙弓夹板等方法。不过对于青少年明显移位的髁突骨折，是否需要进行切开复位内固定治疗，目前还存在争议。

成　人

单侧关节囊内骨折

多数成人关节囊内骨折后，其咬合通常不受影响，如果也没有明显的骨折移位，可以进行保守治疗。对于那些有轻微的咬合移位的囊内骨折，同时伴有关节囊破损的患者，可以简单地采用颌间固定固定 2~3 周。

单侧髁突颈部骨折

如果骨折没发生移位，或者仅有微小移位，咬合通常不受影响，也就无需进行积极的治疗。如果髁突骨折错位明显，通常会引起下颌升支高度的缩短和患者磨牙的早接触，继而导致咬合的显著移位，就需要手术治疗。髁突颈部低位骨折可能最适于进行开放性复位。对于合并咬合错乱伴显著移位的髁突颈部高位骨折，是否进行切开复位内固定治疗需要医生进行准确的判断。这取决于手术室是否有专用的手术器械和合适的接骨板，但更取决于医生的技术和经验。如果对于手术治疗信心不足，也可采用更安全的方法，即颌间固定 3~4 周直至发生稳定的骨连接。如果在移除颌间固定后再次出现咬合错乱可以再进行几周的颌间弹性牵引与固定。患者轻微的咬合关系不佳一般都能通过自身的咬合调整和适应被逐渐纠正。不过由于担心单纯的颌间固定可能遗留颞下颌关节功能紊乱和咬合不佳等后遗症，医生们越来越倾向于进行切开复位内固定来治疗髁突颈部骨折。

双侧关节囊内骨折

在这种情况下，咬合通常会发生轻微的错乱。双侧髁突的移位程度往往是不一致的，因此需要制动下颌骨 3~4 周以达到稳定的骨连接。过去曾认为这样治疗容易导致慢性的下颌骨运动受限，但现在认为只要在打开颌间固定后进行简单的下颌骨运动和物理治疗就可有效避免张口受限的发生。

双侧髁突颈部骨折

在治疗中，这一类骨折处理起来相对难度较大。双侧髁突颈部骨折通常会有至少一侧髁突存在严重的移位，由于这类骨折属于不稳定性骨折，即使初诊时观察髁突移位并不明显，但仍存在髁突后期移位的风险，因此一般不建议采用保守的功能治疗。应用颌间固定可以重新恢复咬合，但是单纯的颌间固定并不能将两侧的骨折复位，因此需要至少在一侧、最好是在两侧都进行手术复位和固定来恢复下颌升支的高度。

临床上有时也会遇到双侧髁突颈部骨折位置非常高的情况，此时手术复位十分困难，甚至是不可能的，此时只能应用颌间固定固定至少 6 周。而且在解除颌间固定后，可以间歇性的只在晚上使用颌间弹性牵引再固定几周的时间。这样可能更有助于功能性改建。

虽然髁突颈部骨折很少会导致颞下颌关节强直，但是在愈合期会围绕着移位的骨折周围大量形成快速生长的愈合组织块，这有可能导致关节外紊乱和关节移位。

如果双侧髁突骨折伴有严重的面中部骨

折，那么必须对两侧关节进行手术复位，否则面中部骨折的妥善复位会很困难。对于这种复杂性骨折，即使是很有经验的医生也会花费较长的手术时间。现代化的固定材料和正确的手术入路（颌后或穿腮腺入路）能使双侧髁突颈部骨折的治疗不那么困难。正如前文所述，髁突颈部骨折的 ORIF 需要合适的固定力量，一块标准的小型接骨板是不够的，微型接骨板更无法提供足够的固位力。如果固定不牢靠，经常会在几天后再次出现骨折块移位。因此，通常需要植入两块标准尺寸的下颌骨小型接骨板，或者使用专门设计的髁突骨折接骨板来固定颈部骨折。

髁突区域的骨折：小结

（1）髁突区域的骨折会直接或间接影响颞下颌关节。

（2）髁突骨折会对颞下颌关节的功能造成永久性的影响，但通常影响并不显著。骨折累及髁突下方区域时可能会对儿童的生长发育造成干扰，有时还很明显。关节囊内骨折可导致纤维性或骨性关节强直，这种情况在某些种族中更加常见。

（3）关节囊内骨折和处于生长发育期儿童的髁突骨折都应进行保守治疗，并应鼓励早期进行功能运动。但是如果伴有明显的咬合紊乱，则应进行颌间固定直至达到稳定的骨折愈合。

（4）成人髁突颈部的显著性移位骨折，特别是双侧髁突颈部骨折，都应进行开放复位坚固内固定。

（5）通过颌后或穿腮腺入路可以很好地暴露髁突颈部区域，可为接骨板的植入提供快速有效的路径，且接骨板必须具有足够的强度。

（6）在所有年龄段的下颌骨骨折中，髁突区域骨折的治疗方法是最有争议的，即使已有一些治疗指南，但仍需要对这些指南进行更全面的评估。

无牙颌下颌骨的骨折

随着牙齿的缺失，下颌骨的物理特性随之发生明显的改变。如果从治疗的角度来看，无牙颌的下颌骨是一类与众不同的骨骼。随着牙槽骨的不断吸收，牙齿承载区的垂直高度会降低大约一半，在某些情况下甚至更多。随着年龄的增长，骨骼对创伤的抵抗力会因骨骼结构的改变而下降，而且人体的健康和生理结构也会发生改变，无牙颌的下颌骨的牙齿承载区域也因此更易发生骨折，而且也更不容易顺利快速的愈合。此外在无牙颌的颌骨骨折位点处，骨断端之间的截面面积更小，牙齿对保持颌骨稳定关系的效果也不复存在，这意味着骨断端更易发生移位。即使在复位之后，骨断端之间的接触区域也不易发生有效的愈合。下颌骨萎缩越严重，这些不利因素也越明显。

无牙颌的下颌骨出现双侧体部的骨折并不少见，且都易发生在下颌舌骨肌附着处的后方附近。由于牙槽骨的吸收，下颌舌骨肌在无牙颌下颌骨的舌侧附着位点要比有牙的下颌骨的位置相对较高。此外，由于口内没有牙齿，也就无法吸收一部分撞击的能量，因此骨折时通常发生明显的移位。在二腹肌和下颌舌骨肌的牵拉作用下，容易使下颌前部的骨折块向下和向后明显移位。严重的移位可能引起呼吸窘迫，在老年人中更易发生。这种“桶把手”类型的骨折移位在较薄弱的无牙下颌骨中是独有的，图 2.3 中有详细说明（见第 16 页）。

然而，无牙颌的这一情况也带来了一些优势，例如骨折与口腔连通的发生概率较牙齿存在时更低，所以采用闭合性复位进行治疗后，发生继发性感染的风险可以忽略不计。另外，牙齿的缺失意味着并不需要进行精准的解剖复位，可通过调改义齿来弥补复位的轻微偏差。基于这些原因，许多无牙颌患者在发生骨折后并不需要采取积极的治疗。如果骨折后未发生移位或只发生了微小的移位，只要患者进行下颌骨制动并暂时只摄入软食，骨折会自行愈合良好。如果在骨折后出现义齿佩戴不合适，大多数情况下均可通过对义齿进行修整来解决，修整过程中可对义齿进行调改。

有些年老体弱的患者并不适合手术，医生应首先采用尽可能安全的办法来稳定骨折位点并进行止痛。骨折断端间出现纤维连接就能满足稳定和止痛的要求，但纤维连接无法满足患者牢固使用义齿的要求。一般下颌骨体部的纤维愈合会在长达 12 个月的时间内缓慢钙化。因骨间的错位愈合而导致的牙槽骨变形并不是一个严重的问题，因为患者还可通过植入种植体而获得功能良好的义齿。

随着种植义齿使用量的增长，一些无牙颌的下颌骨骨折可能会发生在种植体的植入部位。种植体如同未萌出的牙齿，其植入位点处更容易发生骨折。在这种情况下，处理种植体的方法与未萌出的牙齿类似，应立刻去除种植体，尽可能减少骨量损失，并使用各种方法来促进骨愈合。

复　位

前面已经提到，无牙颌下颌骨在牙齿承载区的骨折并不需要精准的复位。虽然对于患者而言，闭合性复位是最佳选择，但很难达到，因为当骨折断端互相重叠的时候，闭合性复位是十分困难的。下颌骨一旦萎缩，无论是闭合性复位、开放性复位还是坚固固定，其难度都将变大。由于下颌骨较薄，其骨折位置的横截面面积也较小，这意味着骨折时更易发生移位。在这种情况下，开放性复位是用来恢复良好骨连接的唯一可靠方式。然而，开放性复位会进一步破坏骨膜的附着，这样不利于骨组织的愈合与修复。临床上判断是否需要手术时一定要明确患者情况与治疗需求。对于无牙颌的下颌骨骨折，其治疗的目标是实现有效的骨接触和恢复下颌骨良好的连续性，同时应尽可能降低对骨折位点造成的手术直接损伤。

固定方法

目前，闭合性复位和 Gunning 型夹板等传统的治疗方法现已被开放性复位和坚固固定术等更有效的方法取代。与年轻患者相比，年老患者不宜接受颌间固定。因为颌间固定会导致老年患者的营养需求量难以满足，而且更容易发生口腔黏膜的念珠菌感染，使患者在积极治疗过程中产生极大的不适感。老年无牙颌骨折患者的固定方法已列在表 6.4 中。

表 6.4　无牙颌下颌骨的骨折固定方法

1. 直接固定（骨折固定术）：
   - 接骨板
   - 穿骨结扎丝
   - 辅以皮质骨－松质骨骨移植进行固定
2. 间接固定：
   - 钉固定
   - 定制的外固定器
3. 颌间固定（使用 Gunning 型夹板）：
   - 单独使用
   - 与其他方法联合使用

直接固定（骨结合术）

接骨板

接骨板特别适用于无牙颌下颌骨的移位性骨折。接骨板无需将下颌骨全部制动便可实现骨折的固位。患者也因此在恢复过程中感觉更加良好。在前文详细叙述的下颌骨接骨板系统通常均可用于无牙颌的骨折。不同于有牙颌的下颌骨，无牙颌下颌骨的骨不连发生风险更高，人们也因此认为加压式接骨板在理论上更占优势。然而，无牙颌下颌骨的厚度与骨质的强度均有所降低，因此使用非加压式接骨板要优于体积更大的坚固或加压式接骨板。相较于有牙齿存在的情况，在无牙颌的下颌骨应用接骨板时要更加简单，而且在进行复位时无需达到完全的解剖复位，因为后期在制作义齿时还可以进行咬合调整。

在无牙颌下颌骨中，接骨板固定比骨内结扎丝简便易行，效果也更好，不过这两种方法均存在损伤下牙槽神经的风险。采用骨内结扎丝固定时需要广泛分离骨膜，且必须将骨折位点进行充分暴露才能做穿孔钢丝结扎，此外结扎丝固定也并不是坚固内固定。对于接骨板而言，一般暴露唇颊侧骨面即可，大部分的骨膜附着则很少受影响。因为所有的接骨板系统均需要良好的血供才能实现骨愈合，所以在较薄的下颌骨上不能进行广泛的骨膜剥离，以避免对骨折处血供产生不良影响。

相较于植入在下颌骨升支和有牙颌下颌骨的接骨板，植入在无牙颌下颌骨牙齿承载区的接骨板可能拆除的时间更晚。不过，对于大多数无牙颌下颌骨体部的骨折，接骨板仍被认为是更好的固定方式。虽然使用可吸收接骨板有一定的潜在优势，但是在目前的发展阶段，可吸收接骨板通常需要 2 年甚至更长的时间才能被降解，因为降解的时间太长，患者在此期间通常需要一副新的义齿。所以对于无牙颌患者的下颌骨骨折而言，使用金属接骨板并在骨愈合后将其移除是目前更好的选择。

早期骨移植

厚度极薄的下颌骨

严重萎缩的无牙颌下颌骨可能发生下颌神经血管束移至骨表面走行的情况，其上方仅有软组织覆盖。这种情况相对少见，常常与患者年龄密切相关，但也有个别例外。一些女性患者，特别是过早的出现骨质疏松和牙列缺失的患者，下颌骨的厚度在其 50 多岁时就变得极薄。极小的创伤便能导致下颌骨体部的骨折，有时甚至会出现自发的骨折。这一类骨折可能无法直接采用 ORIF 进行治疗，因为医生很难将骨断端进行复位，同时骨断端的接触面积也通常很小，而且术中过度的牵拉可能会导致进一步的骨折。再加上手术对局部骨膜血供的干扰，这些因素联合作用便会导致骨不连。

全口曲面体层片能够提供一种粗略但却有用的分类方法。如果下颌骨体部最薄的部位在全景片上的厚度小于 1cm，那么就认定其“厚度极薄”，对此类下颌骨必须要采用特殊的治疗方法，例如植骨。

对于一些患者而言，可采用骨移植的方法来稳定和增加下颌骨厚度，从而治疗厚度极薄的无牙颌下颌骨的骨折。例如可以取一段长 5cm 的肋骨用于自体骨移植，然后将肋骨分为两块，分别放置在骨折位点的两个面上，这与应用急救夹板进行四肢固定的方式相类似。医生往往使用自攻或钛拉力螺钉将肋骨进行固定，注意需将颊侧和舌侧的移植肋骨部分均穿透拧紧，与薄弱的下颌骨形成三明治结构。或者，将两块肋骨用圆线或细金属丝绑在一起，以三明治的形式将下颌骨骨折断端夹在其中（图 6.18）。当然有的医生也使用髂骨进行移植，不过对于薄弱的下颌骨骨折，肋骨移植的方法更适合。

虽然骨移植的方法是针对老年患者的骨

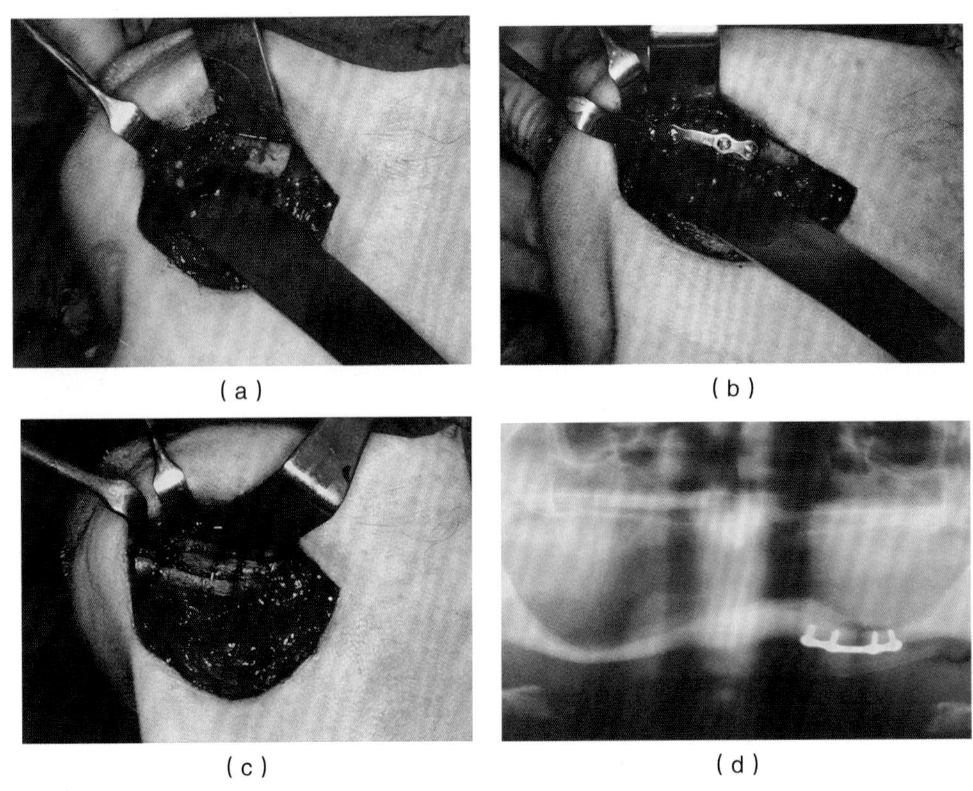

图 6.18 对厚度极薄的无牙颌下颌骨进行骨移植。(a) 暴露左侧下颌骨体部的骨折位点。(b) 借助一枚较小的微型接骨板进行复位和对齐。但这无法达到有效的稳定固位，因为螺钉只能浅浅地固定在厚度较薄的萎缩的骨组织中。(c) 将劈开的肋骨移植在下颌骨的上表面和下表面，在适当的地方用聚对二氧杂环己酮可吸收缝线环绕下颌骨紧紧地固定住。(d) 术后的全口曲面体层片显示，借助肋骨移植可实现骨折的复位和固定（在下颌骨下缘可见微弱的显影）。愈合十分顺利

折治疗需求而出现的，但由于需要开辟第二术区，似乎看起来手术创伤较大。不过在实际操作中，其手术创伤比预想的要小很多。而且这一方法可以实现很好的治疗效果，即使在最不理想的无牙颌下颌骨骨折中也能实现良好的骨连接。通过细导管将布比卡因输注到取骨区，可以大大减少术后取骨区的不适感。由于进行了骨移植，在骨折痊愈后，下颌骨骨折区的骨体积会有所增加，可以帮助义齿实现良好的固位效果。对于任何存在明显骨不连风险的无牙颌下颌骨体部的骨折，均可使用这一方法进行治疗。

间接固定

口外固定也可用于无牙颌下颌骨骨折的治疗，其治疗方法与有牙颌下颌骨骨折的治疗相一致。这一方法偶尔用于治疗一些由肿瘤造成的病理性骨折，或是大段的粉碎性骨折，特别是涉及颏正中的骨折。然而，接骨板技术出现以来，这一方法已很少使用，只具有历史价值。

使用 Gunning 型夹板进行颌间固定

这是另一个被现代的接骨板技术所取代的治疗方法，但是为了本书叙述的完整性，还是在这里进行相应介绍。历史上，Gunning 在 1866 年首先使用这种牙弓夹板，他将一块硬橡胶覆盖在天然牙上作为夹板来治疗有牙颌的下颌骨骨折。无牙颌下颌骨的牙弓夹板与之类似，类似于两个咬合垫组合在一起形成一个整体。

Gunning 型夹板所采取的形式是将全口义齿进行改良，把适当位置的磨牙区设计成咬合垫的形式，在切牙区的适当位置留有一些空间来帮助进食。它的固位方式是用结扎丝或螺钉环绕下颌骨和上颌骨进行固定，然后将两块牙弓夹板用金属圈或弹性绷带连在一起，起到颌间固定的作用（图 6.19）。

这一方法的效果并不太理想，只是曾经用于一些简单的骨折，现在几乎已经废用。一般口内固定 4~6 周后，Gunning 夹板的卫生状况会变得极其恶劣。由于夹板的内表面

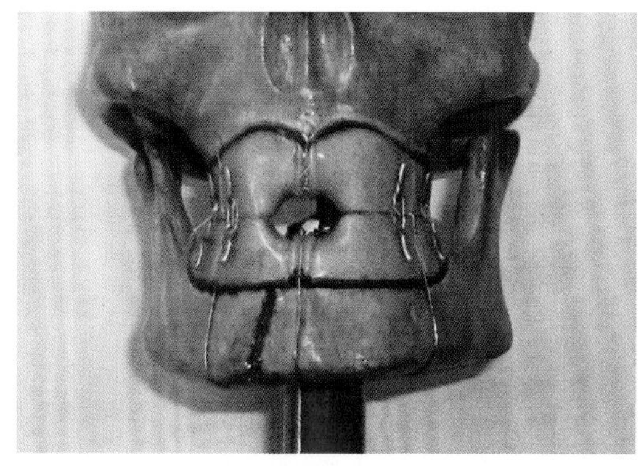

(a)

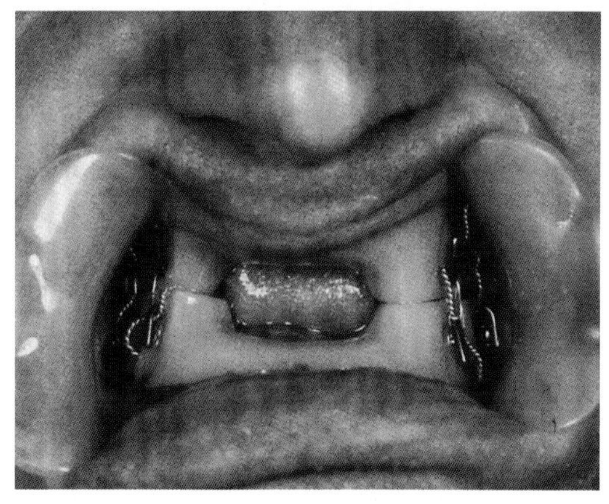

(b)

图 6.19　既往，许多无牙颌下颌骨的骨折采用了闭合性复位的方式，并用 Gunnings 型夹板进行固定。这一方法目前已不再使用，在这里阐述只是对历史进行回顾。(a) 模型展示了夹板如何进行放置，并在相应的位置如何进行环下颌骨和穿骨结扎。(b) 临床上的应用

极不贴合，食物残渣会黏固在夹板的内表面以及口腔黏膜上。这使得患者的口腔容易受到白假丝酵母菌的感染而罹患口腔炎，并且口内的结扎丝也会戳进组织而引发感染。作为固定的一种方式，Gunning 型夹板的治疗效果很差。特别是当下颌骨的厚度很薄时，Gunning 型夹板很难对骨折进行固定。

无牙颌下颌骨的骨折：小结

（1）对于无牙颌的下颌骨而言，下颌角和下颌骨体部的骨折更需要进行复位和固定，同时应恢复牙齿承托区的连续性和形态，并避免出现面部畸形。

（2）破坏骨膜的血供会有骨不连的风险，所以在复位过程中应尽可能保护骨折处不被过多暴露。许多非移位性骨折通常不需要积极的治疗。

（3）Gunning 型夹板作为一种治疗方法目前已经很少使用。

（4）最有效的接骨板是非加压式小型接骨板。开放性复位和直接骨折固定术是最适于患者的治疗方法。要尽可能避免使用颌间固定。

（5）当下颌骨体部的厚度小于 10mm 时，骨折的治疗将十分困难，并且容易发生骨不连。要记住，对于年老或虚弱的患者，稳定的纤维连接也是可以接受的。

（6）对于下颌骨厚度极薄的患者而言，采用保守的方式进行复位和固定，难于获得满意的骨折愈合效果。在这种情况下，如果患者的身体条件允许，尽可能采用自体骨移植的方法进行治疗。

（7）即便有上述治疗原则，但复杂骨折的最佳治疗方法目前仍存争议，现有的文献报道也矛盾迭出。一项在 2007 年对这一问题进行的 Cochrane 数据回顾研究发现，并没有充分的证据可以确定一种最佳的治疗方法。因此，治疗的选择要基于临床医生的经验，要视具体情况而具体分析。此外，建议进行细致的随访。

粉碎性和复杂的下颌骨骨折

目前，颌面外科中绝大多数创伤较小的下颌骨骨折均采用口内入路植入小型接骨板的骨折固定术。从概念上讲，这一形式的骨折固定术采用的是单层骨皮质固定的方法，通常被称作“负载负担”。这意味着在随后的修复中，骨折处部分力量的承载是由骨组织本身承担的，并不完全由接骨板和螺钉承担。因此，在骨折断端会发生一些轻微的移动。这本身并不是一件坏事情，骨折区承担小部分的负载力可以促进“微小移动”的发生，而微小移动本身又可以进一步促进愈合。只有当骨折区承载力量过大时才会出现问题。当一种骨折无法以“负载分担”原则进行治疗时，就称其为复杂骨折。这包括一些病理性骨折（如骨转移癌）和严重创伤性骨折。

较高能量的创伤导致的下颌骨粉碎性骨折是一类很难处理的骨折，如果治疗不当会引起很多并发症。广泛的粉碎性骨折，如因高速投射物致伤的，可累及大面积的下颌骨区域。可令人惊讶的是，在强壮肌肉附着的位置，例如下颌升支和下颌角，粉碎性骨折段的移位也许并不明显。这是因为破碎的骨折块位于肌肉的附着点处。由于肌肉收缩，较小的骨折块会被牵拉很远，而较大的粉碎性骨段就会保留在原有相对不变的位置上。在受撞击时，绝大部分的能量会作用到软组织上，造成软组织极大的损伤，因此大多数的粉碎性骨折也是开放性和污染性的骨折。

严重的粉碎性骨折会产生许多骨折块，通常体积都很小，如果不使用大量的接骨板则很难实现固位。在复位时，要尽量维持小骨块的软组织附着，少做大范围的剥离，但这会增加对小骨块进行夹持和操作的难度，也存在术后松动和坏死的风险。这些不利因素带来了骨块坏死、死骨形成、骨不连和感染等情况的发生风险，有时候甚至会出现骨缺失。想要治疗成功，需要保证适当的固位、骨折块的血供良好以及预防感染。

传统上，复杂的粉碎性下颌骨骨折通常需进行闭合性治疗，从而避免剥离骨膜，也就避免了骨组织的坏死。然而，即使患者在临床上有很好的治疗效果，这些方法也不能保证所有骨折块都能达到稳定的固位。近年来，更提倡采用开放性复位和坚固内固定的方法进行积极的治疗。一些研究认为如果能保证固位牢靠，维持小骨块的骨膜附着并不如保证骨折块稳定固定重要。

治疗成功有以下两个必要的因素：

（1）固位需能完全承担负载；

（2）骨折处必须达到绝对的稳定。

为了实现这些因素，可以将很小的骨折块去除，并采用游离骨移植的方式进行固定，从而实现快速的骨愈合并降低感染的发生率。

因此，治疗粉碎性骨折时，需要尽最大可能地保持软组织附着和骨块的血供，以及保证骨块的稳定性，无论使用颌间固定技术、颌骨外固定技术，还是使用应力负载式的骨折固定术都必须满足上述要求（图 6.3）。有一些医生希望采取一些折中的方法，例如使用小型接骨板，并尽量少剥离骨膜，同时辅以拉力螺钉和颌间固定来治疗颌骨粉碎性骨折。但令人遗憾的是，减少骨块的软组织剥离和使用多枚小型接骨板固定不可能同时实现。

高能量的冲击伤，例如爆炸伤，一般建议在数天或更长的时间之后再进行治疗。这样医生就能轻易地辨别出一些失活的组织，并在修复过程中将其切除。在高能量损伤时，只要能够保证气道的安全并有效止血，伤员就不会有生命危险，可以等待进一步影像学检查的结果，确定骨折的范围后再进行确定性治疗。在等待影像学报告的时间里，可以给患者进行临时的颌间固定或者颌骨外固定（高能冲击伤的治疗方法将在第 10 章进行详细阐述）。

下颌骨骨折治疗方法的影响因素：小结

对于下颌骨骨折，有一系列的相关因素决定着治疗方法的选择。这里将其中一些因素列举如下：

（1）骨折类型；

（2）医生的能力；

（3）可利用的医疗条件；

（4）患者的一般身体状况；

（5）是否存在其他部位的损伤；

（6）局部受伤和感染的程度；

（7）伴有软组织损伤或缺失。

最简单的治疗方法并不一定是最好的，颌面外科医生需要进行多方面的技能培训，才能正确地治疗患者。对于颌骨进行直接的开放复位和固定，即便是固位并非完全稳定（可存在一些动度），其治疗效果也是很好的。进行切开复位内固定需要特定的临床技术和医疗条件。而且即便医生具备了临床技术，但有时可能会缺乏一些必要的手术器械，特别是在经济不发达的地区。此时要对治疗方法进行适当的选择，例如使用牙弓夹板和0.45mm不锈钢软结扎丝进行颌间结扎固定，也能成功治愈大多数的下颌骨骨折。这些传统的技术不应该轻易被抛弃。需要记住，下颌骨有牙区发生骨折，恢复咬合是第一要务，而且即使在牙列区部分进行颌间固定，也能在最后成功恢复咬合。

下颌骨的严重移位性骨折、粉碎性骨折、大多数的髁突骨折，以及厚度极薄的无牙颌下颌骨骨折的治疗都是相对复杂的。即使是临床经验最丰富的颌面外科医生，这些骨折对他们的技术也是极大的考验。对于任何一种类型的下颌骨骨折，所适用的治疗方法可能都不止一种，治疗方法的最终选择可能需要依靠以下这些因素：患者的一般身体状况、其他部位损伤的治疗时机、感染情况，甚至是手术室的医疗条件等。

推荐阅读

[1] Al-Belasy FA. A short period of maxillo-mandibular fixation for treatment of fractures of the mandibular tooth-bearing area. J Oral Maxillofac Surg,2005,63:953–956.

[2] Champy M, Lodde JP. Mandibular synthesis. Placement of the synthesis as a function of mandibular stress [in French]. Rev Stomatol Chir Maxillofac, 1976,77:971–999.

[3] Ellis E, Muniz O, Anand K. Treatment considerations for comminuted mandibular fractures. J Oral Maxillofac Surg,2003,61:861–870.

[4] Ellis E, Zide MF. Surgical Approaches to the Facial Skeleton. 2nd Revised Edn. Lippincott Williams and Wilkins, 2005.

[5] Schneider M, Erasmus F, Gerlach KL, et al. Open reduction and internal fixation versus closed treatment and maxillo-mandibulary fixation of fractures of the mandibular condylar process: a randomized, prospective multicenter study with special evaluation of fracture level. J Oral Maxillofac Surg,2008,66:2537–2544.

[6] Scolozzi P, Richter M. Treatment of severe mandibular fractures using AO reconstruction plates. J Oral Maxillofac Surg,2003,61:458–461.

[7] Van Sickels JE, Cunningham LL. Management of atrophic mandible fractures: are bone grafts necessary? J Oral Maxillofac Surg, 2010,68:1392–1395.

[8] Wittwer G, Adeyemo WL, Turbani D, et al. Treatment of atrophic mandibular fractures based on the degree of atrophy – experience with different plating systems: a retrospective study. J Oral Maxillofac Surg,2006,64:230–234.

第 7 章 面中部及面上部骨折的治疗

根据损伤模式的不同，面中 1/3 骨折的最佳治疗方法也有所不同。正如所有的骨折治疗一样，面中上部骨折的治疗也包括复位骨折块，并固定直至骨折愈合等内容。然而，并非所有的面中部骨折都需要在复位后进行固定。比如，大多数的鼻骨骨折和部分的颧骨复合体骨折，骨折复位后，不需要再进行切开固定就能保持骨折断端的稳定。

大多数的面中部骨折都会涉及鼻窦区。如果可能的话，要建议患者尽量不要用力擤鼻涕，因为这可能会导致术后皮下气肿，从而带来眼眶和面部软组织感染的风险（图 7.1）。个别时候，用力擤鼻涕还可导致眼眶的蜂窝织炎，对视力带来危害，甚至可能危及生命。虽然面中部骨折后的感染并不常见，但为了预防其发生，预防性使用抗生素也是非常普遍的。支持使用抗生素的医生认为窦腔内积血、复合性损伤、软组织血肿都会增加感染的风险。但是，目前仍然缺乏有力的证据支持，常规预防性使用抗生素依然是面部创伤治疗中一个有争议的话题。

与治疗下颌骨骨折相同，大多数面中部骨折最合适的治疗方法是开放复位坚固内固定术（ORIF）。虽然在某些特殊情况下，使用骨间钢丝结扎固定依然是一种有效的治疗方法，但多种半坚固内固定系统的出现使得利用钛板钛钉进行内固定成为面中部骨折主要的治疗方法。

面中部骨折通常需要进行手术复位，因此在讲解各种骨折的治疗技术之前，我们首先介绍面中部的手术入路。对于面中上部骨折，有多种颌面部切口可以进行充分的手术暴露，但每一种切口都应考虑到对面部容貌的影响。根据骨折的类型，这些切口可以单独使用，也可联合使用。在实际操作中，有可能需要暴露面中部的下份、中份和上份，这依次对应于上颌骨、颧骨复合体和眼眶及额鼻区的显露（表 7.1）。

面中部及面上部的手术入路

有时候，患者已存在的面部伤口就可以提供合适的面部手术入路，但是精心选择的手术切口通常会提供最好的暴露。在外伤后

Fractures of the Facial Skeleton, Second Edition. Michael Perry, Andrew Brown and Peter Banks.

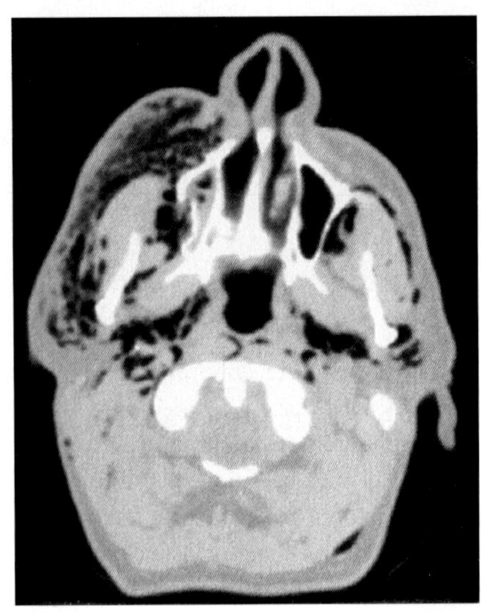

图 7.1 轴位 CT 扫描显示面部软组织广泛积气（外科气肿），这是由于鼻窦骨折后用力擤鼻引起的

一段时间内，组织往往会有严重的肿胀，因此外科手术一般最好延迟到肿胀消退后再实施。特别是存在严重的水肿时，由于组织的肿胀和正常手术参考平面的丧失，此时要采用美容切口入路有效治疗眶周和鼻筛骨区域的骨折是相当困难的。

上颌骨手术暴露的切口入路

前庭沟切口入路

口腔前庭沟切口，首先切开覆盖于牙槽突表面的非角化黏膜，再切开骨膜，并在骨膜下剥离翻瓣，可充分暴露上颌骨的前面。如仅需要暴露上颌颧牙槽支柱，采用相对局限的单侧入路即可；而从一侧磨牙到另一侧磨牙的前庭沟切口则可以暴露从 Le Fort Ⅰ水平到眶下缘（图 7.2）的整个上颌骨。但由于组织水肿和骨折段的移位，在进行骨膜下剥离时可能比正常稍困难。在颧骨和 Le Fort 骨折中，经常会见到上颌窦壁和颧上颌支柱的粉碎骨折，在手术分离过程中会因为骨膜剥离而导致一些小骨块的游离丢失。当使用小型钛板固定时，需要考虑到这些情况。

表 7.1 面中部和面上部骨折的手术入路

1. 上颌骨手术暴露的切口入路
a. 前庭沟切口入路
b. 腭部切口入路
c. 面中部脱套切口入路
2. 颧骨复合体及眼眶手术的切口入路
a. 眶上外侧缘显露
眉弓外缘入路
上睑皱襞入路
延伸的耳屏前切口
冠状和半冠切口（头皮瓣）
b. 眶外侧缘、颧骨体和颧弓的入路
外眦切口（“鱼尾纹”皱褶）
延伸的耳屏前切口
冠状和半冠切口（头皮瓣）
c. 眶下缘和眶底的暴露
睑板中间入路或眶下缘入路
睑缘下入路（下睑成形术的切口）
经结膜入路（伴有或不伴外眦切开术）
d. 眶内侧壁切口入路
鼻旁切口入路（Lynch 切口）
经泪阜切口入路(可联合或不联合经结膜切口）
3. 额鼻区的手术入路
a. 局部皮肤切口（额部、鼻旁或鼻背）
b. 冠状翻瓣入路（双侧颞部头皮瓣）

腭部切口入路

在严重的面部外伤中可能出现上颌骨的中线分离。要想准确复位咬合关系，一定要意识到这一点。如果必要的话，可以通过一个小的腭部矢状切口在骨折处固定一枚短的小型钛板（图 7.3）。但由于骨折的移位，

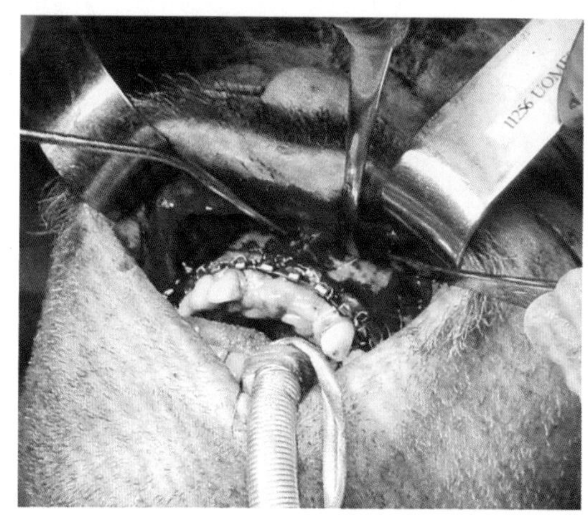

图 7.2　口内前庭沟切口入路用以暴露上颌骨的整个前外侧部分

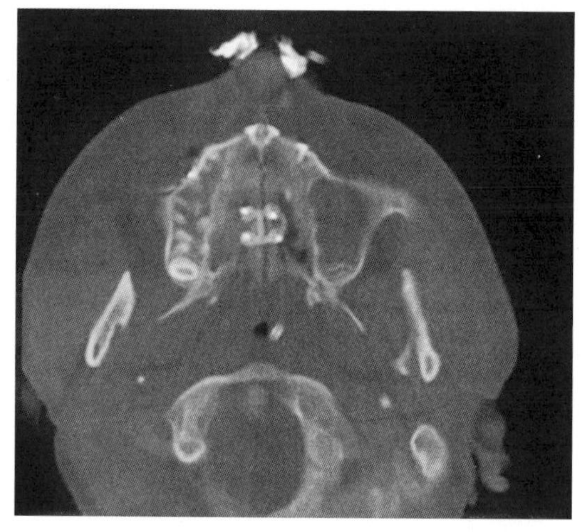

图 7.3　CT 扫描显示：用一枚 H 形微型钛板固定上腭中线处的骨折，以恢复上颌骨的宽度。此区域的手术既可以使用已经存在的腭部伤口，也可以选择腭侧切口入路。如果还需使用前庭沟切口进行骨折固定，就应注意避免进行完全的腭侧牙龈黏膜切开和翻起较大面积的腭侧黏骨膜瓣，否则将影响上颌骨血供

腭部黏膜经常会被撕裂。理想情况下，切口应该在骨折的一侧，以尽量减少鼻瘘的发生。注意最好避免使用较长的腭侧牙龈黏膜切口来掀起腭侧的黏骨膜瓣，因为当联合使用前庭切口时，这会严重影响上颌游离骨段的血供。

面中部脱套切口入路

该手术入路在面部创伤中很少使用，但有时也可用于 Le Fort Ⅱ型骨折的暴露。该方法结合口内前庭沟切口与鼻部的下半部分的脱套，使整个上颌骨包括鼻骨都能充分暴露。与鼻整形术中一样，此切口同样要在鼻翼软骨与鼻外侧软骨间做双侧软骨内的切口。此切口沿外侧软骨和鼻骨表面翻起皮肤，然后沿着鼻中隔软骨做一条贯穿的横行切口并向背侧和尾部延伸，以分离鼻小柱。然后做口内前庭切口暴露鼻棘和梨状孔，分离粘连在这些结构上的鼻腔黏膜，暴露上颌骨前部并与鼻内的切口相连。向上牵拉软组织，进一步做骨膜下分离至眶下缘，这样就可以将面中部中份的骨质完全暴露。在手术结束时，一定要对鼻内切口进行仔细的缝合，并应用鼻模来减少血肿的形成。

颧骨复合体及眼眶手术的切口入路（图 7.4）

眶上外侧缘（颧额缝）的手术入路

眉弓外缘入路

这种入路在颧骨骨折内固定中能直接显露颧额缝，但因为可能产生皮肤瘢痕而越来越不受欢迎。此切口没有一个准确的位置，它通常位于眉毛的外 1/3 的上方（图 7.5），但也可以位于眉毛内或紧贴眉毛下缘。与一般想象的相反，将此切口放在眉毛之内可能会形成更明显的瘢痕，因为眉毛内的切口会增加毛囊损伤的风险。切开皮肤后，可以采用锐性和钝性分离法，来暴露眶上外侧眶壁的骨折部位。对于结构完整的额骨颧突，可以直接切开骨膜，并在骨膜下做向外侧的分

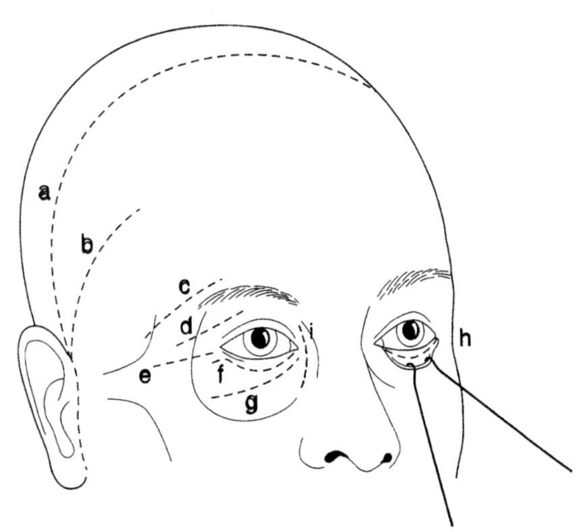

图 7.4　示意图显示了颧眶区手术使用的各种切口。（a）冠状或半冠切口。（b）延伸的耳屏前切口。（c）眉弓外缘切口。（d）上睑皱襞切口。（e）外眦切口。（f）睑缘下切口。（g）睑板中间切口。（h）经结膜切口。（i）鼻旁切口

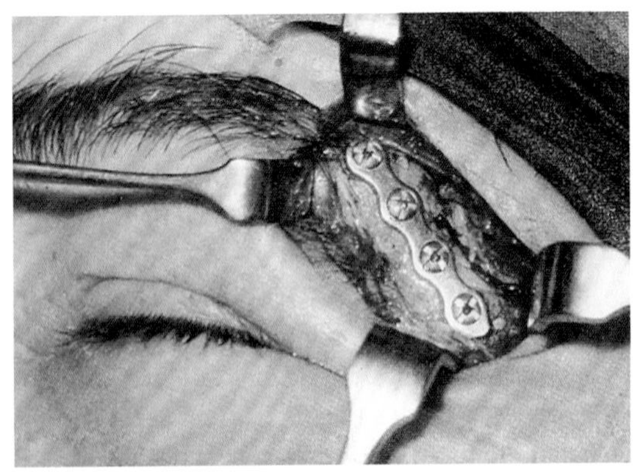

图 7.5　通过位于眉毛下缘的眉弓外侧缘切口可直接到达颧额缝区。不过此切口可能会遗留较明显的皮肤瘢痕，在年轻人中尤其如此

离暴露颧骨的额突。如果颧额缝骨折断端是分离或错位的，可采用锐利的剪刀尖进行探查和分离，这样能更方便地找到骨折错位的颧骨额突。

上睑皱襞入路

虽然眉弓外侧缘切口往往能够愈合良好，但有时也会遗留明显的瘢痕，特别对于年轻人而言，瘢痕可能更明显而无法接受。上睑皱襞入路（有时被错误地称为“上睑成形术”切口）能很好地暴露颧额缝，同时也能达到比较好的美容效果。此入路的皮肤切口位于眶上外侧缘的上睑凹陷处（图 7.6）。由于上睑皮肤固有的移动性，因此操作时可以将此处的软组织向外侧牵拉，然后在皮下进行分离直至骨面。

眶外侧缘、颧骨体和颧弓手术的入路

外眦切口

眶外侧缘的下部及颧骨体部常常会发生粉碎性骨折。在这种情况下，可以选择一种合适的眼外侧皮肤皱襞（鱼尾纹）切口来充分暴露骨折部位。然而在临床上，更常见的是将此切口与睑缘下切口或穿结膜切口联合使用，这样能对眶下外侧壁及颧骨体部进行充分的暴露。

延长的耳屏前切口

可以通过延长的耳屏前切口获得整个颧弓和眶外侧壁的暴露（图 7.7）。此切口是

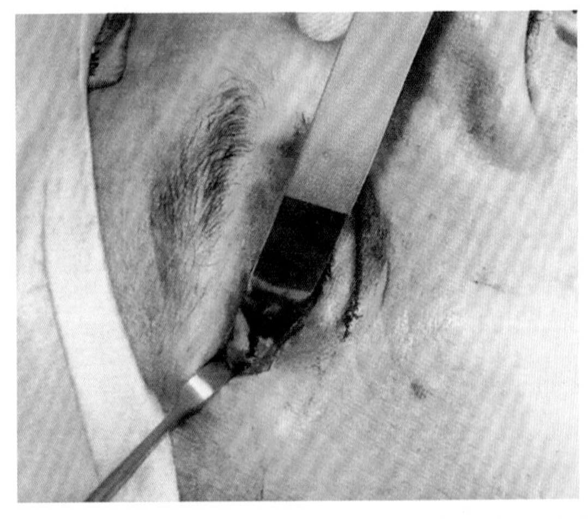

图 7.6　通过上睑皱襞切口暴露右侧颧额缝处的骨折。此处软组织较为松弛，可进行较充分的牵拉来暴露骨折区，而瘢痕也很轻微。图片经 Springer Science+Business Media 允许引用

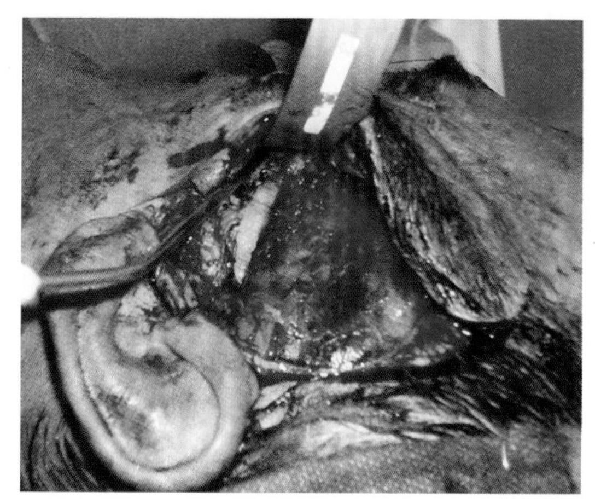

图 7.7　延长的耳屏前切口可以暴露左侧颧弓和左眼眶下外侧缘的骨折部分。图片经 Springer Science+Business Media 允许引用

将短直的耳屏前切口与发际内向上延伸的颞部弧形切口连在一起形成的。皮肤切开后，沿颞深筋膜浅层翻瓣，在颧弓上方约 2cm 处颞深筋膜分为两层，一层到颧弓的外侧，一层到颧弓内侧。两层中间有大量的疏松结缔组织和脂肪。因为面神经的颞支位于颧弓的外侧、颞深筋膜浅层的表面，因此为了避免损伤面神经的颞支，解剖分离应该在这两层筋膜之间进行。到达颧弓以后，在颧弓偏内侧切开骨膜，再沿骨面剥离以暴露颧弓或眶下外侧。如果要更好地暴露颧骨体部，可能需要更加延长的耳屏前切口，以利于更好地向前牵拉组织进行暴露，或者应该考虑使用半冠切口（见下文）。

眶下缘及眶底的暴露

通过在下眼睑做切口来对眶下缘进行手术暴露，绝不是只有一种固定的标准操作方法，有些专业术语也可能会让人感到困惑。此处的皮肤切口可以放在不同的水平进行，皮下的分离可以在眼轮匝肌的浅层进行，也可以在深层进行（图 7.8）。

从某种程度上说，下睑切口操作的具体细节主要与医生的个人偏好有关，但也需要考虑一些基本因素。

（1）眼睑的皮肤非常薄，需要特别小心以避免皮肤撕裂及皮瓣的挫伤，在分离眼轮匝肌时，如果操作的层次过浅，可能会增加这种风险。

（2）切口应该被设计在眼睑皮肤内，如果设计的皮肤切口过低达到了面颊部皮肤，就会造成无法接受的瘢痕。

（3）采用眼轮匝肌深面的入路，可以减少暂时性或永久性睑外翻的风险。

（4）有报道称，将皮肤切口、眼轮匝肌切开处和骨膜切开处放在不同的平面，既有利于骨折修复，也可以防止瘢痕的挛缩。

（5）切开骨膜的时候，切口最好应该在眶下缘的前下部进行，以避免眶隔沿着眶下缘的嵌入。打开眶隔将导致严重的脂肪疝出，会影响手术操作和手术效果。

（6）伤后的组织水肿和眶周的血肿将使正常的组织层次变得模糊，使手术分离更加困难。如果可能，建议将手术延至肿胀消退后再进行。

睑板中间入路

对于经验较少的外科医生来说，这可能是最简单方法，并且对于成人眼睑而言，这种手术入路几乎不会留下可见的瘢痕。睑板中间切口位于下睫毛边缘与眶下缘中间的一条自然皱襞上（图 7.8a）。皮肤切开时，要以斜切的方式设计切口，先从内侧靠近睑缘处切开皮肤，再向外侧沿弧形切开，这一点很重要。这样切开有利于淋巴液的回流，从而可防止下眼睑长时间的淋巴水肿。切开后

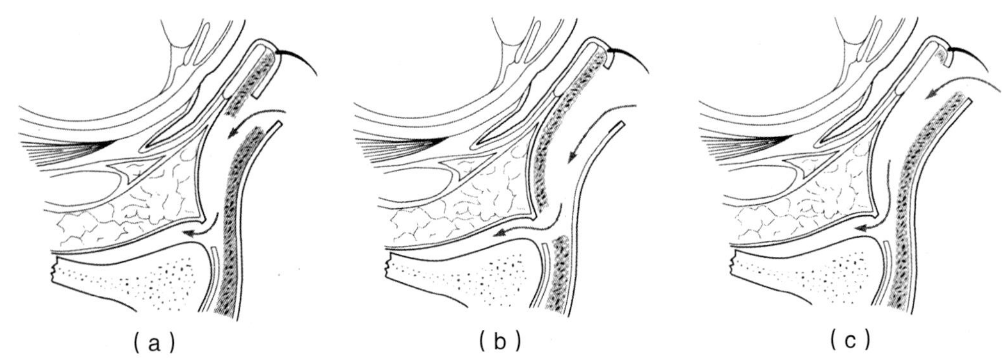

图 7.8 示意图显示采用下睑皮肤切口到达眶下缘的各种方法。（a）睑板中间切口入路，于眼轮匝肌的深面进行分离。（b）睑缘下切口入路，于眼轮匝肌的浅面进行分离。（c）睑缘下切口入路，在眼轮匝肌深面进行分离

先进行皮下分离，然后在略低的位置切开眼轮匝肌，接着在眶隔表面分离，再切开骨膜到达眶下缘。

睑缘下入路

睑板中间入路会造成一定程度的术后水肿，以及一些影响美观的问题，但睑缘下切口可以基本上避免这些风险。睑缘下切口有时又被称为下眼睑整形术切口（去眼袋手术切口）。切口被设计在下眼睑游离缘下 2~3mm 处的皮肤皱襞上（图 7.8b, c）。切开皮肤后，在眼轮匝肌的浅面小心的分离，然后在较低的水平切开眼轮匝肌并继续分离。在眶隔浅面进行短暂的分离后就可以暴露眶缘的前部，然后切开骨膜、翻起骨膜瓣。这种方法的一个优点是它可以沿外眦的皮肤皱襞横向外侧延长，不仅能暴露眶底，而且还能暴露眼眶外侧壁、甚至颧骨体。但是从技术上讲，睑缘下入路要比睑板中间入路更困难，而且据报道术后下睑外翻的风险更高。其原因可能与眼轮匝肌浅面的皮肤在术中被广泛剥离有关，而并非是因为将切口放在了眼睑处。大多数患者术后睑外翻都能随着时间有所改善，因此至少在术后 6 个月内不应考虑实施矫正睑外翻的手术。

经结膜入路

通过下眼睑穹隆部的穿结膜切口最明显的特点是没有可见的瘢痕，同时能避免损伤眼睑皮肤。这种方法开始应用于眼睑成形的美容手术，后来被用于颅面手术和治疗眶骨骨折。此入路的组织分离过程可以在眶隔后进行（这种方法操作较简单），也可以在眶隔前进行。后者能避免眶内脂肪组织进入术区（图 7.9）。

单纯的穿结膜切口对于眶下缘的显露是有限的，因此有的医生并不喜欢这一切口。但穿结膜切口联合外眦切开术就能实现广泛的眶下缘暴露，可用于暴露眶下缘、眶底、眶外侧壁及外侧缘，甚至颧额缝处的骨折。如果预计需要同时在颧额缝处及眶下缘进行直接固定，穿结膜切口联合外眦切口就是一种非常好的手术入路。其主要的优点是可以避免下眼睑的皮肤和肌肉的切开，同时术后睑外翻和睑内翻都比较少见。

如果先切开外眦，可使下眼睑变得更松弛，更容易切开结膜。术中可用一把锋利的眼科剪，将其尖端置于外眦穹隆的皱襞处，

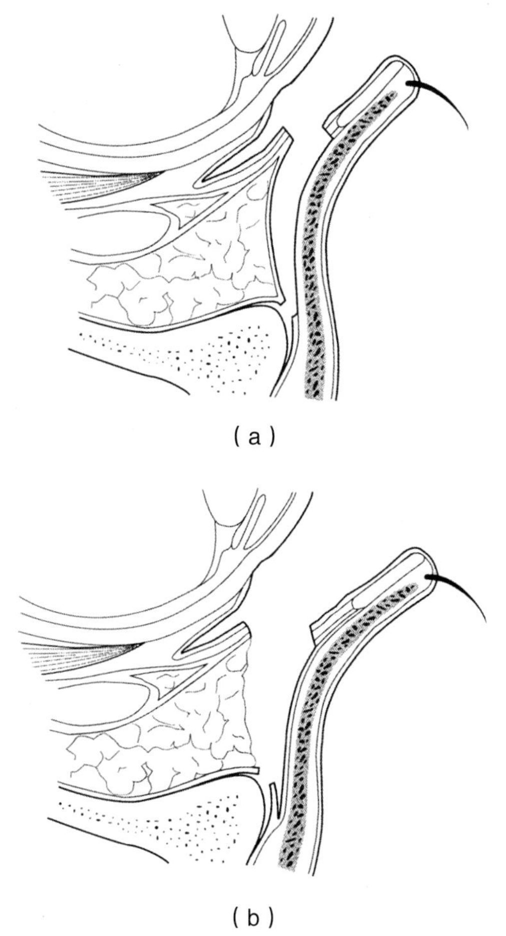

图 7.9　经结膜切口入路到达眶下缘。(a) 在眶隔前分离以尽量减少眶内脂肪疝出到术野。(b) 在眶隔后分离，这在操作上更容易

向外剪开此处的皮肤和黏膜，形成一个整齐的大约 5mm 的切口（图 7.10a）。

然后通过牵引缝线或皮肤拉钩翻开下眼睑，再注射少量含肾上腺素的局部麻醉药，然后在距睑板下方 2~3mm 处切开泪小点到外穹隆处的结膜和眶隔。操作时，在眶隔前平面从外侧向内侧潜行分离要比在结膜内分离更容易操作（图 7.10b）。一旦结膜组织被切开，可以使用牵引缝线将其向上牵拉(图 7.10c），然后向下分离切开眼轮匝肌到达眶缘。接着切开骨膜，广泛剥离眶底和眶外侧壁的骨膜以充分暴露眼眶的下壁和外侧壁(图 7.10d）。

手术结束时，眶下缘的骨膜可以用较细的缝线进行简单缝合。睑结膜的缝合不一定是必需的，而且还可能加重术后的结膜水肿。但是，必须注意要缝合好外眦部分。应采用细的缓慢可吸收缝线缝合外眦韧带，然后使用两针细线对上下眼睑交接处进行对位缝合。外眦切开术的皮肤切口的边缘通常会被动地贴合在一起，因此只需一两针缝合或使用皮肤胶带关闭切口（图 7.10e）。外眦切口缝合时一般不需要将外眦韧带悬吊于眶外侧骨缘上，但如果手术时经结膜切口与冠状切口联合使用，并导致了眶颧区骨膜的完全剥离，就需要进行外眦韧带的悬吊。

眶内侧壁切口入路

鼻旁切口入路

眶内侧壁经典的直接手术入路是鼻旁切口，这是一个在眶内侧壁和鼻背之间、位于上颌骨额突上方的小的弧形切口（Lynch 切口，图 7.4i）。切开后，通过牵拉内眦结构和泪囊向外下移位，并进行骨膜下剥离就可以显露眶内侧壁。术中可以用烧灼止血的方法切断筛前动脉，可有助于术区视野的广泛暴露。但这种切口的主要问题是，术后由于继发挛缩造成较明显的皮肤瘢痕。虽然有医生尝试用 Z 形改良法来减少术后瘢痕，但目前多数医生更倾向于使用经泪阜切口入路。

经泪阜切口入路

经泪阜切口可以单独使用，但更经常与穿结膜切口联合使用，以更好地暴露眶底和眶内侧壁。手术操作时，拉开靠近内眦角的

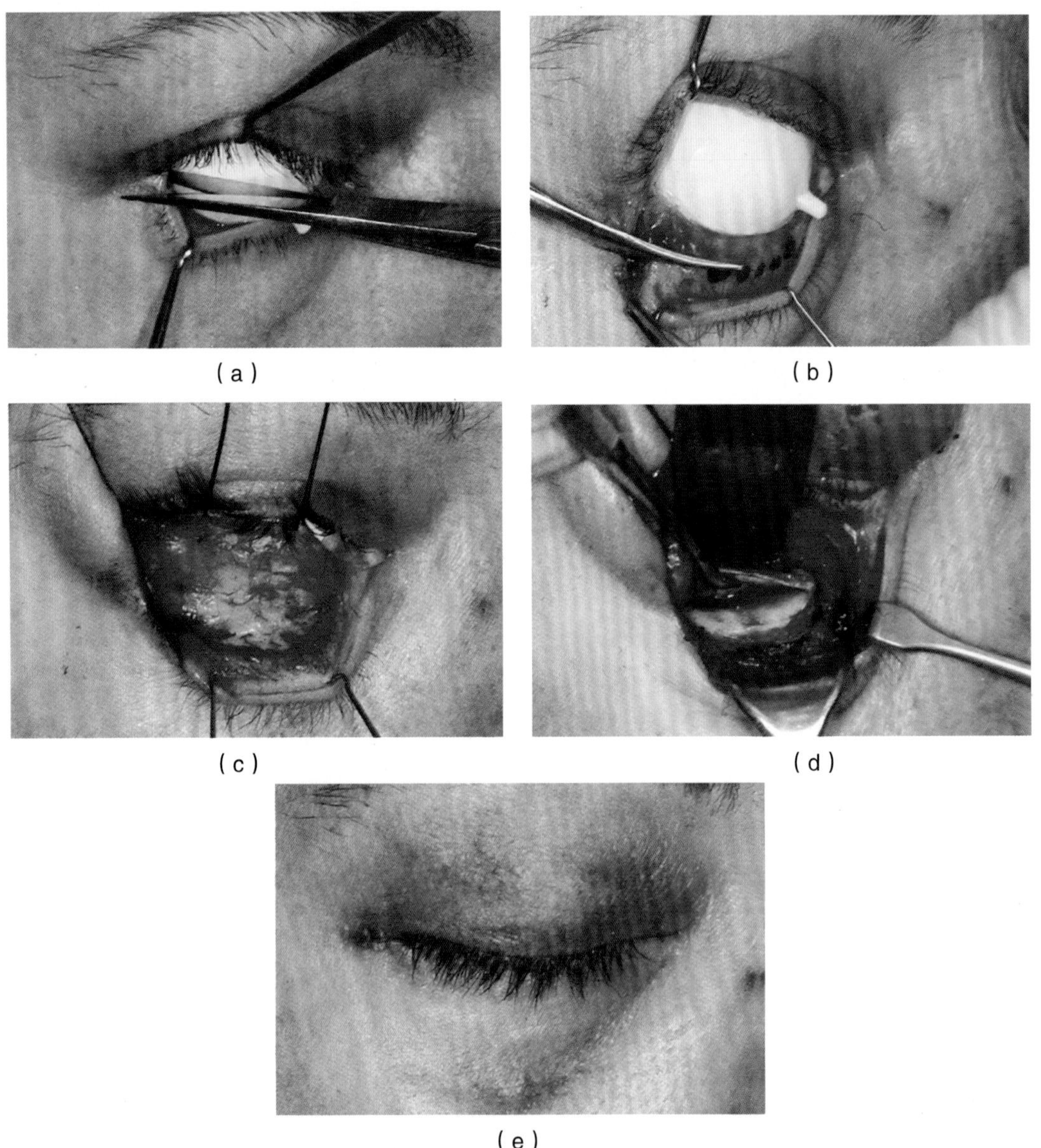

图 7.10　穿结膜切口 + 外眦切开入路来暴露眶下缘和眶底。注意术中应放置软眼壳来保护眼球。（a）在皮肤和外眦切开前将剪刀插入外穹隆。（b）潜行分离眶隔前平面，用剪刀沿着标记的线剪开结膜。（c）借助牵引缝线将结膜黏膜向上拉开。（d）在眶下缘隆起处切开骨膜，以暴露眶底。（e）用两根细的可吸收缝线缝合外眦切开的皮肤切口。图片由东格林斯特德维多利亚女王医院 Kenneth Sneddon 医生提供

上下眼睑后，再用细镊轻轻夹住泪阜并向外侧牵拉，可以显露内侧的半月皱襞。这样操作可使术区变平坦，以改善术区的视野。切口可以从位于泪点后方的泪阜前面开始，也可以跨过泪阜。用剪刀沿霍纳肌（眼轮匝肌泪囊部）的浅面钝性分离穿过眶周组织到达泪后嵴。沿眶内侧壁插入脑压板，牵开组织后手术刀切开眶骨膜，或者可以用剪刀尖沿泪后嵴剪开骨膜，再用小的骨膜剥离器小心剥离骨膜以暴露眶内侧壁。手术最后骨膜层通常

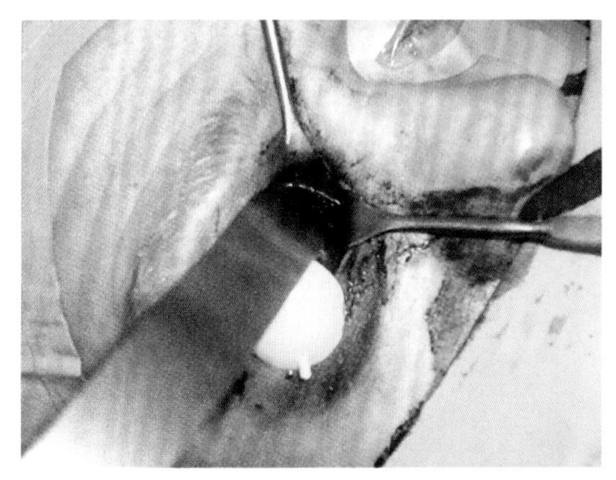

图 7.11　通过经泪阜切口暴露右侧眼眶内侧壁，并进行钛网修复。图片经 Springer Science+Business Media 允许引用

不需要缝合关闭（图 7.11）。结膜和泪阜区黏膜可以使用6-0可吸收线进行包埋式缝合。

额鼻区的手术入路

局部皮肤切口

有不少局部皮肤切口入路都可以暴露鼻背和额鼻区。常用的包括鼻背部 H 形切口，内眦区的 Z 形切口，前额至眉间的纵向切口，和起于一侧眉毛上方或下方、横过鼻背并到达对侧眉毛的 W 形切口（图 7.27）。除了会引起美观的问题外，这些切口都或多或少还存在暴露面积局限性的问题。如果骨折线较长，已经延伸到这些切口能暴露的区域以外，骨折的精确复位就非常困难。

冠状翻瓣入路

双侧颞部冠状头皮切口入路可以充分暴露整个面部骨骼的上部。目前这种入路在很大程度上已经取代了上面讲的局部皮肤切口，冠状切口可以非常好地暴露额骨、鼻筛骨区、眶上缘、眶外侧缘和双侧颧弓（图 7.12）。多年来，神经外科医生通常使用这种方法实施开颅手术，后来被应用于颅面手术和 Le Fort Ⅲ型截骨术。目前此入路已经成为一种治疗颅面外伤和其他复杂面部创伤的标准入路方法。

冠状切口位于发际线之内，侧面延伸到耳屏前区域，可以使面骨上部完全暴露。在男性患者中，考虑到后期发际线退缩的美观问题，手术切口更靠后，可以越过头顶。做冠状切口时，如果没有联合神经外科手术，就没必要剃光头，但是理短发还是有利于皮肤的切开和愈合。

切开头皮后，应在几乎不出血的帽状腱膜下的网状组织中进行剥离，一直剥离至骨折区域上方，再切开颅骨骨膜，在骨膜下剥离，从而显露面部骨骼的上 1/3。但在完全暴露眼眶和鼻筛窦区前，需用锋利的骨凿小心凿开眶上孔来游离眶上神经，游离后可以获得更好的暴露程度。此切口侧面的解剖分离方法可参照前文描述的暴露颧弓的耳屏前延伸切口的方法。

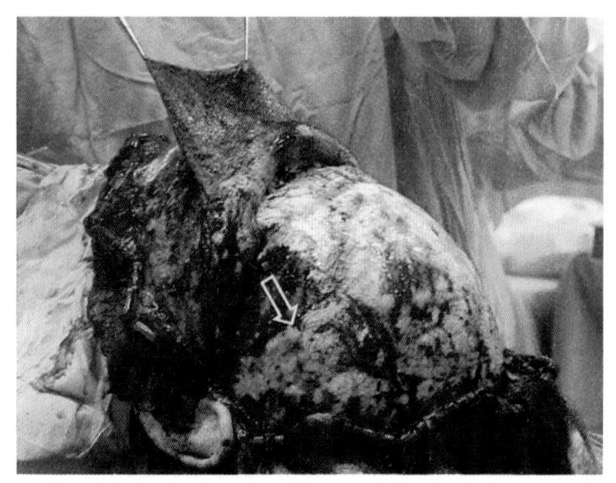

图 7.12　冠状切口翻瓣，暴露和固定眶 - 鼻 - 额骨骨折。术中分离制备颅骨骨膜瓣，用以保护和修复额部和前颅底。还要注意，颞深筋膜的斜切口（箭头），应切到颞肌表面后进行分离，以避免损伤面神经。图片经 Springer Science+Business Media 允许引用

在治疗额骨骨折和眶顶骨折时，采用的手术方法稍有不同，特别是需要联合行神经外科手术时。此时需要在一开始切开头皮后就从颅骨膜下进行翻瓣，这样可以获得更大面积的颅骨骨膜瓣，以防万一需要行硬脑膜修补，或是需要覆盖住前颅底的移植骨。冠状切口术后需放置引流，头皮需分两层缝合。

面中部骨折的治疗

鼻骨骨折

绝大多数的鼻骨骨折可以通过闭合式的操作复位和简单的夹板固定来治疗。一般建议在复位前最好等 5~10d 使肿胀消退，这样可以对鼻骨创伤进行更清晰的评估。

严重的鼻骨创伤通常由前方的高强度的冲击力导致，此时通常需开放性复位。严重移位的鼻 – 眶 – 筛骨折，通常还会伴有其他面部损伤，我们会在后面进行讨论。

鼻中隔软骨的膜下间隙出血有时候会导致鼻中隔血肿。这表现为鼻中隔上出现暗红色肿胀，通常在伤后 24~72h 内发生，可导致部分鼻腔阻塞。如果不做及时处理，会产生软骨感染导致鼻中隔脓肿，并有向颅内发展的风险。血肿或脓液引起的双侧软骨膜隆起可能会导致局部血管受压坏死，并造成软骨损伤和鼻中隔穿孔。如发现有鼻中隔血肿，应在局部麻醉下尽快切开引流。切开时在波动最大的地方切开黏膜，这样可以避免切到软骨，然后充分清除血凝块，同时伤口需冲洗干净。一些专家建议要切开一点黏膜和软骨膜、并放置引流，这样可避免切口过早愈合和积血再次形成。然后在鼻腔内做适当填塞，应用广谱抗生素抗感染，同时将脓液标本送培养。

复　位

移位很小的简单鼻骨骨折，可在局部麻醉下进行复位。但大多数外科医生更倾向于在经口气管内插管全身麻醉下进行，特别是对有严重畸形、鼻中隔骨折或是有后期出血风险的患者。鼻骨的复位是一项常用但也常被人低估的操作，如果处理不当，可能会导致畸形遗留。如果仅在急诊室或麻醉室进行简单的“快速复位”，其效果一般都不会很好，因此更仔细的评估很重要。如果不能将鼻中隔复位变直，即使在手术结束时鼻子看起来很直，也会容易导致后期的畸形复发。这可能是因为鼻中隔软骨有弹性的原因，也可能是因为鼻中隔软骨撕裂后创缘相互重叠导致形成常见的 C 形弯曲造成的。

一些简单的鼻骨骨折可以进行手指复位。但是较严重的鼻骨骨折需要使用鼻骨复位钳（Walsham 钳）或鼻中隔复位钳（Asche 钳）来处理。鼻骨复位钳的一侧钳端插入鼻腔，一侧在鼻外侧，夹住骨折的鼻骨及与上颌骨额突相连的鼻骨碎块进行复位。复位钳的钳端最好用橡胶或塑料管套住（图 7.13）。通过复位钳使骨折块复位到正确的位置，然后用鼻中隔复位钳将犁骨和筛骨垂直板复位整平，再用鼻中隔复位钳的两端从两侧夹住鼻中隔软骨，将其复位到犁骨沟。鼻中隔复位后可用一只手的大拇指和食指紧压两侧的泪骨和眶内侧壁，使鼻背缩窄。最后需要用细的吸管清理每一侧的鼻孔，以保证鼻腔的清洁，使患者有通畅的鼻气道。

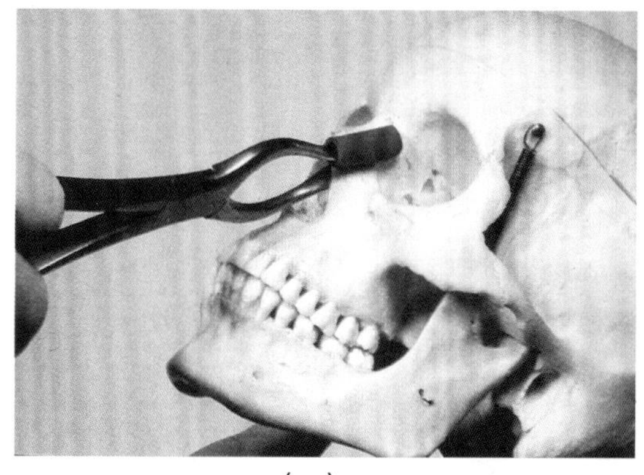

(a)

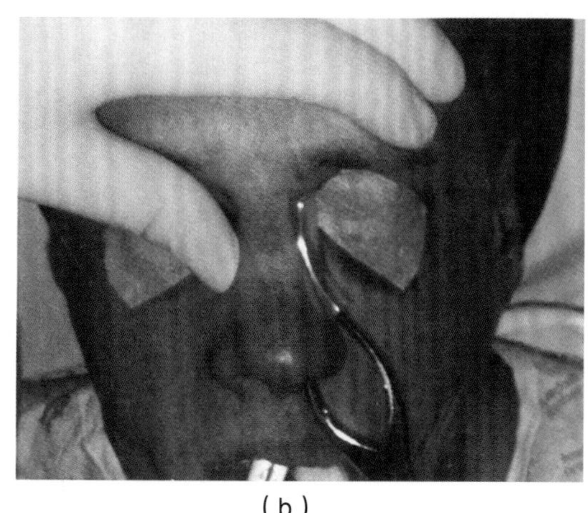

(b)

图 7.13　头颅模型（a）和临床病例（b）显示在鼻骨骨折复位中，鼻骨复位钳（Walsham 钳）的放置部位。注意钳端最好用橡胶管套住以保护皮肤。图片经 Springer Science+Business Media 允许引用

如果鼻骨骨折粉碎严重，可以通过大拇指和食指在鼻的两侧挤压、塑形、复位鼻骨，但这样进行骨折复位后很不稳定。鼻骨粉碎性骨折常常伴有鼻–眶–筛骨折，这一类骨折最好的治疗方式是开放性复位。

固　定

当鼻骨骨折移位较小时，复位后可能无须夹板固定。但是通常还是建议使用一些夹板固定。虽然目前有许多可定制的、弹性好的热塑夹板可供选用，但仍有一些外科医生使用石膏夹板固定。石膏夹板固定包括 6~8 层石膏绷带，修剪后可形成覆盖鼻背的石膏条，并跨过鼻背两侧，一直延伸到额部。

理想的夹板应该可以在原位成型，并固定在合适的部位，包括重要的内眦区域。当夹板固位后，可通过胶带横过额部和鼻背将其固定。24h 之内，可以进行轻微的鼻腔填塞，以利于止血。但是需注意避免过度填塞导致鼻骨的再次移位。

当术后一段时间鼻部肿胀消退后，最好更换更准确合适的新夹板来进行固定。鼻固定夹板一般总共保留 10~14d。夹板的主要作用是保护和维持已经充分复位的骨折段的稳定性。

对于单纯鼻骨骨折，一般不太提倡进行切开复位内固定术，因为闭合性复位和固定的效果通常都可以令人满意。当然对于某些复杂的鼻骨骨折，也可选择切开复位内固定，特别是鼻部有广泛撕裂伤的患者（图 7.14）。开放复位更适用于治疗较大范围的鼻–眶–筛骨折中的鼻骨骨折，这将在后面讨论。

颧骨复合体骨折

如果颧骨复合体骨折移位较小且未引起

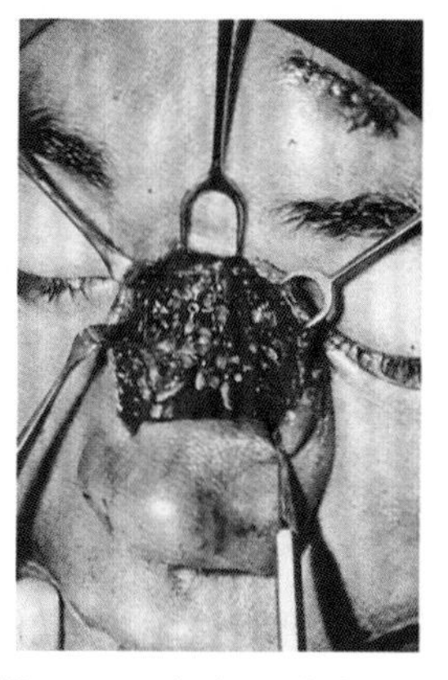

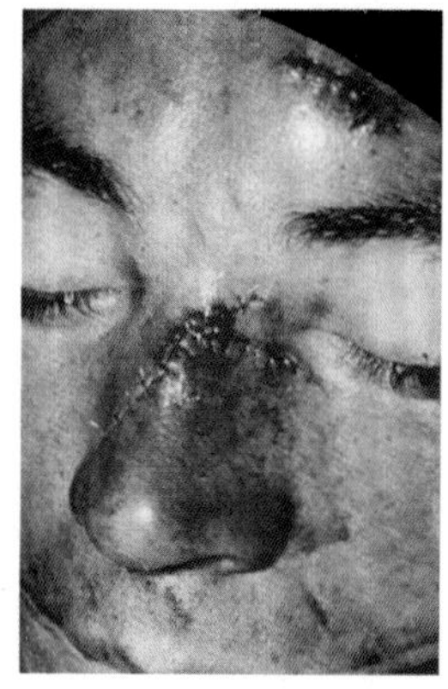

图 7.14　（a）通过皮肤的撕裂伤入路可以对粉碎性鼻骨骨折进行复位内固定。（b）鼻结构的重建和软组织的修复

临床症状，无须治疗。进行颧骨复合体治疗的适应证如下：

（1）为了恢复脸部的正常轮廓、改善面部美观以及重建眼眶以保护眼球；

（2）为了矫正复视；

（3）为了去除对下颌骨运动的干扰；

（4）眶下神经受压迫导致严重麻木和感觉异常。

有一些患者比其他人更在意面部外形而要求手术。也有少数的患者因年纪较大、手术风险较大，导致明显移位的颧骨骨折未能接受治疗。一般认为，在年轻的身体状况良好的患者中，即使很小的颧骨复合体移位，最好也能治疗以尽可能恢复面部轮廓并尽量减少后期的塌陷。

复　位

随着伤后时间的延长，移位的颧骨复合体的复位会越来越困难。如果需要让组织消肿再做手术，手术时机可最多延长到伤后10d。2周后，移位的骨折断端开始被瘢痕组织包裹，会对手术造成不利影响。但此时最好还是要尝试进行一期的手术复位，而不是进行二期的修复重建。实际上，在受伤后6周甚至更长的时间内，尽管手术难度会大一些，但仍能基本达到骨折的解剖复位。

许多颧骨复合体骨折在复位后未行固定也能保持稳定，特别是颧骨体部沿身体垂直轴向外侧或内侧的旋转移位且无颧额缝完全分离的骨折类型。近期的骨折比超过2周的骨折在手术后更易获得稳定。颧额缝完全分离或粉碎性骨折，复位后通常是不太稳定的。

颧骨骨折的复位可通过颞部入路、穿皮入路以及口内切口入路完成。

颞部入路

颞部入路（Gillies入路）是一种很常用的、直接的复位方法。此入路的解剖基础是：颞深筋膜附着于颧弓的表面，同时颞肌通过颧弓的深面附着于冠突和下颌升支前缘。因此，如果设计颞部发际线内切口、切开颞肌筋膜，这样使用器械就容易到达颞肌表面、颧骨的深面。这样颧骨和颧弓就能被抬高到正确的位置（图7.15）。

手术时，设计发际内一个长2cm的斜行

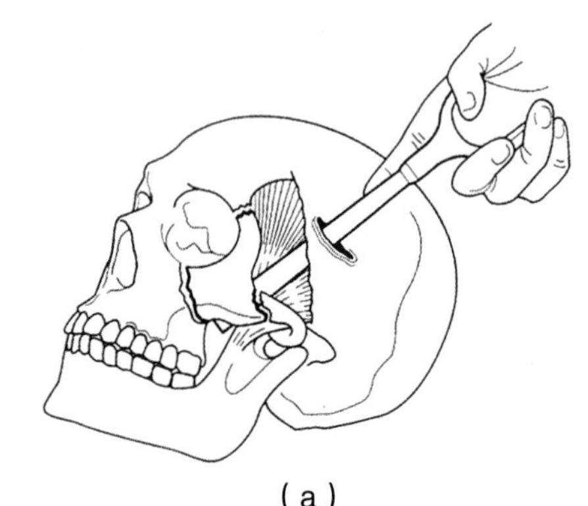

（a）

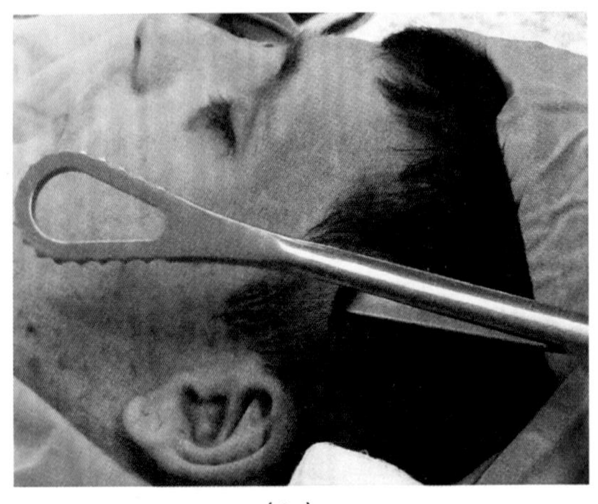

（b）

图7.15　颧骨骨折复位的Gillies颞部切口入路。（a）示意图显示颧骨复位的剥离器（Bristow剥离器）是怎样通过这个切口插入颞筋膜、经过颞肌表面到达颧弓内侧的下方的。（b）临床病例显示运用相同的方法操作Rowe剥离器来复位颧骨骨折。图片经Springer Science+Business Media允许引用

切口，切口应位于颞浅血管的分叉间。切开皮肤、皮下后暴露颞深筋膜、切开颞深筋膜浅层，然后使用 Rowe 骨膜剥离器或 Bristow 骨膜剥离器沿颞肌表面插入，直至置于颧骨的深面，向上抬起并复位颧骨。颧骨颧弓复位的位置是否合适可以通过对患侧眶下缘的触诊和对比健患侧的颧颊区突度来确定。在确认复位位置时，要注意应采用远离颧骨的参考点来判断两侧颧骨体的突度，例如采用眉间区域为参照来进行观察，因为在骨折临近区的眶周软组织肿胀可能会造成错误的判断。当达到满意和稳定的复位后，再分层缝合颞肌筋膜和皮肤。

Gillies 入路（颞部入路）是对颧骨进行间接复位最常用的方法之一，也有很多操作上的变化。此切口易于操作，且在复位颧骨颧弓复合体骨折时，在术中的各个阶段都能很好地控制骨折复位情况。

穿皮入路

这种快速的复位方法对于向内侧移位、无颧额缝分离的非粉碎性颧骨颧弓骨折最有效。医生们设计了许多末端带钩的器械来达到经皮复位的目的。沿眼外眦画一条垂线，沿鼻翼外缘画一条水平线，两线交界处就是将带钩剥离器插入的皮肤切口位置（图 7.16）。带钩器械的尖端紧贴颧骨体部下缘刺入，并勾住颧骨体部牵拉其复位。关闭伤口时，仅需一根细线缝合皮肤入口，且在伤口愈合后几乎无明显瘢痕。

口内切口入路

虽然此项手术技术有着较长的历史，但实际上并未被广泛应用（但在我国应用较为广泛——译者注）。口内切口位于上颌前庭沟至颧上颌支柱后方，切开黏膜后，用弯曲的骨膜剥离器穿过骨膜上方到达颧骨的深面。利用向前、向外的力量复位颧骨骨折。

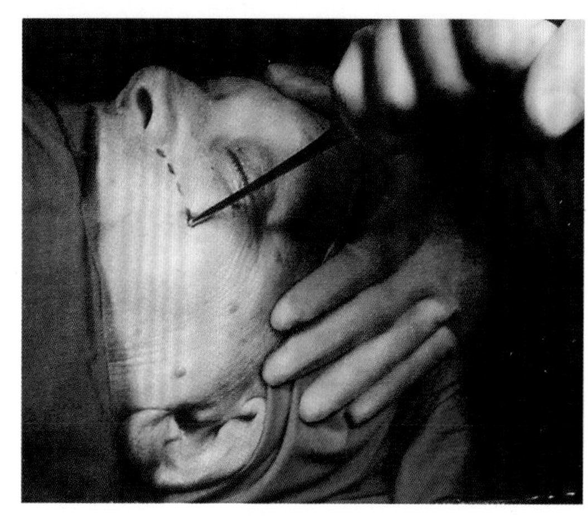

图 7.16　运用颧骨钩抬起左侧颧骨凹陷性骨折。皮肤穿刺点位于从鼻翼边缘延伸的水平线和从外眦延伸的垂直线的交点处。图片经 Springer Science+Business Media 允许引用

固　定

直接固定

由于前面描述的外科手术入路的使用以及直接骨接合的优点，导致大多数医生治疗面中份骨折都倾向于使用切开复位内固定术（ORIF）。ORIF 有很多优点，首先骨折的暴露可以提供精确的解剖复位。其次，利用钛板固定会使骨修复更稳定、医生更有信心。

虽然闭合性复位技术在治疗颧骨骨折方面也仍有重要作用，但使用 ORIF 则更是日益普及。ORIF 治疗颧骨复合体骨折的目的是至少复位固定一处颧骨支柱的骨折（当然最好能修复二个颧骨支柱的骨折），以达到抵抗咬肌和其他移位力的作用。而在颧骨复合体的闭合性复位中，这些移位力可能会导致复位后的骨段再次发生移位。

在治疗大多数单纯性颧骨骨折时，只要颧骨能基本复位，就应尽量避免暴露眶下缘，因为切开眶下缘可能会出现不必要的并发症，包括眶下神经损伤的风险以及术后的睑外翻等。而且眶下缘的骨折固定也是所有颧骨骨折固定部位中最薄弱的一个，对颧骨体的稳定作用不如其他几个部位（如颧额缝、颧牙槽嵴和颧颞缝）。然而颧骨复合体的骨折常常会累及眶底，如果有证据表明软组织嵌入了上颌窦或眶下缘错位明显，那么就必须暴露眶下缘，这样才能修复眶下缘骨折和眶底缺损。对于非常小的眶下缘骨折碎片，可采用较小的微型板进行固定，而钛网和专门设计的眶底板则可以用于眶底的修复。

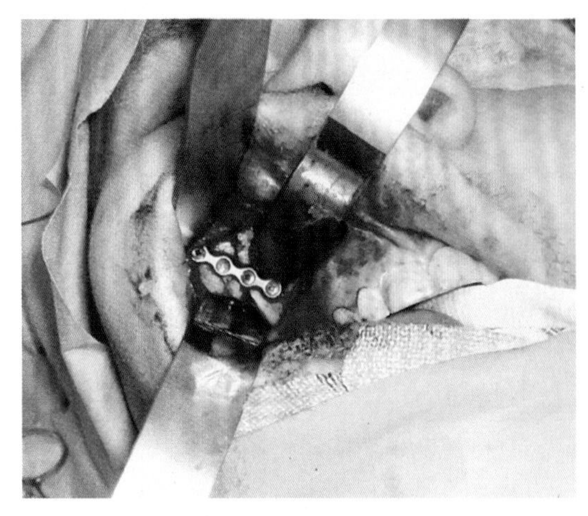

图 7.17　颧骨骨折颧上颌连接处的钛板固定。这是检查骨折复位准确性的关键部位，一定要避免出现任何方向的颧骨旋转和向内移位。图片经 Springer Science+Business Media 允许引用

手术中暴露和骨折固定的部位在某种程度上取决于骨折移位的类型。如果没有明显的适应证必须暴露眶底，那么采用口内入路在颧上颌支柱处放置接骨板固定来治疗颧骨骨折是最好的选择，同时根据情况也可以在颧额缝处固定接骨板（或者不固定，参考图 7.5）。在颧上颌支柱这种关键部位，应仔细检查复位的情况，尽可能保证复位的准确性，可用较强的钛板进行固定（图 7.17）。有时候虽然眶外下缘看起来似乎已经复位了，但颧骨整体仍然复位不理想，这可能因为颧上颌支柱出现了垂直向的旋转或向内侧的移位。这种情况，往往还意味着眶壁的后外侧复位不佳，从而导致眼眶外形和眶腔容积的重建失败。一些术后出现的眼球内陷，部分的原因就在于此。

如果从一开始就计划对颧骨骨折进行开放复位，那么通常采用先切开暴露颧额缝的方法来复位骨折。如果单凭此入路无法获得良好的效果，可同时采用 Gillies 颞部入路来进行更好的复位。有时可以在复位的颧额缝处先用一根钢丝临时固定，这样当暴露、复位颧骨其他骨折部位时，颧额缝还可以有一定的动度，更有助于精确复位。同所有骨折的治疗一样，颧骨复合体骨折复位需考虑到三维立体方向，第一个固定部位的错误将对其他部位的准确复位造成不良影响。

近年来，在颌面部区域，尤其是儿童颅面外科手术中，使用了可吸收的接骨板和螺钉。一些早期的文献曾描述了在颧骨骨折中使用这类接骨板的情况。尽管在动物模型中，可吸收接骨板和螺钉提供了与钛板相同的结果，但人们对它们在成人临床应用中的作用仍有疑问。从技术上来说，它们更难成形，而且需要二次攻丝，同时它们的体积较大，无法在眶下缘处使用。在理论上可吸收接骨板的优点似乎很明显，但与钛板相比，这些材料的真正优点仍有待证明，因此它们在面

部创伤中也并不常用。

间接固定

间接固定的方法可用于对移动明显的颧骨进行快速稳定，或被用作对直接骨间钢丝固定的加强，但起到的作用也有限。随着接骨板技术的发展，间接固定已经基本被认为是一种多余的技术了。这里提一下只是为了本书的完整性。

过去曾用于快速固定的一种方法是使用克氏针经上颌窦内固定颧骨。同样，也可以采用经鼻的方法，将克氏针从对侧的上颌骨额突插入，穿过鼻腔，来固定骨折的上颌窦前壁和颧骨。

颧弓骨折

伴有颧骨复合体骨折的颧弓骨折，当大块的颧骨骨折段被抬起到正确的位置时，颧弓往往就会自然复位了，并不一定需要进行单独的颧弓切开复位内固定。只有当出现了严重移位的颧弓粉碎性骨折、颧弓骨断端有明显的重叠，或伴有复杂的面中部多发性骨折时，才需要进行颧弓的 ORIF。

颧弓区域的直接创伤所导致的颧弓单独骨折并不罕见。典型的 V 形凹陷性骨折的发生可能会影响张口（图 3.21，第 46 页）。在这种情况下应该使用 Gillies 颞部切口入路复位骨折块。较小的器械，例如骨膜剥离器一般就足以复位颧弓骨折，如果新鲜骨折治疗及时，一般可以轻易复位。复位后通常不需要固定，颧弓上方附着的颞肌筋膜就能提供必要的固定力。但如果颧弓骨折段上的颞肌筋膜依附被剥离较多的话，颧弓可能因为咬肌牵拉有向下方移位的趋势。因此，需确保剥离器一定要从颧弓的深面插入。很罕见的情况下，术后需要对活动的颧弓骨折段进行临时支持，方法包括：可以通过 Gillies 切口在颧弓的下方放置一个带气囊的导管，注入生理盐水使其膨胀来抬起顶住颧弓；另一种采用外夹板固定，如木质的舌压板或铝合金指骨夹板，可将夹板放在颧弓表面，再采用钢丝或结实的缝合材料穿入皮肤，将复位后的颧弓骨折块固定于夹板上。当然，除了以上的方法，切开复位固定肯定是更好的选择。

眼眶骨折

在颧骨复合体、鼻筛骨和高位的上颌骨骨折中（Le Fort Ⅱ和 Le Fort Ⅲ型），骨折经常会涉及眼眶的一个或多个眶壁。此外，额骨骨折和颅面骨折经常会涉及眶上缘和眶顶部。一般来说，在非粉碎性的眼眶骨折中，只要颧骨、上颌骨等骨折块被准确复位，眼眶的外部解剖结构就会基本恢复了，但切记一定要确认是否还存在眶壁的严重破坏。如果没有恢复眶壁的完整性，就无法恢复眼眶的容积和眶壁外形，很可能会导致术后眼球内陷和眼球运动障碍。

虽然眶底是眼眶骨折中最常见的损伤部位，但基于 CT 检查的统计表明，眶内侧壁也经常出现骨折（或联合眶底骨折，或单独损伤），这是因为构成眶内侧壁的筛骨呈纸样薄弱的缘故。眼眶骨折治疗的效果不理想，部分原因可能在于未能认识并纠正眶内侧壁或眶顶的骨质缺损，特别是存在较大眶壁缺损时。在治疗鼻 – 眶 – 筛骨折和颅面损伤时，可以考虑后期再处理眶内侧壁和眶顶的骨折。相比较而言，眶底骨折更容易导致较多的临床问题，需特别重视，应尽可能早期处理。

眶底骨折

眶底骨折有两种大的分类，治疗时要注意辨别这两种分类，这一点很重要。

（1）眶底骨折是作为颧骨复合体骨折或是面中1/3的Le Fort Ⅱ型或Ⅲ型骨折的一部分发生的。

（2）独立发生的眶底骨折，或所谓的爆裂性（blow-out）骨折，极少数情况下也会发生眶底局部抬高或压缩性（blow-in）骨折。

在这两种类型的眶底骨折中，都可能会因眶内容物疝出到上颌窦内而导致眼球内陷。但是，在第二类单纯的眶底骨折中，由于内直肌和下斜肌的运动会受到干扰，更容易导致复视。

第一类骨折有时在文献中也被描述为非单纯的爆裂性骨折，相对应的第二类眶底骨折也被描述为单纯的爆裂性骨折。但是这些术语并不准确，也不应再被使用了，因为描述词“爆裂”其实已经预先假定了创伤的机制，即假设钝性外伤使眼球整体向后下移位，眶内压力增大而导致眶底向下方骨折，或是由于眶下缘的变形而导致眶底破裂。但其实大多数第一类眶底骨折产生的原因仅仅是因为面中部的骨折而已，这类眶底骨折本身就是面骨的骨折段的一部分。

因此为了避免混淆概念，最好使用术语“单纯性眶底骨折”来描述第二类眶底骨折，这样就避免了事前假设受伤原因，也能清晰定义一个明确的临床疾病。

治　疗

在文献资料中，关于眶底骨折的治疗意见仍存有分歧，这使得客观评价治疗效果极为困难。虽然外科手术探查和修复经常被临床医生采用，但是非常重要的是要准确判断手术适应证。不应该贸然开展手术，因为手术一定会带来并发症风险（表7.2）。

不过，眶底骨折手术探查的适应证仍然存在争议。虽然有些骨折是明显需要手术修复的，但也有很多眶底骨折并不需要手术治疗，而且两者之间还存在一个“灰色地带”。对于处于“灰色地带”的病例，是否需要手术治疗是很难选择的，部分是由于到底该如何明确地定义“临床上明显的眼球内陷”，部分是因为“无法准确地预测什么时候、哪些患者会出现眼球内陷”。临床上，有一些患者可能存在明显的眶底缺损，但他们最终也没有表现出特别明显的眼球内陷量。而且，甚至很多眼眶骨折的患者自己都没意识到有眼球突度的差异。因此，在决定手术与否时，一定要权衡手术的必要性与手术并发症风险。当眼眶骨折同时伴有面中部骨折时，应首先对面中部骨折进行修复。因为眼眶解剖

表7.2　眶底探查手术可能出现的并发症

1. 眶内出血
2. 下睑挛缩和睑外翻
3. 下睑持续水肿
4. 持续的眼球内陷
5. 持续的眼球受压
6. 持续的垂直向复视
7. 植入物的组织反应
8. 植入物的排异反应
9. 感染和慢性瘘管形成
10. 泪囊炎
11. 盲

结构的复位和缺损修复必需依赖眶周骨骼关键标志的复位和正确的眶下缘位置，这样才能较好地支撑眶底植入物。如果眶腔外部的骨骼还有明显移位，眶壁骨折是不可能修复良好的。

如果患者没有明显复视，眶底手术在很大程度上是一种用于预防和治疗眼球内陷的整形手术。在这种情况下，我们更应该记住，手术可能会导致严重的并发症，如持续性术后复视或视觉通路受损伤等。尽管出现这些情况的风险很小，但在手术之前，务必与患者进行明确的沟通。因此，在这类病例中，手术与否主要取决于临床医生的偏好或患者的决定，以及对手术或非手术的益处与风险的权衡。眼眶修复的适应证和相对禁忌证见表 7.3。

如果眶底缺陷很大，一旦局部肿胀完全消退，会不可避免地导致眼球内陷。然而，从文献上来看，尽管使用了 CT 测量，但到底多“大”的眶底骨折会导致眼球内陷尚不明确。虽然大量的研究聚焦于眼眶容积扩大和眼球内陷之间的关系，但还没有得出统一的结论。有人提出，任何大于 1cm × 1cm 的缺陷都会导致严重的眼球内陷。然而，除了面积，眶底缺陷的位置也是导致眼球内陷的一个重要因素。相同大小的缺陷，眶底靠后方凸起部分的缺陷可能对眼球的位置产生更大的影响。

表 7.3　眶底修复的适应证和相对禁忌证

适应证
1. 明显的眼球运动受限（复视），同时 CT 显示眼球明显下陷
2. 明显的眼球内陷
3. 大范围的眶底“爆裂性”缺损
4. 明显的眼眶异位
相对禁忌证
1. 有视觉受损
2. 患者服用了抗凝药物
3. 患者治疗意愿不强烈
4. 眼球突出
5. 眼球已经存在疾病和其他“风险”

同样对明显复视的定义和判定也是众说纷纭。复视是眼眶损伤后一种比较常见的早期临床症状，通常是由水肿的眼外肌引起的，会慢慢消退。但即使部分患者的复视症状持久存在，大多数情况下，也只发生在凝视的时候。通常往下看时出现的复视对患者造成的影响更大，例如在阅读时。但在某些特殊情况下，比如需要观察后视镜的司机或专业的斯诺克和台球选手，在向上看时的复视才会使其感到不适。幸运的是，许多复视症患者的问题可以通过非手术的方法和鼓励进行眼球运动来解决。

因此，决定是否和何时进行眶底修复手术并不那么简单。在大多数情况下，一段时间的密切随访是必要的，以确定最初复视症状和体征是否正在改善或眼球内陷是否在加重。正如前面提到的，手术修复总会伴有概率很小但后果很严重的失明风险，也有可能导致复视加重，因此应该确定明确的手术适应证。

毫无疑问，用多层 CT 扫描来评估面中部和眼眶损伤情况越来越普及，CT 扫描能清晰地观察到眼眶损伤导致的眶底缺损。而且在 CT 扫描后，还可以使用医学图像软件来测量眼眶容积，这为眼球内陷的预测提供了一种很有价值的方法。CT 图像也可以观察其他眶壁的情况，尤其是眶内侧壁。损伤后眶底形状的改变，特别是眶底后方的正常向上凸起结构的破坏，会造成眶容积的增加。和眶底缺损后眶内脂肪组织疝出一样，这两种情况都可能导致眼球内陷（图 7.18）。然而，医生们一定要记住这句格言："我们治疗的是患者，不是 X 线片"。

如果存在临床的不确定性，在大多数情况下，在伤后 7~10d 不要轻易做出要手术的决定。要待局部水肿消退，再重新评估真正的眶壁损伤情况和临床症状。如果有条件的话，在术前和术后都应与有丰富创伤治疗经验的眼科医生一起对眶底骨折的患者进行联合评估。如果有明确的手术适应证，目前公认还是应一期进行手术干预，因为延迟二期再去治疗骨折会导致复视和眼球内陷，其效果相当不理想。常见的可能需要解决的问题及外科手术的目的，总结在表 7.4 中。

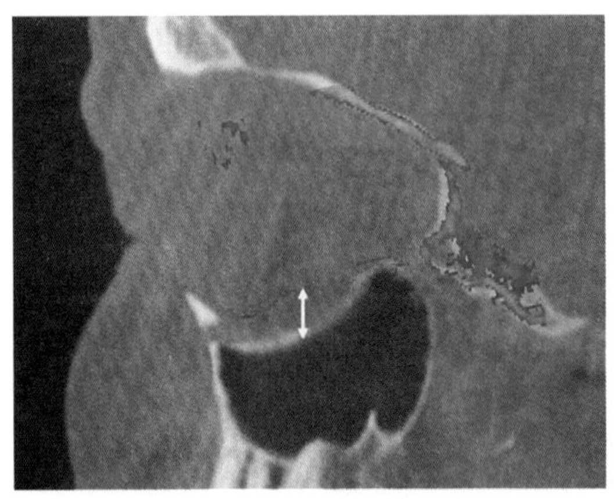

（a）

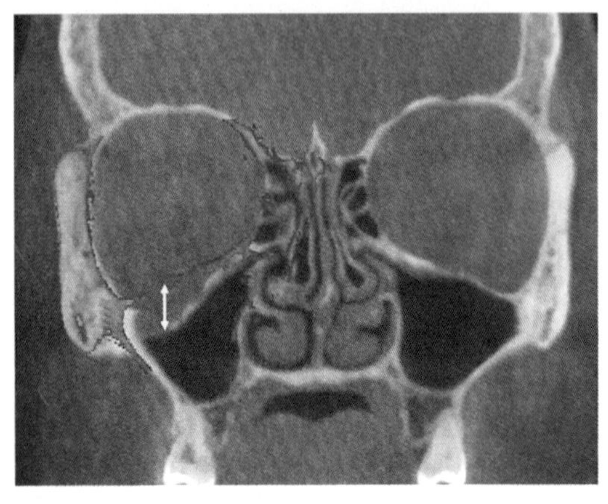

（b）

图 7.18 轴位（a）和冠状位（b）CT 扫描显示一侧单纯眶底骨折，并将健侧的眶腔结构镜像翻转叠加到患侧（紫色）。观察箭头部位可见，眶底形状的改变和眶内容积的增加是很明显的。图片由东格林斯特德维多利亚女王医院 Jeremy Collyer 医生提供

如果 CT 扫描显示有眶底破裂和明显的软组织疝出，或由于软组织塌陷引起了眼球运动、复视等功能性问题，当肿胀消退后应尽早进行眶底的探查。一般采用睑缘下切口或经结膜切口（见前述），术中可以用脑压板或钝头可塑形的剥离器撑起眶内容物并显露眶底，疝出的眶内软组织可通过眶底缺损向上抬起，回纳到眶腔，再植入眶底板等修复。被动牵拉试验可以用来确认眼球的被动运动是否完全恢复。

眶底骨折的探查时机，也有例外情况。对于儿童和青少年眶底骨折，如果出现复视症状，一般认为应尽快手术探查，以防止出现持续性的复视症状，而导致后期视力受影响。在这个年龄段中，由于骨骼的弹性较大，眶底骨折后很少出现缺损，软组织通常会被卡在线性的骨折裂缝中，而不是疝进上颌窦。如果发现这种情况，有时很难剥离出嵌顿的软组织，而需要在眶底进行锐性剥离才能解除软组织卡压造成的复视症状。由于这种类型的骨折没有明显的骨缺损，所以是否需要进行眶底修复目前还存在争议。

在成人患者中，对疝出的软组织进行小心地探查将会更容易地发现眶底和内侧的骨

表 7.4　眶底骨折手术的目标

问题	治疗目标
在受伤后的前 10d 内，复视不能改善	恢复眼球运动
眶内软组织严重疝入上颌窦	修复眶底，纠正和预防眼球内陷
软组织嵌顿导致眼球运动受限、向上凝望时眼内压增高	恢复运动功能，预防眶内纤维化
眼球内陷超过 3mm（或 CT 显示眼眶容积明显增大）	恢复眼眶容积和形状，矫正眼球内陷

缺损。确定缺损的边缘很重要，包括后缘，插入的植入物要跨过缺损区，这样才能使其可以得到良好的骨性支持。即使存在严重的眶底缺损，仍可以在眼眶的后部找到完整的骨壁支架。眼眶其实是相当深的，经验不足的外科医生可能不愿意探查眼球赤道以后的部分。解剖学研究表明，从泪前嵴至视神经管的平均距离为 42mm，因此在眶外侧缘向后至少 25mm 或从泪前嵴向后至少 30mm 区域都是安全的（图 7.19）。

在较大的眶壁缺损修复过程中，有时可以通过眶下缘临时截骨来达到更好的术野暴露（图 7.20）。这种有效的方法，可以明显提高对眶底疝出组织的回纳能力，并容易暴露达到眶底的后缘。术者可以从上颌窦后壁找到相连的上颌窦上壁再发现破损的眶底骨壁，这样促进了眶底的安全解剖。当明确有骨缺损时，应植入合适的植入物材料，这些材料的尺寸应该足够大，使其能够得到周围骨壁的支撑。

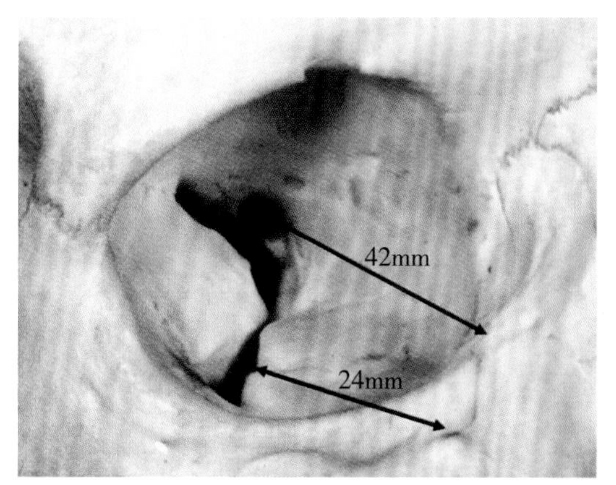

图 7.19　成人眶底外科探查的典型尺寸。泪前嵴至视神经孔的平均距离为 42mm。从眶下孔至眶下裂的距离为 24mm。经验不足的外科医生常常不了解眼眶的深度，他们往往因探查不够靠后而不能找到完整的后方骨支架并恢复眶底后内侧凸起

目前有多种材料被用来即刻修复眶底缺损，包括异种的、同种异体和自体的筋膜、骨和软骨移植物，以及大量的可吸收或不可吸收的人工材料。后者，特别是钛网、硅橡胶（医用级有机硅聚合物）、Medpor（多孔聚乙烯）和 PDS（聚对二氧环己酮）都得到了广泛的临床应用。还有特殊设计的预成型的、有固定臂的眶底重建钛网板，可能是目前修复眶壁缺损的最佳选择，对于重建眶底的解剖形态特别有效，在恢复眼眶和眼球位置方面非常重要（图 7.21）。

由于人工植入材料后期的并发症时有报道，一些外科医生更倾向于使用自体骨作为眶底移植材料。为尽量减少吸收，可使用致密的皮质骨，例如颅骨外板。但在许多缺陷中，移植骨的体积过大可能是一个问题。薄的自体骨的一个有效来源是上颌骨前壁，它接近眶底弯曲的形状。植入物或移植骨的固定不是必需的，不过也可以缝合眶下缘骨膜

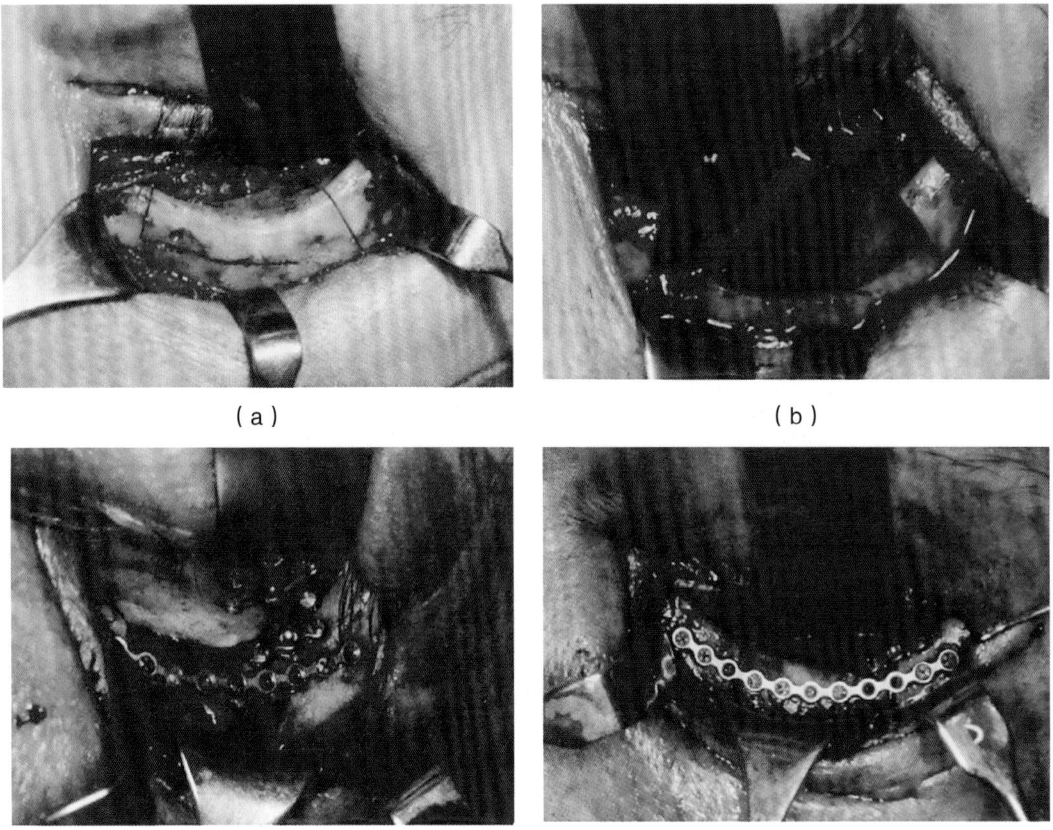

(a)

(b)

(c)

(d)

图 7.20 在眶底大块缺损的修复中，采用眶下缘截骨术以获得更好的术野和手术入路。(a) 用细锯截骨。(b) 眶缘骨段移除，游离眶下神经。(c) 眶底缺损的修复，这个病例中采用颅骨移植修复。(d) 眶缘骨块的复位和固定

以防止移植物碰出。如果必须固定，可以通过微型板或钢丝简单地固定在眶下缘。

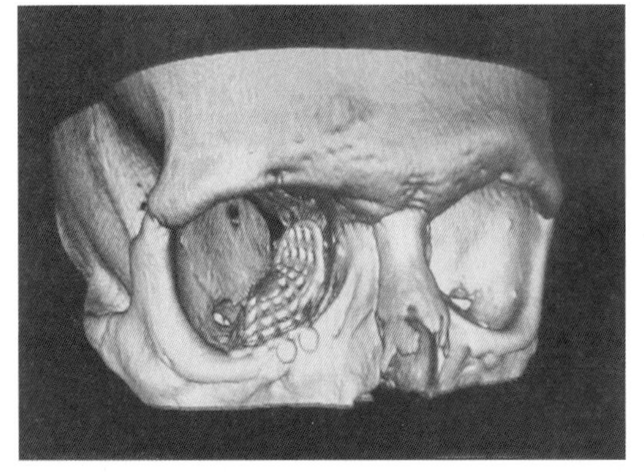

图 7.21 CT 三维重建显示用预成型钛网重建右侧眶底和眶内侧壁

CT 扫描显示，眶内侧壁骨折在眼眶外伤中相当常见。但通常骨质缺损相对较小，并且不会引起明显的临床症状。然而，如果眶内壁有较大的缺损，那么即使眶底的骨折修复良好，其效果也会大打折扣。眶内侧壁的手术入路在前面已有描述。任何一种标准的眶下缘的手术入路都可以用来探查眶内侧壁的下半部分，但暴露比较局限，对整个内侧壁的清晰暴露也非常困难。如要充分暴露眶内侧壁，可采用穿结膜切口并延伸至泪阜切口。冠状切口也能对眶内侧壁的上半部分提供良好的手术入路，特别是对复杂、重大

的颅面创伤非常有用。但对于单纯的眶内侧壁缺损来说，冠状切口手术入路有些多余。

Le Fort Ⅰ、Ⅱ和Ⅲ型骨折

影响治疗的一般因素

面中部有很多特殊的解剖特点，所以上颌骨骨折复位固定的基本原则比较复杂，下面将介绍这些特点。

面部骨骼的复杂性

尽管理论上面部骨骼往往会沿着骨质薄弱区发生骨折，但具体的骨折情况可能是极其复杂的，单块颌骨的分离在临床上非常罕见。以往颌骨骨折复位的主要标准是恢复咬合，尽管在内固定技术方面有不少进展，但咬合关系的恢复仍然是治疗有牙患者颌骨骨折的重点。然而，由于下颌骨是可移动的，简单的重建咬合，例如颌间固定，只是矫正了下颌骨和上颌骨的相对位置，而并不能精确地恢复面中部骨骼与颅底的位置关系。为了获得正确的面部平衡，除了恢复咬合之外，还需要重建面中部的垂直向和水平向的维度，骨折越复杂，重建起来越困难。

大多数面中部骨折通常都不会只发生一种单纯的 Le Fort Ⅰ、Ⅱ和Ⅲ型骨折，而是几种骨折类型的复合。特别是单独的 Le Fort Ⅲ型骨折非常罕见。此外，鼻骨和鼻窦壁也可能发生粉碎性骨折，并容易被压缩到上颌骨内。面部形态的恢复需要重建面中部复杂的骨性结构，但骨折粉碎程度越高，重建就越困难。

其他相关的面骨骨折

面中部骨折通常是复杂型颅面骨折的一部分，可能还伴有下颌骨骨折、颧骨骨折、额骨骨折和鼻骨骨折。有时，经验不足的外科医生不知道该从哪开始来重建这些多发性的移位骨折。我们在第 1 章的治疗原则中已经讨论过这一问题（见第 9 页）。简言之，首先通过复位上方的额骨、眶顶部，两侧的颧骨复合体，下方的下颌骨来重建面部的外环或框架。一旦面部的外部框架恢复，中心骨块可以在其中进行复位固定：利用咬合作为面中部下方的定位方法，上方与复位后的颅 – 颧骨复合体直接固定。最后，鼻骨复合体可以根据其与已复位的上颌骨、额骨骨块的位置关系来进行调整和复位。

气道管理

颌骨骨折的复位的同时还需要维持气道，大多数情况下手术需在全身麻醉下进行。全身麻醉通常采用经鼻气管插管或进行气管切开来进行，因为经口插管时难以恢复咬合关系。面中部骨折时，经鼻内气管插管常常有些难度，必要时可通过纤维支气管镜引导插入，气管导管可以固定在鼻侧面以免影响手术。只有在有明确的气管切开术指征，如头、胸部损伤时，才可进行气管切开。偶尔的情况下，经口插管也可以通过牙列侧后方口腔的磨牙后区间隙插入。此外还有一些特殊的气管插管技术可被用于颌骨手术中，例如经口腔气管插管联合颏下置管术。

复位和固定的问题

如前所述，即使应用颌间固定也不足以充分复位和固定面中 1/3 的骨骼，因为下颌骨是运动的。将下颌骨作为精确咬合复位的依据后，面中 1/3 骨折必须固定在邻近的面部骨骼上。以往使用的外固定技术和骨内钢丝悬吊术的复杂方法现在已经成为历史。与下颌骨骨折一样，切开复位、钛板内固定是目前大多数面中部骨折的第一治疗选择。在复杂的创伤病例中，除了 ORIF，也可以联合使用颌间固定技术，因为即使应用了钛板固定，严重的创伤也会使牙齿的咬合关系难以获得完全的稳定。

手术处理方法

复　位

上颌骨骨折的有效复位主要取决于对骨折段进行彻底的松解。由创伤导致的 Le Fort 骨折块的动度差异很大，这取决于骨块移位和粉碎的程度。在某些简单的情况下，单靠手指操作就可以复位低位骨折的上颌骨骨段。但另一方面，对出现严重压缩和错位的 Le Fort Ⅰ和Ⅱ型骨折，可能必须在前庭沟切开，暴露出骨折线，并使用骨凿进行骨块的松解，这样才能顺利复位骨折段。

下面所描述的技术，以前是被用来进行面中部骨折的闭合性复位，现在仍然适用于对骨折段的松解和初步复位，在对 Le Fort 类型的骨折进行开放复位内固定时，首先应用这些技术进行复位。

Le Fort Ⅰ型骨折（低位骨折）

上颌骨复位钳（Rowe）对大多数上颌骨骨折块的松解作用巨大。用成对的上颌骨复位钳夹住上颌骨，没有护套的一端插入鼻腔，有护套的一端进入口腔、卡住上腭。外科医生站在手术台的头部，抓住复位钳的手柄，将上颌骨骨折块彻底松解到位（图 7.22）。注意使用上颌骨复位钳时，应在矢状面和水平面上进行摇动和旋转运动来完成骨块松解，而不是简单粗暴地进行随意的剧烈晃动。

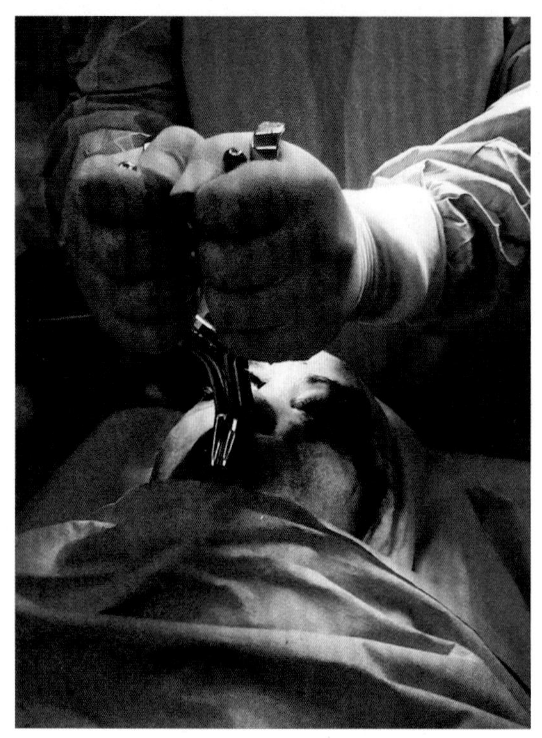

图 7.22　上颌骨复位钳（Rowe）放置在上颌有牙齿区域的位置上用以复位。图片经 Springer Science+Business Media 允许引用

一旦骨折块松解后，可进行向前牵引上颌骨，但事实上在 Le Fort Ⅰ型骨折中，并不常发生上颌骨显著的后移。所谓的“长脸畸形”是一种常见的上颌骨折临床体征，此时应该特别注意纠正上颌后份的向下移位，以解除后牙的早接触和前牙开㱔。

值得注意的是，在一些 Le Fort Ⅰ型骨折中，上颌骨可能因腭中线分裂而被分为两段甚至多段，或还伴有单独的牙槽突骨折（图 7.23）。在这种情况下，错误地选用上颌骨复位钳很容易使骨折情况变得更糟，并会导致腭黏膜的严重撕裂。

Le Fort Ⅱ型骨折（三角形骨折或颧骨下骨折）

如果骨折块是完整的一块，可采用与 Le Fort Ⅰ型骨折相同的方法用上颌骨复位钳进

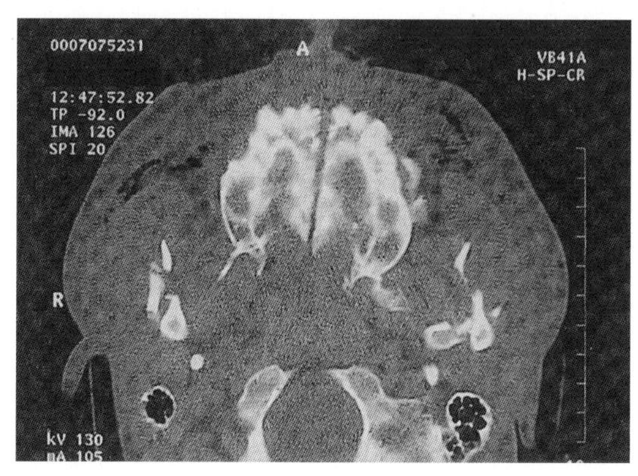

图 7.23　患者 CT 显示有上颌骨低位骨折（Le Fort Ⅰ型骨折）。很明显看到腭中线分离（矢状骨折）。在这种情况下，如果采用上颌骨复位钳复位，需特别小心避免矢状骨折进一步加重以及腭侧黏膜的撕裂

行复位。此时应牢牢夹持住上颌骨段并用力操作，使其与颅底断开，达到充分松解。在此过程中不能随意剧烈摇晃，因为 Le Fort Ⅱ型骨折的骨折线常常累及前颅窝，在复位过程中应尽量避免加重前颅底的骨折。但在很多临床病例中，会出现 Le Fort Ⅱ型骨折同时伴有 Le Fort Ⅰ型骨折的情况。此时利用复位钳操作时就只能松解复位上颌骨下份（即含牙的部位），要在不暴露 Le Fort Ⅱ型骨折线的情况下松解上颌骨上份的骨段，一般是比较困难的。但也有一个办法可以实现上端骨块的松解：使用 Asche 或 Walsham 鼻中隔钳抓住鼻中隔，与此同时，在软腭后面伸入另一只手的一根手指并用力向前推压，以达到松解复位上颌骨上份的目的。如果还伴有鼻－眶－筛骨折，可以放在上颌骨复位和固定之后再处理。

Le Fort Ⅲ型骨折（高位骨折或颧骨上骨折）

Le Fort Ⅲ型骨折很少单独发生，如果单独发生，通常由侧向打击引起，骨折移位会非常小。临床上更常见的是，由于正面或斜侧位的暴力打击，Le Fort Ⅲ型骨折往往联合有 Le Fort Ⅰ和Ⅱ型骨折，出现颅骨和颧骨分离，以及鼻骨复合体骨折。有时骨折线也可能会延伸到额骨和眶顶（颅面骨折）。

面部的骨性支柱是评估复杂面部骨折是否充分复位的关键部位。面中部上份的复位取决于额骨的颧突和鼻突的复位，而下份的复位取决于颧上颌支柱和鼻旁支柱的恢复。这些部骨性支柱部位也是最适合植入接骨板的区域。在有牙列的患者中，与完整的下颌骨建立咬合关系可以确保上颌骨在 Le Fort Ⅰ水平的正确复位。

固　定

与正颌外科、颅面外科手术的内固定技术一样，面中部 Le Fort 类型骨折的内固定技术也是逐渐发展而来。半刚性的小型接骨板系统的改进，同时也带动了内固定技术的发展。

Le Fort Ⅰ型骨折

只要适应证选择得当，非手术治疗仍然是一种很好的精确治疗方法。上颌无牙颌患者若骨折移位非常小就可能不需要积极的手术治疗。在有牙列的患者中，若骨折移位非常小，也可采用 3 周的颌间固定以限制活动，使骨折自行愈合。面对 Le Fort Ⅰ型骨折患者时，医生要权衡非手术治疗方法的缺点与手术切开复位内固定带来的风险问题。医生要明白，切开复位内固定技术会给患者带来新的创伤，而且手术的成功要依赖于骨块的解剖复位，以及对接骨板进行准确的塑形以固定骨块恢复咬合关系。

手术暴露一般是通过口腔前庭切口实现的。上颌窦前外侧的粉碎性骨折是很常见的，

翻开骨膜时，小碎片可能会随之剥离脱离。无论在暴露前还是暴露后，采用上颌骨复位钳复位上颌骨时，都可能导致更多的上颌窦壁粉碎。术中最好依靠暂时的颌间固定来恢复咬合关系，而不是简单地向上推送下颌来使咬合对在一起。在采用颌间固定之前，如有移位的上颌矢状骨折，都应该先进行复位并应用钛板固定，如果伴有牙槽突骨折，需使用牙弓夹板或咬合导板进行固定。

颌间固定后，要将形成的上下颌骨复合体一起用手推复位。此时要确保下颌骨髁突位于关节窝正确的位置，以防止复位不佳和由此导致的前牙开殆。要仔细检查梨状孔和颧上颌支柱区，确认复位的准确性，再应用接骨板固定。即使颧上颌支柱处出现粉碎性骨折，通常也能在牙槽骨和支柱处找到一处可以放置接骨板的区域，梨状孔区也一样（图 7.24）。

最后打开颌间固定，再次用手推送下颌向上以检查口内咬合。术后颌间固定不是必需的，但有时也需维持一段时间，特别是有粉碎性骨折、创伤性腭裂、牙槽突骨折以及伴下颌骨骨折或咬合关系不太准确时。

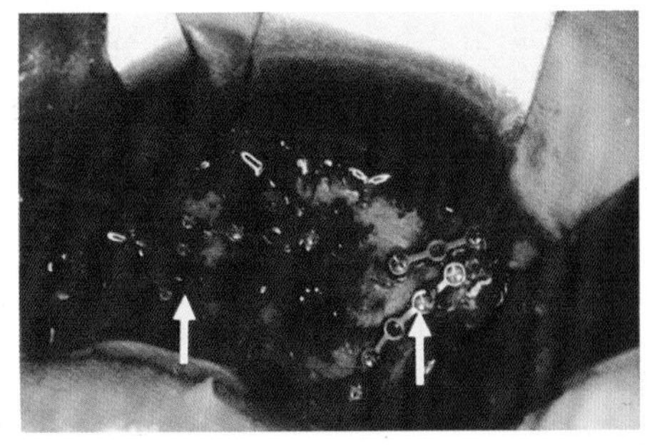

图 7.24　左侧 Le Fort I 型骨折内固定的术中图像。上颌窦前壁的粉碎性骨折是上颌骨骨折的一个常见特点，并伴有小的骨折块的游离和缺失。通常可以在梨状孔处和颧上颌连接处对面中部的鼻旁支柱和颧上颌支柱进行固定（箭头所示）

Le Fort Ⅱ型骨折

如果上颌 Le Fort Ⅱ型骨折块是整体性的一块，可采用与 Le Fort Ⅰ型骨折相同的方法处理。接骨板一般固定在颧上颌连接处和眶下缘。有时只需要通过口内前庭沟切口可以充分地暴露整个 Le Fort Ⅱ型骨折线，但通常还需要联合睑缘下切口或经结膜切口以充分暴露眶下缘。另外，如果合适的话，对更复杂的骨折可以考虑采用面中部脱套入路的方法。

Le Fort Ⅱ型骨折常伴有鼻骨的粉碎性骨折。此时需决定鼻骨骨折是进行闭合性复位还是开放复位固定。

Le Fort Ⅲ型骨折

正如前面所提到的，单纯的 Le Fort Ⅲ型骨折是非常少见的，其治疗也相对简单，可通过在颧额缝处和额鼻缝处进行钛板固定。但临床上更常见的是颅面分离性骨折，既有 Le Fort Ⅲ型骨折，也伴有双侧颧骨复合体、鼻骨复合体和 Le Fort Ⅱ型骨折，甚至会伴有额骨骨折。多层 CT 扫描能显示出骨折的详细情况。采用冠状切口和口内的前庭沟切口可以获得整个面上部、面中部、从颅底到上颌咬合平面的暴露。治疗中经常还需要做双侧睑缘切口入路来暴露眶底。以上多切口的结合可以充分暴露上、中面部，以供直接手术修复骨折。如前所述，复杂的全面骨骨折的处理原理是首先重建外部的面部结构。首先将双侧的颧骨复合体固定于额骨。颧弓的粉碎性骨折需要仔细的修复，因为颧弓是正确定位颧骨体部的重要基础（图 7.7）。如果忽视这点，会导致无法重建面中部骨骼的前后向突度和正常宽度（图 7.25）。例如，如果颧弓没有准确复位，即使颧骨体部有旋转，也不易被发现。头皮冠状瓣的使用，导致从技术上来说，通过拉开颞肌的前部来检查眶外侧壁是很容易的，必要时可应用钛板

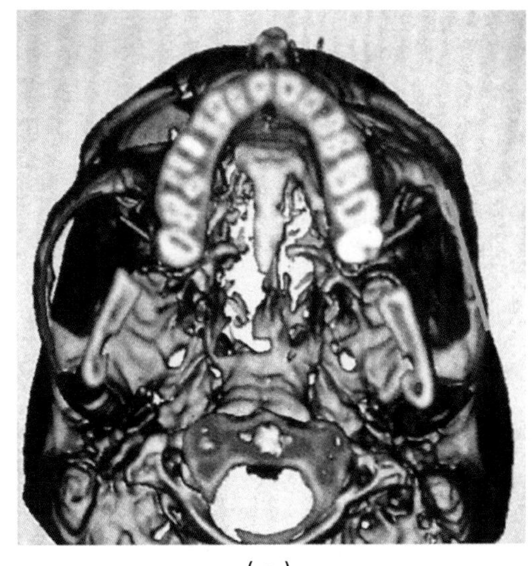

（a）

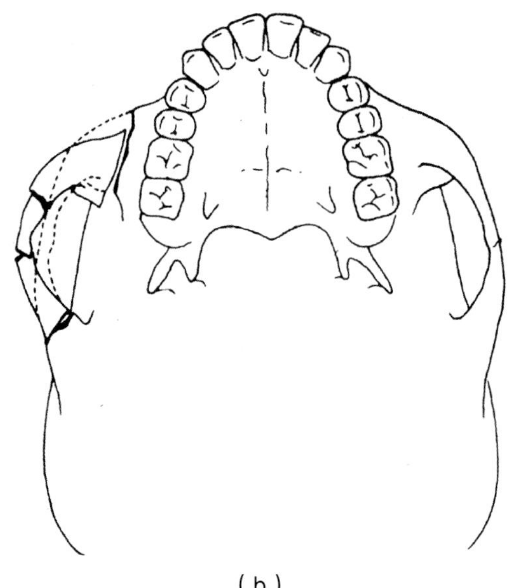

（b）

图 7.25　颧骨的精准复位对恢复面中部前后向突度和水平向宽度有重要意义。（a）颧骨复合体的后移位通常导致颧弓变圆（红色）、失去正常的线性轮廓（绿色）。（b）该图显示，在复杂的面中部骨折中，如果不对这种畸形进行纠正，将导致颧骨变宽以及术后面部突度丧失而变平

固定。在颧额缝固定前，一定要注意矫正颧骨的旋转移位。

一旦外侧的颧眶骨框架被修复，即可对面部中心区的骨折块进行复位。复位上颌骨，并可在眶下缘和颧上颌连接处固定接骨板以重建面部骨骼支柱。临时的颌间固定可用来复位含牙的上颌骨骨折块、并利用下颌骨来重建咬合。最后再处理鼻骨并行外夹板固定。

鼻 – 眶 – 筛骨折

鼻 – 眶 – 筛复合体（NOE 复合体）是由鼻梁骨及其与眼眶之间的骨结构构成。这一区域的大面积骨折是相对少见的，但它们是面部创伤治疗中最困难的挑战之一。鼻 – 眶 – 筛骨折可以单独发生于额部的创伤，也可能作为复杂的面中部骨折的一部分发生。单侧或双侧 NOE 骨折都可能发生。从本质上说，这种损伤可以看作最严重的鼻骨骨折，其特征是所有骨骼成分的严重粉碎，包括程度不等的鼻骨、上颌骨额突、眉间、泪骨和筛骨板的骨折。鼻根部通常会被推入眶间隙内，其典型的临床体征是鼻尖的向上抬以及鼻梁的变平。

严重的鼻 – 眶 – 筛骨折常破坏内眦韧带。内眦韧带分为两支：强壮宽大的前支附着于泪前嵴和上颌骨的额突，相对不太重要的后支插入到泪后嵴。泪囊位于两支之间的泪腺窝。内眦韧带作为眼轮匝肌肌腱的一部分，其附着的破坏会导致睑裂内侧正常锐角的丧失。这样就形成了内眦角圆钝、内眦距增大的临床特征（创伤性眦距过宽）。

睑裂的形状和关系正常是面部最重要的美容特征，即使是轻微的异常也会引起明显

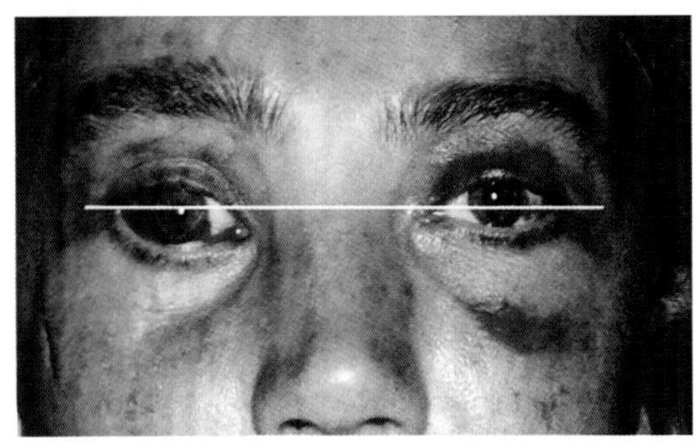

(a)

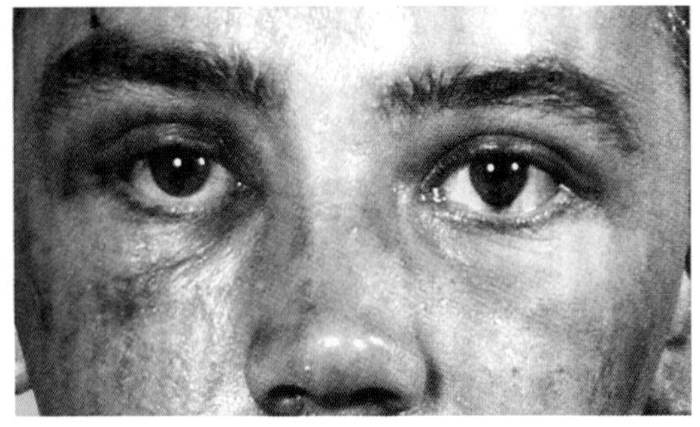

(b)

图 7.26 内眦解剖的重要性。(a) 鼻 – 眶 – 筛骨折导致的鼻梁变平和右侧内眦的向外下移位。(b) 采用冠状切口进行开放复位内固定，术后内眦点的位置恢复

的面容畸形（图 7.26）。如果在最初的手术中没有得到纠正，那么在后期处理是非常困难的。

治　疗

为避免长期畸形，鼻 – 眶 – 筛骨折的治疗和重建是一项艰巨的挑战。有效的治疗主要取决于内眦韧带的精确复位、固定，以及鼻根部解剖结构的重建。NOE 骨折要想获得很好的疗效，通过闭合复位外固定几乎是不可能的，大多数病例必须采用切开复位、坚固内固定的方法。但即便采用手术的方法，由于 NOE 骨折中骨块往往又碎又小，在实现和维持骨折复位的过程中常常会遇到一些困难。

闭合复位

这种方法依赖于将鼻眶区碎骨片尽可能地复位在合适的位置，并用穿过鼻根的钢丝将亚克力纽扣或小铅板夹在鼻两侧进行固定，以保持复位效果。但闭合复位的治疗结果往往不尽人意，因为穿鼻钢丝和夹板会位于泪前嵴和内眦韧带附着处的前方，这样很难防止夹板的张开，而几乎不可避免地会导致鼻部的塌缩和扁平。而且此方法基本上无法矫正鼻骨和额骨在垂直方向上的分离。因此闭合复位后出现继发畸形的情况很常见，而且由于瘢痕形成和内眦韧带的移位，会给后期矫正带来很大的困难。

开放复位内固定术

一般认为，开放复位内固定术是恢复这一区域解剖结构的最佳方法。如果患者有横过鼻梁的撕裂伤口，可以直接利用其进行暴露和复位，但此种情况并不常见。很多局部切口入路在本章前面也已经描述过了，不过它们的暴露程度都相对有限（图 7.27）。有时术中可能会发现鼻 – 眶 – 筛的骨折延伸到邻近的额骨和面中部，而且眶内侧壁的破损也很难通过这些局部切口来进行处理。

高分辨率 CT 扫描三维成像技术是面部创伤中的常规检查，可以确定 NOE 骨折的复杂性和损伤程度。在大多数情况下，治疗 NOE 骨折可采用冠状皮瓣切口入路。在眼眶上方和侧方行广泛的骨膜下剥离将有利于额鼻区和眶内侧壁上份的暴露。如果需要暴露眶内侧壁的下部分和临近的眶底，可增加一个切开外眦的穿结膜切口或眶下缘及睑缘切口。

NOE 骨折的粉碎程度将影响骨折复位和

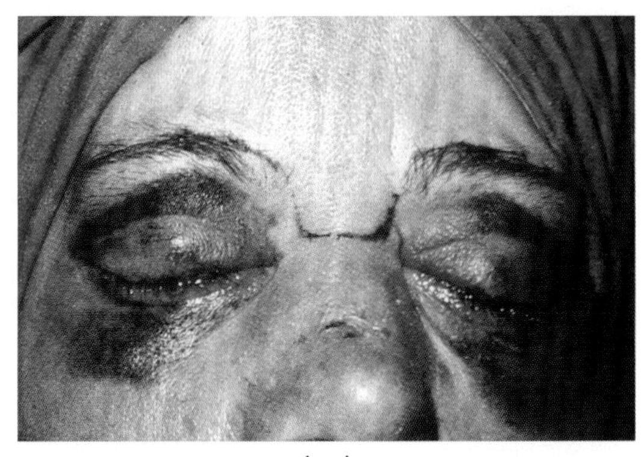

(a)

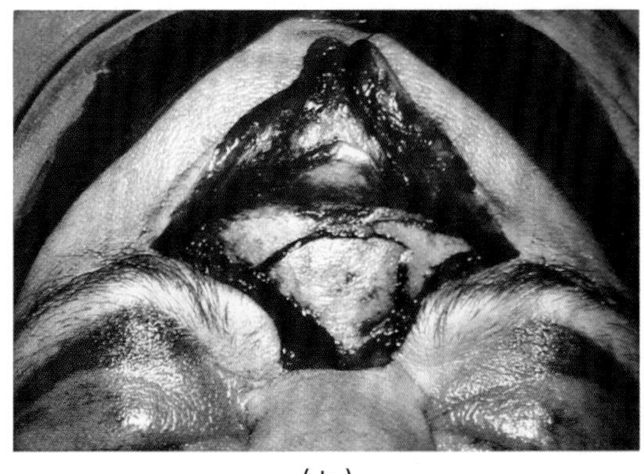

(b)

图 7.27　(a) 采用局部切口对鼻额区骨折进行暴露。(b) 在使用局部切口前需仔细评估创伤，因为骨折可能比预想的更复杂。在大多数鼻－眶－筛骨折中，冠状皮瓣切口入路是比较安全的选择

固定的难易。在鼻骨上份骨密度较高，可以直接进行骨折块的剥离松解，但在骨质薄弱的眶内侧壁和眶缘区则需特别小心地剥离，以免扩大缺损。此时不但需要使用小剥离器进行骨膜下钝性剥离，也需要使用手术刀做骨膜下的锐性分离。暴露范围应该足够允许行精确的固定，同时要保持小骨块上尽可能多的软组织附着，以尽量减少术后的骨吸收。注意要判断大的骨碎片是否仍然有内侧韧带附着，并尽量保持内眦韧带和骨之间的附着不被破坏，这一点非常重要。

NOE 骨折复位的目的是恢复内眦距以及鼻梁的突度和宽度。如果骨折严重粉碎或是有明显的骨缺损，为达到上述目的可采用骨移植术。

手术先从恢复完整的眉间额骨结构开始，然后从上向下进行鼻骨和眶内侧壁的重建（图 7.28）。对于内侧韧带部分，需小心地重新定位。最常见的错误是在修复时出现内眦距恢复不足、内眦点定位太靠前。矫正内眦韧带时应尝试一定程度的矫枉过正，在切口关闭后，鼻侧的外部夹板可以提供进一步的支撑。

在少数情况下，内眦韧带可能从骨面撕脱，或是内眦韧带附着的骨折段太小而不能进行内固定。此时可应用细钢丝或不锈钢缝线进行经鼻内眦韧带悬吊固定术。如果眶内侧壁缺失或极度粉碎，最好先进行骨移植或钛网修复，这样可以帮助锚定内眦软组织（图 7.29）。同样，如果鼻骨也有广泛的粉碎，最好首次手术时考虑行颅骨外板移植来恢复鼻骨形态。这将有助于保持鼻眶区软组织的

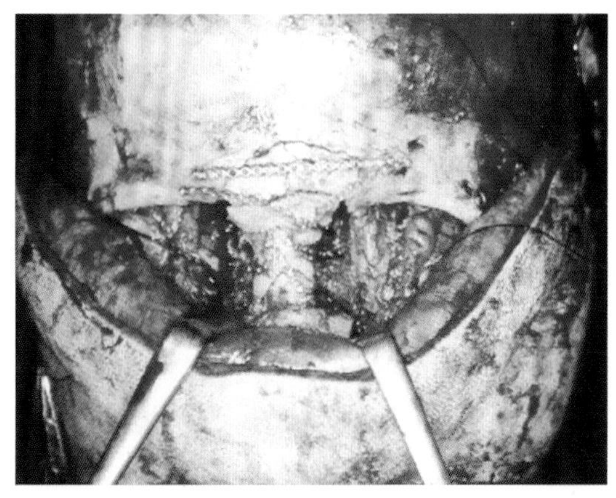

图 7.28　对伴有额骨骨折的鼻－眶－筛骨折，进行切开复位内固定。采用冠状瓣进行广泛的暴露可以全面评估创伤情况，并能最大限度地重建鼻－眶－筛复合体的解剖结构

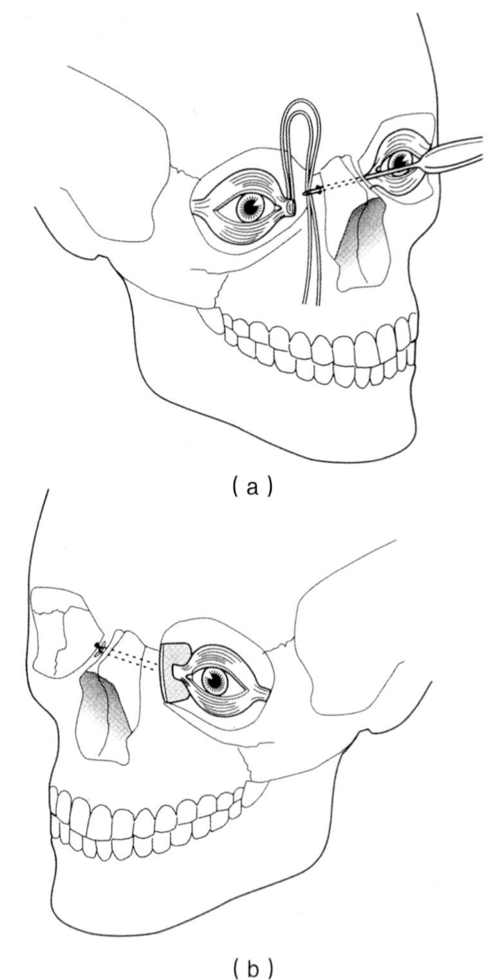

图 7.29　该图说明了穿鼻内眦韧带固定术的步骤。(a) 先用锥子或针穿过鼻骨，套住缝在内眦韧带上的金属丝线。(b) 对于眶内侧壁粉碎性骨折缺损的情况，可先进行骨移植或钛网来重建眶内侧壁，再进行穿鼻内眦韧带固定。但是，如果内眦韧带的附着完全丧失，即使做了以上操作，也很难完全避免创伤性的内眦畸形

正确位置，并减少后续的软组织收缩。

鼻泪管损伤的处理

尽管临近鼻筛窦区，但鼻泪系统却很少受到损伤，即使在严重的颌面部损伤中也不常出现。由于软组织和黏膜水肿，在伤后早期很难评估鼻泪导管的情况。从低位泪小管处重建泪道系统比高位处更重要，经验不足的外科医生在处理鼻泪管损伤时，最好的方法是仔细地对鼻眶区的软组织伤口进行精确修复，而不是放置鼻泪管支架。

试图探查或冲洗泪道系统有导致鼻泪管进一步损伤的风险，因此除非有明显的证据显示导管断裂，否则不要手术探查。如果发现有鼻泪管断裂，可将细硅胶软管或尼龙缝线的末端通过上下泪点到达鼻腔，并将其打结系在下鼻道下鼻甲的下方。对于新手而言，这不是一个简单的过程，如果在通过支架过程中遇到任何困难，则应放弃此操作，以免造成进一步的损伤，从而导致后期手术矫正不佳。

如果支架放置成功，面部撕裂伤也正常修复和愈合，那么支架至少需放置 3 个月。骨折后迟发的泪梗阻症状需要进行正确的检查，并找出梗阻位点，通常是位于骨性鼻泪管中，需通过泪囊造口术来纠正。

额窦和颅面骨折的治疗

额骨是面部骨骼最坚固的部分，因此面上 1/3 的骨折比较少见。额窦的解剖对额骨损伤的治疗有重要的影响。额窦大小因人而异，从完全缺失（4%）到有广泛的气腔，甚至可能延伸到蝶骨的小翼。在 10% 的人群中，额窦是单侧的。额窦有一层厚的前壁，一层薄的后壁和一层脆弱的窦底，窦底也是眶顶的组成部分。额窦通常仅有一个中隔，而很少有其他的间隔将窦腔隔成小房。黏膜的分泌物通常经窦底的后内侧方（鼻额隐窝）的额鼻管引流进入中鼻道。就像额窦本身一样，额鼻导管的解剖结构差异也很大。它可以是

一个大孔，或者是一个真性管道，距离从几毫米到 2cm 不等。

许多患者在遭受额部和颅面创伤的情况下，会存在闭合性颅脑损伤或其他的神经外科问题，往往需要与神经外科医生联合手术以达到最佳的治疗效果。术前每一个病例都需要由有经验的神经麻醉医师来评估，一般而言，如果认为患者的生存预后较好，那么颌面外科和神经外科的医生团队就可以进行相对早期的修复。

额窦骨折

额窦骨折的治疗一直是个争论很大的问题。部分原因在于可供研究的患者相对较少，而且不管治疗与否，其出现明显并发症的时间都很长。此外，患者可能会在术后一段时间后找另一名外科医生复查，而不是当初的手术医生。由于上述和其他原因，各种治疗方案的前瞻性随机试验几乎是不可能完成的。但是公认的是，延误或治疗不当导致的并发症是严重的，甚至危及生命。这包括额部畸形、急慢性额窦炎、颅内积气、黏膜囊肿、骨髓炎、脑膜炎和脑脓肿。尽管这些并发症有潜在的严重性，但仍不清楚哪些特定骨折在治疗不及时的情况下会必然导致这样的问题。此外，即使认为治疗是必要的，但是从神经外科的角度考虑，选择哪种手术方式最为合适，目前仍缺乏一致的意见。业内公认的是，出现晚期并发症的风险会持续终生。

尽管存在上述观点，人们还是逐渐认识到，治疗的主要目的应该是尽可能地保留额窦功能，如果不能，则应将额窦去除和颅腔化。

总之，治疗的目的是建立一个安全的额窦并恢复面部美观，包括以下 3 项：

（1）消除任何容易感染的明显因素，如坏死软组织或骨块；

（2）尽可能保存额窦的正常解剖和功能，如果做不到，则对窦腔进行填塞或颅腔化；

（3）修复任何外观缺陷。

在额骨损伤后，最重要的临床表现检查是发现有无脑脊液鼻漏，因为一旦发现脑脊液漏，意味着损伤累及了额窦后壁。与其他颌面部骨折的情况一样，额骨骨折后的脑脊液鼻漏通常可以采用保守治疗来解决，但如果其持续存在，就肯定需要神经外科医生介入治疗。前面提到，恢复正常额窦功能的关键是良好的引流，因此，评估额鼻管是否存在损伤很有必要。采用高分辨率 CT 扫描，包括三维成像技术，都是必要的，可以确定骨折部位和范围。

目前还没有公认的额窦损伤分类。一种简单的分类方法是将骨折分为 3 类：仅累及前壁，累及前壁和后壁，仅累及后壁。单纯后壁骨折是罕见的，但可能在鼻 - 眶 - 筛部、眶顶部和其他前颅底的骨折时发生（图 7.30）。

过去，手术治疗往往过于依赖于 CT 上发现的骨折影像，从而导致一定程度的过度治疗。额骨骨折碎片的粉碎程度和位移程度

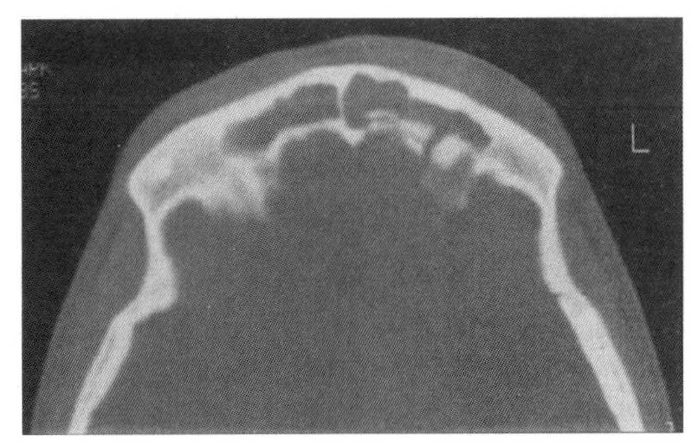

图 7.30　CT 扫描显示左侧额窦的后壁骨折，而前壁完整

在临床实际治疗中更为重要，因为这些因素会影响额鼻导管的通畅和引流功能。因此，现在认为，骨折的准确复位是恢复解剖结构和重建导管功能的最好方法，通常不通过开颅手术或窦腔根治术就可以实现，当然这需要临床判断和经验来决定最佳的治疗方案。

前壁骨折

约 1/3 的额窦骨折仅发生在前壁。未移位的前壁骨折不需要治疗，但如果在修复其他鼻 – 眶 – 筛或颅面骨折时需将额窦前壁作为解剖复位的标准时，那就必须进行额骨的坚强内固定。更常见的是额窦前壁出现明显的骨折移位或可触及的前额畸形。如果没有 CT 证据表明额鼻骨管受累，治疗就应该主要关注恢复额部轮廓外形。有时候大面积的额部撕裂伤可能会提供良好的手术入路。对于闭合性损伤，有人提出通过前额小切口插入牵引螺钉进入骨折碎块，用以复位。前额骨损伤的内镜治疗也越来越受到人们的关注，但这对设备和技术有较高的要求。大多数情况下，采用冠状皮瓣翻瓣可以获得良好的术野，也更容易对额窦损伤进行真实评估，手术操作也更安全。简单的额骨凹陷性骨折可以通过微型接骨板或生物可吸收网将凹陷骨段抬高复位并固定（图 7.31）。复合性损伤则需进行冲洗、清理，切除任何活性不佳的组织，如果因骨缺损而导致额骨的轮廓不完整，应采用外层颅骨骨板移植或进行钛网修复。

有时因安全考虑，凹陷性额骨骨折也可以暂不一期处理，待其自行愈合，遗留的额部畸形可在二期采用贴附式植骨技术修复。

在开放性手术修复中，可以通过移除松动的额骨碎片来检查额窦。额窦暴露后，应进行大量冲洗，并切除任何污染或破损的黏膜，尽量保留有活力的黏膜。检查鼻额管时，通常情况下鼻额管是完整的，应该完整保留。在术中有时可以通过向额窦中注入亚甲基蓝或荧光素，并在鼻腔中检测染料来确认引流是否通畅。

额鼻管受累

动物实验表明，额鼻管阻塞会导致黏液囊肿的产生。即使有 CT 扫描辅助，也很难采用影像学检查对额鼻管损伤进行评估。但如果有鼻 – 眶 – 筛或眶顶骨折时，就应该小心额鼻管损伤的问题。额窦前后壁的联合骨折多数会延伸到窦底的后内侧，从而使导管受累，而术中直接检查该区域是评估有无导管受累的最佳方法。

如果额窦后壁完整，治疗方案或者是保留额窦并尽可能重新建立引流，或者是消除额窦使其成为一个功能性单位。骨折复位有助于恢复解剖结构，同时也应去除明显损伤的黏膜并开放鼻额隐窝，这些都是获得良好疗效所必需的。术中也可以去除额窦的中线间隔，以便于从未受伤的一侧引流。传统恢复引流的方法是，在额鼻管处放置一根硅胶管至鼻腔并保留数周，但这样常会引起瘢痕和导管狭窄。如果引流不畅的问题持续存在，可以通过内镜进行二次手术来治疗。

如果在手术时明确额窦后壁是完好的，但导管受到明显严重破坏，做引流重建的难度很大，此时额窦填塞可能是最安全的选择。这是一个要求较高的手术操作，特别是额窦体积较大时。操作包括以下 4 项：

（1）通过使用手术放大镜完全剥离窦黏膜；

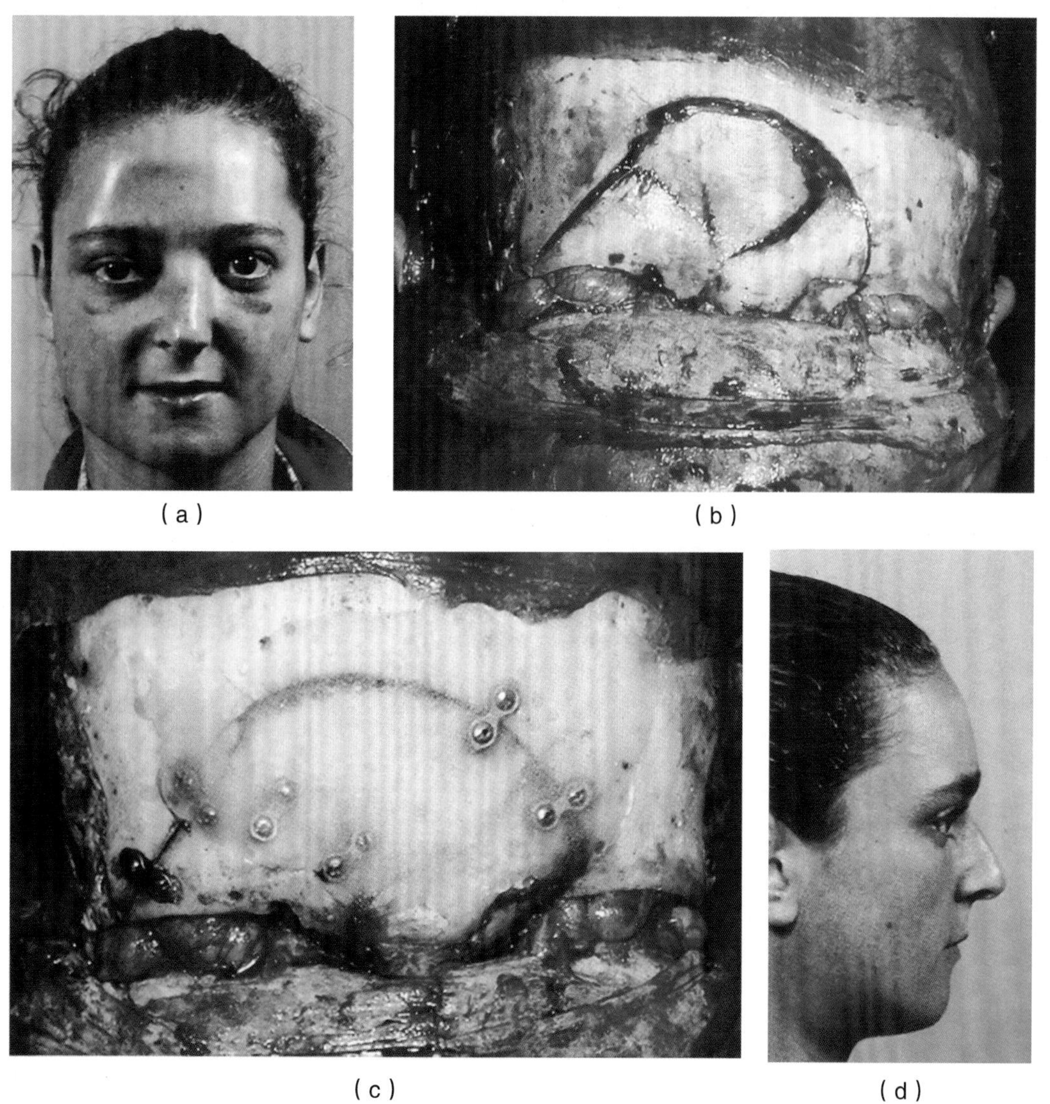

图 7.31　（a）额骨的凹陷性骨折，造成明显的前额骨性畸形。（b）冠状皮瓣翻瓣暴露骨折区。（c）复位和固定。在这个病例中，使用骨粉覆盖修复表面以使表面平滑，并防止软组织触到钛板。（d）术后患者侧面观

（2）运用适当的钻头去除内壁的皮质骨，以确保完全清除骨表面上浸在小血管凹陷里的黏膜残余物；

（3）用小骨片、肌肉瓣或颅骨骨膜瓣阻塞额鼻道，以防止黏膜从鼻腔中长入；

（4）用脂肪、肌肉、骨屑、颅骨瓣或生物相容性好的异体骨或骨水泥来消除窦腔；

（5）前额骨段复位固定。

后壁骨折

后壁骨折的重要临床意义在于可能造成潜在的硬脑膜撕裂，并可能出现脑脊液漏。特别是在额窦后壁粉碎性骨折或有移位的骨折中，尤其可能发生硬脑膜的损伤。对轻微移位的额窦后壁骨折，可以考虑保守治疗，但如果有持续的脑脊液漏，则必须进行手术治疗，以防止感染。

没有任何神经外科干预指征的未移位或轻微移位的骨折，通常可以像前面提到的前壁损伤一样进行处理。而移位的额窦后壁骨折或粉碎性骨折则需联合神经外科医生一起来仔细评估。如果是手术适应证，那么窦腔颅腔化是消除未来颅内感染风险的一种选择。治疗步骤如下：

（1）冠状头皮瓣翻瓣，并制备单独的颅骨骨膜瓣；

（2）用前额开颅术来显露额叶的表面。拿掉额骨骨瓣之前先进行小型钛板的预钻孔，这样可以使额骨骨瓣更容易复位；

（3）仔细移除额窦壁松动的骨碎块，并将其保存好；

（4）完全移除额窦的后壁，包括额窦间隔和其他间隔；

（5）然后治疗颅内损伤，用合适的移植物修复硬脑膜撕裂；

（6）从前壁骨中剥离窦壁黏膜，再像前面提到的那样清除骨皮质表面的黏膜组织；

（7）用骨粉或骨碎片堵塞额鼻导管；

（8）将颅骨骨膜瓣向后翻转进入额窦底和前颅窝底，这一步很关键，可以为暴露的硬脑膜提供额外的保护，并确保颅腔与鼻腔分离（图 7.32）；

（9）修复前壁骨折，额骨开颅术后额骨的复位和固定。

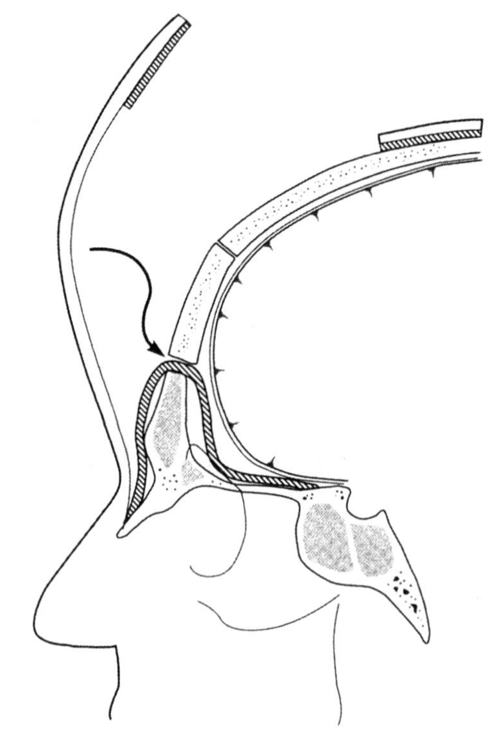

图 7.32　示意图示如何利用颅骨骨膜瓣来加强和修复颅腔，并将其与鼻腔隔开

合并颅面部损伤

前面对面中部和面上部骨折的各个类型进行了讨论。一直以来，人们注意到面部骨骼的复杂性将意味着面部损伤往往会涉及多部位的骨骼。额骨或颅骨骨折也常会伴有面中部其他部位的骨折，通常用“颅面骨折”一词来表示。颅面骨折这一类更严重的损伤通常需要联合神经外科一起来评估和治疗。

不同面中部和面上部的骨折应该按顺序进行处理，处理原则我们已经讨论过。在治疗面部骨折前，应先对额骨 – 颅骨骨折和颅内损伤进行治疗，这样就可以先重建起面部外圈框架的上份结构，从而为面中部骨折修复建立一个参考。而面中部骨折修复一般从颧骨复合体开始进行。眶顶骨折的治疗可能需要骨移植来防止眼球内陷和眼球震颤，尤其是当眶顶发生粉碎性骨折时。眼眶的后部骨折可能会涉及视神经，必要时需进行神经管的减压。

推荐阅读

[1] Bell RB, Dierks EJ, Brar P, et al. A protocol for the management of frontal sinus fractures emphasizing sinus preservation. J Oral Maxillofac Surg, 2007,65:825–839.

[2] Burnstine MA. Clinical recommendations for repair of orbital facial fractures. Curr Opin Ophthalmol, 2003,14:236–240.

[3] Chan J, Most SP. Diagnosis and management of nasal fractures. Oper Tech Otolaryngol, 2008,19:263–266.

[4] Chang EL, Bernardino CR. Update on orbital trauma. Curr Opin Ophthalmol, 2004,15:411–415.

[5] Cultrara A, Turk JB, Har-El G. Midfacial degloving approach for repair of naso-orbital-ethmoid and midfacial fractures. Arch Facial Plast Surg, 2004, 6:133–135.

[6] Ellis E., Zide ME. Surgical Approaches to the Facial Skeleton. 2nd Revised Edn. Lippincott Williams and Wilkins, 2005.

[7] Herford AS, Ying T, Brown B. Outcomes of severely comminuted nasoorbitoethmoid fractures, J Oral Maxillofac Surg, 2005,63:1266–I 277.

[8] Manson PN, Clark N, Robertson B, et al. Subunit principles in midface fractures: the importance of sagittal buttresses, soft-tissue reductions, and sequencing treatment of segmental fractures. Plast Reconstr Surg,1999, 103:1287–1306.

[9] Orlandi R, Knight J. Prolonged stenting of the frontal sinus. Laryngoscope, 2009,119:190–192.

[10] Papadopoulos H, Salib NK. Management of naso-orbital-ethmoidal fractures [review]. Oral Maxillofac Surg Clin North Am,2009,21:221–225.

[11] Remmler D, Denny A, Gosain A, et al. Role of three-dimensional computed tomography in the assessment of nasoorbitoethmoidal fractures. Ann Plast Surg, 2000,44:553–562; discussion 562–563.

[12] Rohrich RJ, Adams Jr WP. Nasal fracture management: minimizing secondary nasal deformities. Plast Reconstr Surg, 2000,106: 266–273.

[13] Schön R, Metzger Mc, Zizelmannn C, et al. Individually preformed titanium mesh implants for true-to-original repair of orbital fractures. Int J Oral Maxillofac Surg, 2006,35: 990–995.

[14] Swinson BD, Jerjes W, Thompson G. Current practice in the management of frontal sinus fractures. J Laryngol Otol, 2004,118:927–932.

第 8 章 软组织损伤与伴有软组织缺损的骨折

软组织损伤

软组织是一个非特异性术语，可以有多种含义，但在本书的语境中它是指所有非骨性的结构，包括脂肪、肌肉、神经和血管等，而且不仅仅指皮肤。意识到这一点对初期修复软组织损伤与制订后期治疗与康复方案时都很重要。例如，血管的受损伤情况、伤区的软组织的整体质量和封闭伤口的能力等，这些都是获得面部骨折治疗满意疗效的关键因素。

任何破坏真皮的伤口都会造成永久性的瘢痕。瘢痕的范围大小取决于许多因素，比如创伤的类型、患者自身的皮肤特点、接受的治疗以及后期的护理质量。整体而言，瘢痕的严重程度，基本上还是受外科技术和对软组织处理的细致程度的影响，当然也有部分瘢痕的形成是术者难以控制的。为了恢复最佳的美学效果和口颌功能，需要对面部伤口进行彻底的冲洗、正确的清创和细致的组织处理。人体皮肤没有口腔的保护性机制（比如唾液生长因子），因此感染不仅可能是外源性的，也有可能是皮肤常驻菌群引起的，且很有可能来自伤口组织附近的共生细菌。颌面部的穿透伤更是需要特别注意，因为细菌会被带入较深的组织，且很难被清除。

颌面部的软组织损伤基本可分为以下三大类。

（1）血肿；

（2）简单裂伤；

（3）涉及特殊结构与器官的裂伤。

血　肿

大部分血肿会随时间推移而吸收，但有时也会出现纤维化，在软组织中留下坚硬的结节。

耳廓与鼻中隔的血肿可能会导致区域内软骨的坏死，因此对这两处的血肿必须重视，必要时应进行切开引流。鼻中隔血肿的治疗见第 7 章（120 页）。耳廓的血肿多由钝器伤造成（图 8.1）。在切开引流后还需要使用敷料进行加压包扎数日。如果耳廓的血肿引流不佳，后期可能会由于血肿机化造成瘢痕挛缩而出现“菜花状耳”。

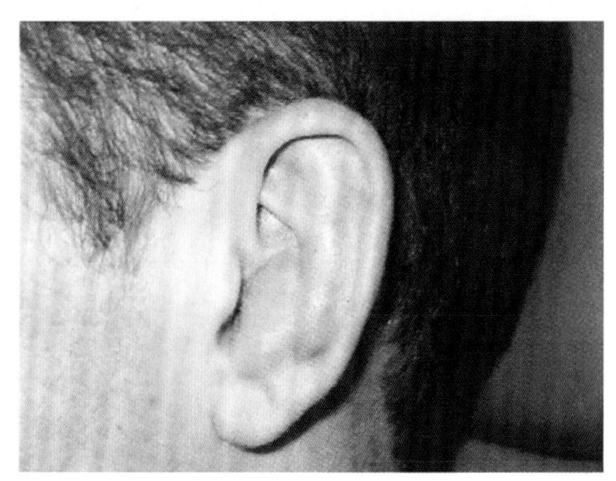

图 8.1　左耳的血肿导致了外耳，特别是对耳轮处的皮肤抬高。因此应考虑进行血肿的引流以防止软骨坏死以及后期的继发性畸形

肌肉中的血肿少部分会出现钙化而导致皮肤下形成明显且不规则、质地较硬的肿块。这种创伤性骨化性肌炎或异位钙化通常会出现在咬肌。在伤后进行常规的按摩可能会破坏血凝块和形成的瘢痕，从而起到预防肌肉内钙化的作用。

裂　伤

初期评估

要记住，必须进行认真检查并仔细记录是否有组织缺损，确认患者是否注射了破伤风，并要对污染伤口进行细菌培养检查。同时要依照当地医院的治疗规范，对伤者使用广谱抗生素和破伤风抗毒素来预防感染。

面部和头皮的裂伤常常会导致较多的出血。对于出血的处置可详见第 2 章的描述。出血控制后，对造成视力影响的损伤应当优先处理，再处理其他部位的软组织损伤。

对颌面部裂伤的初期评估必须要考虑到后期治疗的因素。

损伤机制

颌面部锐器伤既可能发生在组织表面，也可能发生在深处，常见的发生部位是嘴唇和眼睑，并且常常会造成累及皮肤和黏膜的贯通伤（图 8.2）。在治疗裂伤时，皮肤边缘的状况很重要。例如在交通伤时由破裂的挡风玻璃造成的面部皮肤的斜行裂伤，如果不进行精确的创缘对位缝合，就很难获得良好的修复效果。钝性损伤导致的皮肤挫裂伤，很可能会影响皮肤边缘的活力，因此这类损伤在缝合前，一定要仔细地修整创缘，

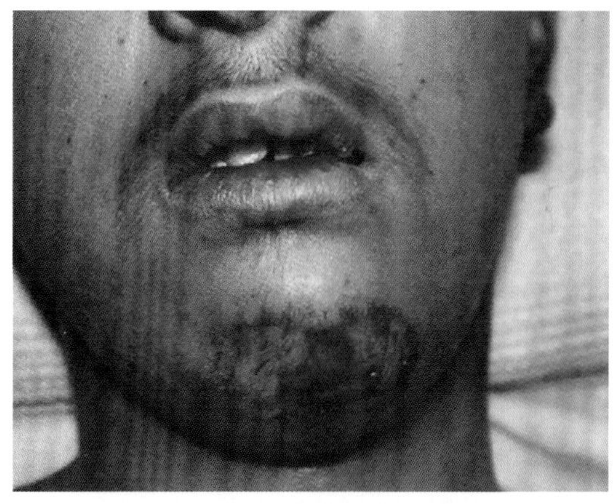

（a）

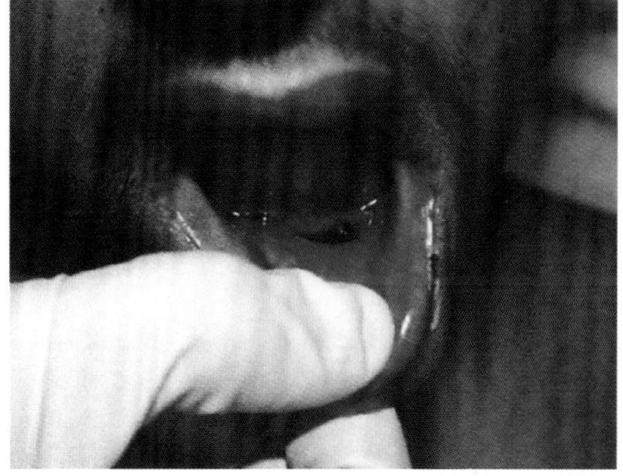

（b）

图 8.2　（a）颏部的“穿通”型裂伤。（b）粗略检查可能发现的只是表面皮肤损伤，然而实际上损伤延伸到口腔侧，形成穿通伤。在缝合伤口之前必须进行细致的清创

去除无活力组织。要记住，所有的裂伤都会将细菌带到组织的较深部位中。

组织缺损

在治疗早期判断是否存在伤区组织缺失非常重要。伤口初期的外观往往具有欺骗性：比如血凝块可以掩盖伤口的严重程度，皮肤的收缩也会造成有组织缺损的样子。另外，缺损组织的重要性与受伤的部位密切相关；例如，眼睑皮肤的缺损就会比前额或脸颊部的皮肤缺损造成更为严重的临床后果。

污　染

即使在缝合伤口前进行了彻底的清创，但是在裂伤或擦伤伤口中，一些细小的尘土颗粒通常会导致愈合后的皮肤瘢痕和色素沉积。

异　物

颌面部损伤后，遗留在组织内的异物是多种多样的，如玻璃碎片、较大的沙砾等。还有一些是高速投射物，小的如气枪子弹，大的如子弹或榴弹弹片。

识别组织内的异物往往需要进行影像学检查。一般平片就可判断异物的大概位置，但是要想识别位置更深的异物，并获得准确的定位信息，就必须依靠CT检查。在有金属异物存在的情况下，是不能做MRI检查的。如果伤者需要MRI来评估其他头颈部损伤，应该首先进行平片或CT检查，在排除有金属异物存在的情况下才能进行MRI检查。MRI可用于识别如塑料等非金属异物，但某些材料的异物，特别是植物和木材碎片，可能仍然难以定位。

应该注意并牢记，对于高速投射物造成的损伤，异物（如气枪弹丸或常规子弹）的最终停止位置可能与皮组织入射点相距较远。

深部结构的损伤

头部和颈部的解剖特点特殊，即使较小的裂伤也可能会损害重要的组织结构。这些组织结构包括：

- 眼和泪道相关结构；
- 腮腺导管和面神经；
- 感觉神经。

面部挫裂伤也经常会涉及重要解剖结构的边缘，如唇红，眼睑边缘和鼻孔的边界。因此，在急诊条件下是很难进行精确的面部组织修复的。而且对于一个非颌面外科专业的医生或者经验较少的年轻外科医生而言，也很难实现良好的面部伤口关闭。如果急诊外科医生认为自己能力不足以胜任面部裂伤的修复，更好的选择是将患者尽快转诊到口腔颌面外科进行治疗。

治疗的逻辑

在进行外伤的初步评估之后，需要做出有逻辑性的治疗计划，其中一些前边已经提到过，包括：

- 考虑到多发伤中可能需要优先处理其他问题，何时可以修复面部软组织？
- 在治疗计划确定之前是否需要其他如影像学检查等辅助检查？
- 是否需要咨询其他学科的专家，特别是眼科？
- 在进行确定性修复时是否需要特殊的技能，如显微外科手术吻合神经？
- 在局部麻醉下治疗是否可行？
- 如果手术需要推迟进行，在术前期间伤口应该怎样护理？

特殊组织的面部外伤

由于面部组织结构的特点，对于一些特殊的面部软组织损伤，没有进行过颌面外科专科训练的医生尽量不要去尝试着治疗，否则可能会造成不好的后果。重要的是急诊医生要认识到哪些面部外伤是需要转诊到专科医生处处理的。应特别注意的伤口包括：

· 任何有组织缺损的伤口。特别是枪炮等高速投射物损伤，由于存在组织坏死和伤口严重污染，一般不建议进行初期修复。可以先进行妥善的伤口敷料包扎，等条件允许时再进行伤口修复。对于初期修复延迟的治疗方法是严密的敷料覆盖包扎（图 8.3）。

· 动物和人咬伤。唾液和细菌的污染会影响伤口愈合，因此需要对修复方法进行调整。

· 面颊部的斜行裂伤，如玻璃碎片切割伤口（图 8.4）。

· 眼睑的挫裂伤，特别是涉及泪小管的损伤。

· 涉及唇红缘的伤口，其中肌肉层和唇红的精确对位缝合是至关重要的。

· 颊部挫裂伤导致面神经主要分支或腮腺主导管断裂（图 8.5）。应早期进行显微外科修复。

咬　伤

无论动物还是人类的咬伤，这些伤口都是严重污染的损伤伤口，应尽快治疗。如果未得到妥善处理，咬伤伤口可能会迅速形成感染。狗咬伤可以造成不同的伤情，有简单的穿刺伤、不规则的撕裂伤，甚至可造成组织缺损。犬齿穿透组织会将细菌带入伤口深处。不过，与身体的其他部位不同，面部的咬伤和深部组织伤通常都可以进行

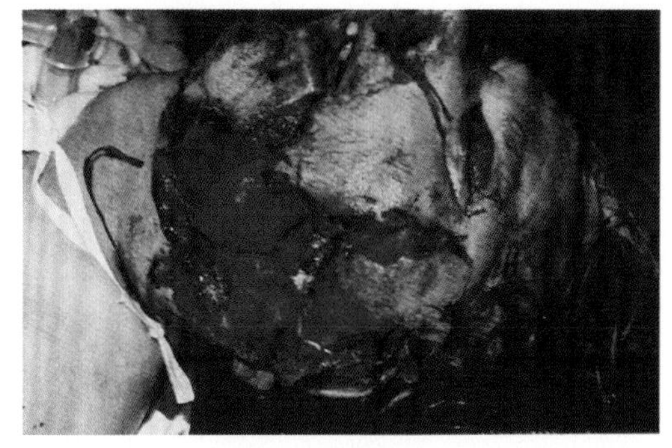

(a)

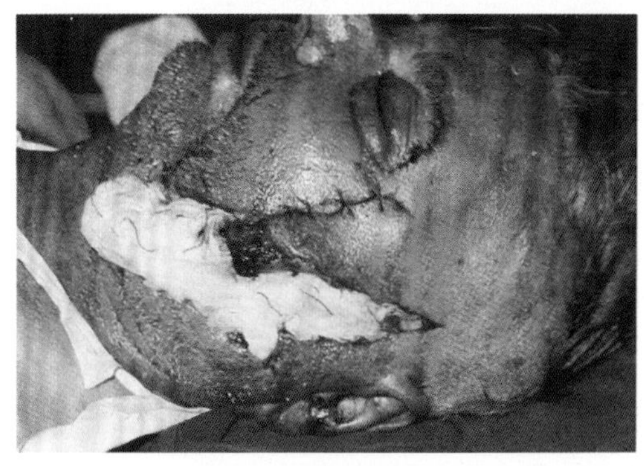

(b)

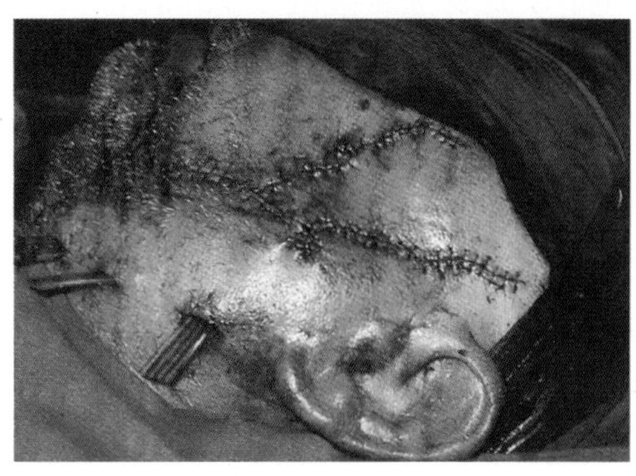

(c)

图 8.3　左面部和下颌的霰弹枪伤。(a) 初期抢救后，进行了气管插管和伤口敷料包扎。(b) 经过几天的反复冲洗和换药治疗，伤口情况改善，小范围的坏死组织得到分离。(c) 延期手术缝合伤口并进行引流。此病例中，尽管伤口早期看起来情况比较严重，但其实组织缺损并不太大

一期关闭。但是，必须保证缝合前进行彻底的清创和冲洗，并应密切观察术后是否存在感染的迹象。在缝合时，应小心去除所有

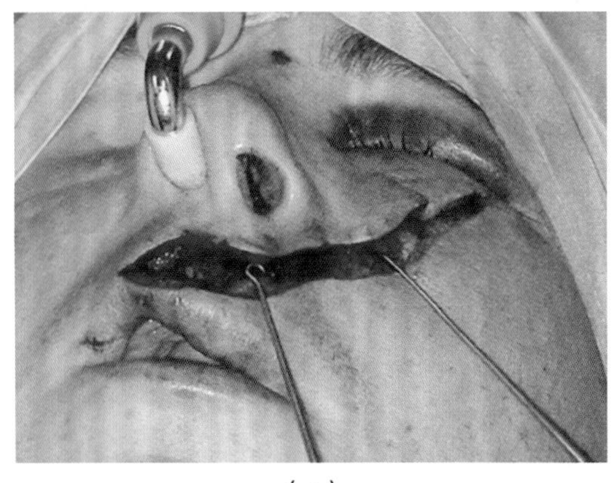

(a)

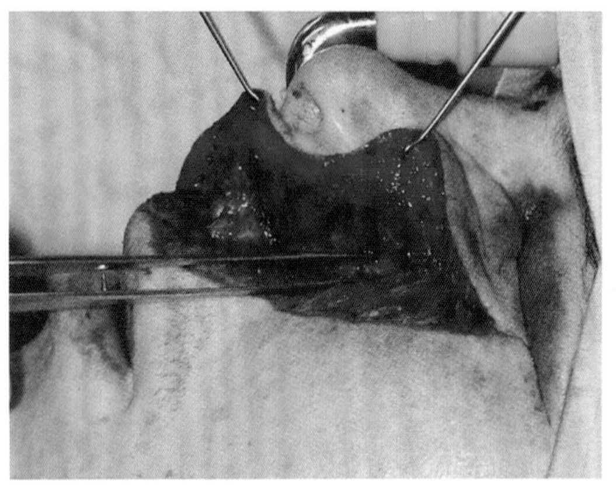

(b)

图 8.4 (a) 上唇及颊的斜行裂伤。(b) 彻底探查伤口对于发现有无异物存留很重要。图片由剑桥大学阿登布鲁克医院 Malcolm Cameron 医生提供

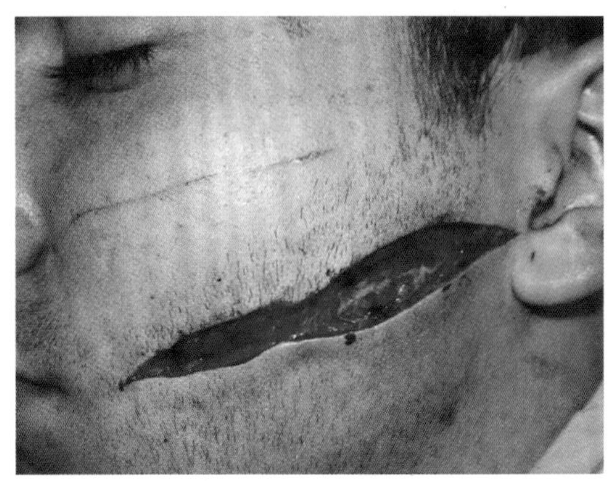

图 8.5 左侧颊部刀割伤。在此解剖区域的任何裂伤部必须排查有无面神经和腮腺导管损伤。图片由剑桥大学阿登布鲁克医院 Malcolm Cameron 医生提供

组织碎块和疑似失活的组织。对于其他更少见的咬伤，如家畜咬伤、蛇咬伤等，还需要更为专业的知识来判断外来感染或中毒的风险，因此应及时联系相应的专家寻求帮助。

缝合伤口前软组织的处理

缝合伤口前，应先进行充分止血，然后小心地处理软组织，对软组织处理的疏忽可能会导致伤口愈合不良，特别是在处理那些需要延期缝合的伤口时，更应注意这一点。

对于伤口内发生扭转或纠缠一起的软组织，应尽可能轻柔地松解、重新对位并复原在正确位置上。在最终进行确定性修复之前，可以先用较松的缝线或黏性贴纸将移位明显的组织瓣暂时性复位固定。这样做还有助于医生分辨出哪些组织瓣是发生缺血但仍会存活的，哪些是不可挽救的坏死组织。由于头面部和颈部血液供应丰富，部分撕裂移位组织和皮肤，即使仅存较小的蒂部，仍可能有足够的血液供应，在重新复位和保护后，仍可以正常愈合。

如果无法立即关闭面部伤口，应冲洗伤口并进行正确的敷料包扎。如果预计要经过数小时后才能进行确定性的缝合手术，则应对裂开的伤口进行轻柔地清洁，并用黏性贴纸或者简单缝合将伤口拉拢，然后再进行包扎。

充分且轻柔的冲洗是清洁伤口的最佳方法。虽然也可以用抗菌药物进行伤口清洗，但有报道称有些药物可能会损伤组织，造成愈合延缓。无菌生理盐水溶液或纯水对伤口无伤害，推荐使用。对于污染伤口则需要更强效的清洗方法，在下一节中会有详细叙述。

如果使用抗菌药物清洁或冲洗伤口，则一定要注意保护患者的眼睛。

确定性的手术治疗

清创和伤口处理

坏死组织会为感染提供基础，并会导致伤口开裂，需要在清创时去除。由于颜面部的特殊性，面部伤口周围一般不应进行扩大切除，因为这将导致更广泛的组织缺损，且将很难初期关闭伤口。这一点对于眼睑、鼻和唇等面部的关键部位尤其重要，上述组织的变形和移位将会导致明显的面部功能和容貌损害。如果面部伤口周围组织坏死严重，必须要进行较大范围的坏死组织切除，那就需要在术前仔细评估缺损的范围，并咨询有经验的专科医生，制订最优的修复方法。

如果伤口内遗留有未被完全去除的砂粒和异物碎屑，在愈合的皮肤内很可能会留下可见的颗粒，进而导致色素沉积。因此，必须进行细致的伤口清洁和彻底清创以清除异物。进行细致的清创需要长时间地擦拭伤口，但要记住擦拭本身也是一种额外的创伤，而且过度的擦拭会对伤口造成进一步伤害，扩大缺血的区域。同时，擦拭过程中也有可能将一些小的纱布纤维留在伤口中，从而导致感染的发生。因此我们推荐使用如软牙刷等小型的软毛塑料刷进行清创时的擦拭，擦拭的力量也务必轻柔。除去所有的污垢颗粒可能需要一些时间，所以需要医生有一定的耐心。对于难以擦拭干净的小块砂粒，也可以使用尖锐的手术刀刀尖从伤口剔除。

有时候，伤口边缘不整齐，可能需要小范围地修剪直至创缘新鲜血液渗出，这样才能更好地缝合伤口。不过多数情况下，面部裂伤是不需要这样进行创缘修整的。而且应特别注意，一定要避免过度的创缘修整，否则会造成伤口扩大或组织量不足，反而使情况更糟。由于颜面部的血供极佳，大多数面部裂伤都可以获得满意的愈合，且一般不需要采取其他的治疗措施（如转瓣修复）即可直接一期缝合伤口。在很少数情况下，伤口愈合不良，也可以考虑二期进行瘢痕切除和整形。如果伤口存在明显的污染而不适合一期缝合，应该先尽可能清洁伤口，再进行包扎，并在 24~48h 后再次检查伤口，并且在条件允许后进行清创治疗、关闭伤口。

软组织损伤的一期缝合

理想情况下，清洁的伤口应尽快（12h 内）一期缝合，并准确地将组织对位缝合。当缝合不规则形状的伤口时，要仔细查看可识别的解剖标志，能够相互匹配的解剖标志对精确复位组织和缝合伤口有很大的帮助（图 8.6）。如果伤口边缘很不整齐，适当的修整创缘可以将“不整齐”的伤口变成整齐，然后再将伤口一期缝合，从而获得良好的外观效果。但是，如前所述，修整创缘应小心进行，将组织修整量保持在最低限度。理想情况下，伤口应该做无张力缝合，但是对于有张力但皮肤张力不大的伤口，也可以一期缝合，只有很少的情况下需要使用局部皮瓣或皮肤移植。如果对伤区组织的活性不太确定，最好的办法是先将其复位，等后期再做进一步观察。

对于面部裂伤的缝合手术而言，良好的光线和合适的器械是必不可少的，应在手术室进行操作，而不是在简易的诊所椅位上做伤口缝合。较深的伤口需要做分层缝合，

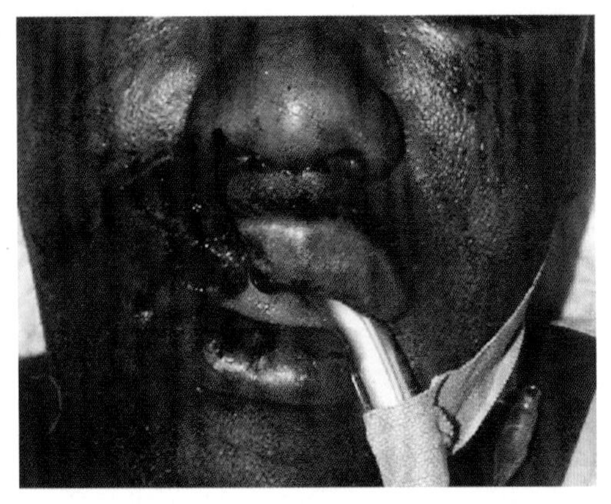

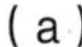

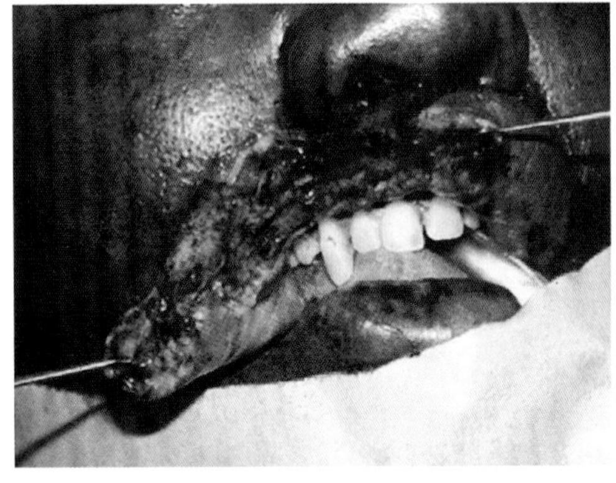

(b)

图 8.6 涉及唇红边缘的上唇的全层撕裂。(a) 涉及关键“边缘”(例如唇缘、鼻缘、耳朵或眼睑)的伤口需要仔细寻找相互匹配的解剖标志。(b) 在较深的唇部裂伤中，口轮匝肌的修复也很重要。图片由剑桥大学阿登布鲁克医院 Malcolm Cameron 医生提供

以消除会引起感染并影响伤口愈合的“无效腔”。缝合皮肤时，要注意使伤口边缘对位整齐并轻微外翻。注意避免伤口边缘的内卷或形成台阶，这样会影响愈合效果。缝线不应拉得太紧，因为术后的组织肿胀会使缝合线变得更紧，并切割组织形成缝合线压痕，愈合后会变成十字交叉型的瘢痕。

替代缝合关闭伤口的方法包括使用金属夹、黏合胶带或皮肤黏合剂，例如氰基丙烯酸酯胶。这些方法的优点是可以快速关闭伤口，但是其缺点是很难对皮肤边缘进行准确的对位。黏合胶带和皮肤黏合剂对儿童和不合作者尤其有用。与细致的缝合相比，用这些技术关闭的伤口，最终美观效果都不太理想，主要是因为这些缝合替代技术只能关闭浅层组织，而无法让深层组织正确对位愈合。

如果要早期去除缝线（4~7d），应该在拆线后同时配合使用黏合胶带或拉力敷料。这样可以降低伤口开裂的风险。使用黏性胶带条将伤口拉在一起也有助于减少瘢痕的形成。

延期缝合和破碎组织的处理

患者如果同时有全身其他部位需紧急处理的伤情，面部的伤口常需要进行延期缝合，但这会导致较差的愈合结果。在严重颌面外伤时，医生要根据伤口的污染程度判断何时能进行最后的确定性治疗，最好在初期治疗时就进行彻底的伤口清洗和清创。如果距离伤口能延期缝合的间隔时间较长，或者伤口污染程度很重，建议先进行伤口区的引流（图 8.3c）。

当伤口组织的活性较差，或者伤口已经感染的时候，可能需要进行延期关闭。这种情况常常发生在爆炸伤或者高速冲击伤中。那些受挤压破碎的组织特别难以处理（图 8.7）。往往这些受压的组织最初状态似乎还可以，但慢慢可能逐渐坏死甚至感染，因此可能需要进行多次外科手术修复。如果出现较大的组织缺损无法关闭伤口，一般可采用刃厚皮片作为临时覆盖创面的方法，而确定性的修复手术还需要等到患者全身状况恢复或局部感染基本得到控制后才能进行。

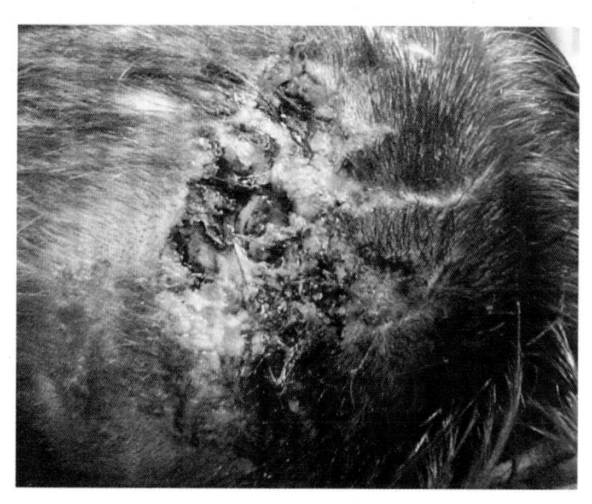

图 8.7 头皮挫裂伤伤口。初期关闭非常困难，延期治疗可以明确哪些组织活性较差。头皮的破碎组织伤口可以待其自行二期愈合。这种伤口可能还需要后期的断层皮片移植修复。图片经 Springer Science+Business media 允许引用

延期愈合

延期愈合产生的瘢痕比较明显，美观效果差，所以在面颈部最好避免发生伤口的延期愈合。有的时候，伤口无法进行初期关闭，而且也很难用临近皮瓣旋转修复，可以选择用断层皮片覆盖伤口以利于伤口关闭和减少瘢痕。这一方法特别适合于小面积的组织缺损，或者是使用临近皮瓣修复会造成周围组织严重变形的病例。

组织缺损的处理

组织缺损在面部裂伤患者中并不多见，主要见于枪伤、工业事故和被咬伤的患者中。相较于组织缺损，更常见的是受伤组织的移位。对于一些体积较小且很清洁的撕脱组织，作为游离组织移植将其立刻复位，有的时候可能会获得意外良好的血运重建和组织愈合，不过这种情况并不多见。这种方法偶尔也可以被应用到鼻缺损修复中，比如可以使用部分耳廓组织进行游离移植修复鼻缘的缺损。创伤性组织缺损的初期处理步骤（称为“重建阶梯”）在表 8.1 显示。

由于皮肤具有自然弹性，能发生拉伸或具有“蠕变”的能力，在某些张力不大的情况下直接关闭伤口仍会成功。对于老年患者来讲，初期愈合比美观更重要。不过在较大张力的情况下关闭伤口更有可能导致失败，也会造成附近组织结构的扭曲或明显的瘢痕形成。

如果伤口区有少量皮肤缺损，可以使用局部皮瓣或皮片移植来关闭或覆盖缺损。全厚皮片要比刃厚皮片能提供更好的美学效果。为了确保最佳的颜色匹配度，一般应从头颈部区域（例如耳前、耳后，锁骨上）切取皮肤进行移植。

面部的皮肤血供较好，可以设计一些血供和弹性较好的局部皮瓣，通过潜行分离和移动来关闭相邻的皮肤缺损，同时也不影响面部外形。很多文献中已经描述了局部皮瓣的设计，很多手术案例也详细阐述了各种手术技术细节和适应证的选择。局部皮瓣在重建鼻尖、眼睑和唇部方面效果显著。

创伤导致大范围的面部组织缺损并不常见，一般只有在严重的工矿事故、爆炸或涉及机动车辆与行人相撞等情况中才会出现。

表 8.1 创伤性组织缺损的初期治疗阶梯

1. 将撕脱的游离组织立即复位
2. 敷料覆盖伤口，并允许自行二期愈合
3. 在张力不大的情况下可直接关闭伤口
4. 部分或全厚皮片移植
5. 用游离复合组织移植技术立即进行修复（例如一些鼻缺损）
6. 局部或邻近皮瓣修复
7. 头皮 / 耳 / 鼻的撕脱：使用显微外科技术进行再植

诸如头皮或耳部撕脱伤等较大型缺损通常存在着软组织和硬组织的同时缺损。只要有可能，都应考虑进行撕脱游离组织的再植。对于撕脱的组织，应立刻用无菌生理盐水或清水冲洗净，并密封在塑料袋，然后置于合适温度的冰箱中。为了方便运输，可将包含撕裂组织的密封袋放入含有冰水混合物的袋中低温保存。要注意不要将冰块和组织直接放在一起，否则冰块的冷冻效应会进一步危害组织的活力。在有些时候，可以使用显微外科技术将撕脱的组织再植回去，并找到动静脉进行血管吻合，恢复组织块的血供。

特殊组织损伤

腮腺损伤

侧面部的裂伤,应该详细评估损伤情况，要重点关注腮腺腺体、腮腺导管，特别是面神经的损伤情况。在关闭皮肤伤口之前，必须修复腮腺导管和面神经的损伤。未修复的腮腺导管裂口会形成唾液囊肿，外渗的唾液最后会经皮排出，导致经久不愈且难以处理的涎漏，因此应尽可能修复受损的导管。在吻合导管时，可以插入较细的软导管支架来进行修复。

面神经的损伤如果没有修复，会导致面部肌功能减弱，影响美观。临床上有一个“经验法则”：沿外眦画一条垂线，如果面神经损伤位于此外眦垂线和面中线之间，则通常认为在此范围内面神经分支太小，无法进行修复，可以不必探查面神经。在此外眦垂线以外的面部裂伤，如果患者存在面神经功能损害，就应该进行面神经探查，必要时需进行面神经修复。理想情况下，外伤后 72h 内，除非严重污染的伤口，都应尽早进行面神经的修复。如果不能直接吻合神经断端，可以考虑进行神经移植来修复。

眼睑损伤

眶周区域的软组织损伤通常需要从一开始就进行专科治疗。在处理眼部外伤时，往往需要在麻醉下才能进行彻底的伤口检查，并确定需要优先处理的问题。我们已经在第 2 章中阐述过，对于眼外伤的评估和治疗要比处置眼睑外伤更重要和更优先。

简单的眼睑损伤可在局部麻醉下进行修复（图 8.8）。比较表浅的伤口相对更容易对齐，可以简单缝合，或者用皮肤胶带拉拢而无须缝合。注意要避免眼睑的缝线末端擦伤角膜。复杂的损伤，如眼睑边缘、内外眦、眼睑中 1/3 和上睑提肌的损伤，在处理时必须向眼科医生征求意见。这些损伤可能会破坏泪液分泌系统和眼睑功能的完整性，因此需要详细了解该区域的解剖结构、相关的功能和美学意义。处理眼睑外伤时，不应该做组织修整，眼睑具有优良的血液供应，那些早期看起来像坏死的组织，一般都会恢复活力，应该尽可能保留下来。

伴有组织缺损的骨折

面部骨折同时伴有组织缺损，这类严重的损伤在平时往往是由工矿事故或严重的交通撞击伤造成，但更常见的是在战争或暴乱中的火器所造成的。近年来，世界各地的暴乱经常涉及枪支的使用，由此导致的面部伤害日益普遍，其严重程度也明显提高，特别是对平民伤害数量的增加，模糊了军事战伤和平民损伤之间的差异。

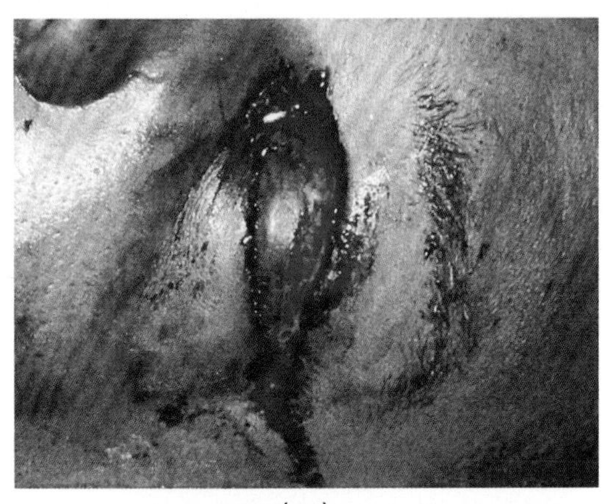

(a)

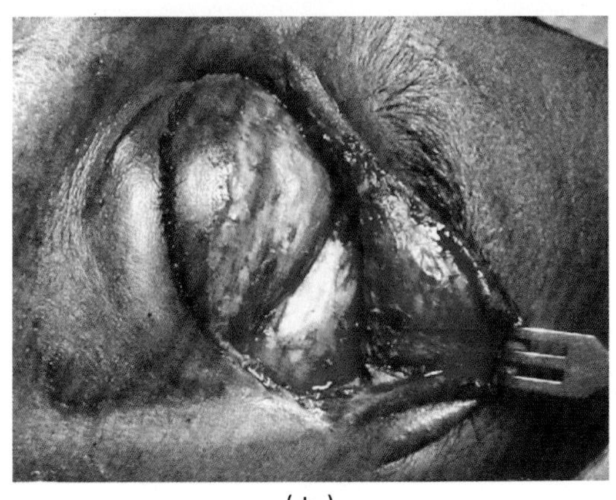

(b)

图 8.8　(a) 上睑的斜型行伤。(b) 虽然眶上缘伤口很深，但修复并不复杂，因为睑缘和提上睑肌未受影响。为了处理复杂的眼睑损伤，往往需要转到专科治疗。图片由剑桥大学阿登布鲁克医院 Malcolm Cameron 医生提供

自 1980 年至 2007 年，美国的火器伤导致平均每年有 32 300 人死亡，是继交通事故伤后的第二大伤死原因。与钝器伤所造成的骨折不同，火器伤造成骨折的主要特点列举如下：

（1）骨折一般呈广泛性和粉碎性；

（2）骨折多是多发性骨折，伤口内都有异物残留和细菌污染；

（3）在术前，通过临床检查和影像学检查很难准确评估骨碎片的活力和牙齿损伤程度；

（4）火器伤会导致短期或长期的组织坏死和缺损，因此对这类伤口的处理和骨折的治疗很复杂（图 8.9）。

影响火器伤伤情的因素

能量转换

子弹和其他高速投射物，会在撞击点产生大量动能转换，造成广泛的破坏。动能与速度的平方成正比（$E = 1/2mv^2$），因此弹片的冲击速度是最重要的因素。在侵彻机体时，子弹会变形甚至破碎，破片在通过组织时释放的能量会产生瞬时空腔，在弹片运动轨迹周围的组织可能会出现坏死，并在弹道周围造成广泛的组织损坏。虽然子弹的入口相对比较小，但会在出口处形成较大的爆裂性伤口。子弹在侵彻点的能量传递受弹丸形状、组织密度和撞击速度的影响。火器伤一般可被分为“高能量”和“低能量”损伤。

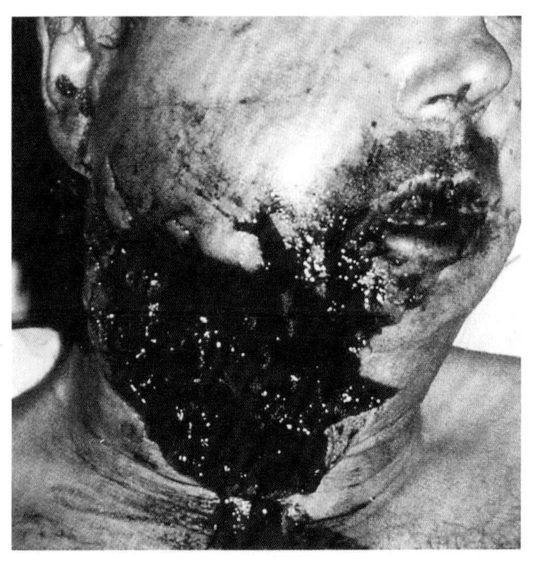

图 8.9　右面部、颈部和下颌骨的火器伤。粉碎性骨折、伤口污染和不同程度的组织缺损是这种损伤的特征

投射物的类型

子　弹

一般来说，手枪子弹比步枪子弹大（手枪子弹直径通常较步枪子弹大，但质量较小——译者注），而且射速较低。步枪子弹的外壳很重要，因为外壳可以防止子弹的碎裂。软头步枪子弹（如铅头弹——译者注）在击中机体时会变形，其导致的组织损伤比一般军用子弹更为广泛。

破　片

在现代战争中，破片伤比枪弹伤更为常见。破片来源于各种设计的炮弹、地雷、炸弹和手榴弹。有些破片形状是不规则的，但也有些使用特定形态的预制破片。此外，爆炸后的周围环境也有可能造成二次弹片伤，例如，被摧毁建筑物的碎片飞溅起来，可以造成二次损伤。

霰弹枪弹药

霰弹枪弹与常规子弹有着显著不同，其设计思路是以相对较低的速度在短距离造成较大范围的杀伤。很多自杀者使用霰弹枪自杀，虽然其射程很短，也会产生巨大的组织损伤（图 8.10）。这是因为霰弹枪内实际充填的是由特殊材料（如毛毡）包裹的大量金属弹丸。如果在小于 3m 的范围内发射，这些充填物排列紧密并具有足够的质量和速度，会导致高能量转移性伤害。

被击中组织的物理性质

一般而言，组织密度越高，击中时能量转移越多。如果投射物几乎完全撞击骨骼而全部停止，那么所有的动能量就会立刻全部释放。能量释放对密度较小的组织的影响不那么明显，这类组织中的损伤很大程度上受投射物在组织内的运动轨迹影响。

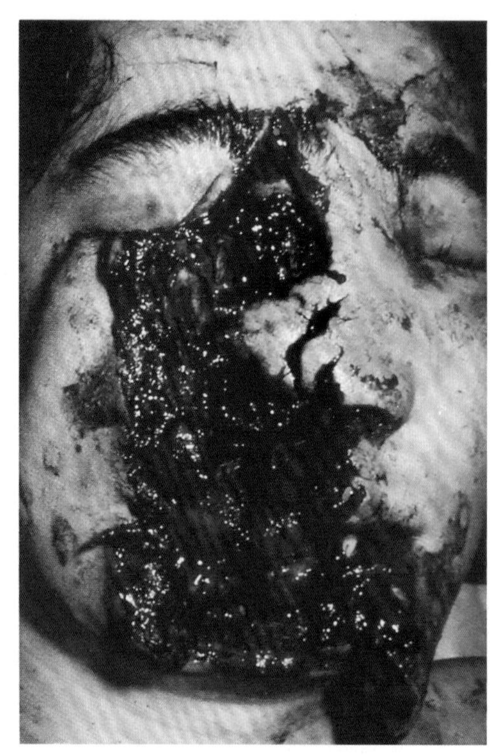

图 8.10　自杀未遂造成的霰弹枪伤。注意软组织严重污染，上颌骨和下颌骨均部分缺失。尽管霰弹枪以相对较低的速度发射，但发射距离较近，投射物质量大，也能导致“高能量”伤害

投射物在组织内的运动

组织内投射物运动的重要特征是破片或子弹偏离其击发时的原始弹道，发生偏转和翻滚，从而造成组织的损伤。投射物在组织内的任何不规则运动，都会增加组织的损伤程度。例如，无外壳的低速铅弹变形较大，但由于其速度不高，因此组织受到的伤害局限于弹道周围。相反，高速运动步枪的软头子弹击中组织后会立刻开花，子弹迅速停止在体内，导致短时间内的高能量转移，造成极大的组织损伤，足以击倒一只奔跑中的大象。因此这种武器在战争中被认为是不道德的（软头子弹的代表是达姆弹，被《海牙公约》

禁止在战争中使用——译者注）。现代步枪多使用小口径高速子弹（初速 > 900m/s），这类子弹质量小、速度高，有较大的偏航量，并且在组织内易破碎，产生比入口更大的出口。

除了箭形弹外，高速破片大多是不遵循空气动力学的。然而，破片的形状变异度很大，且在很短距离内具有非常高的速度，因此击中人体后也会造成破坏性的能量转移。原发弹片和二次弹片的外形不规则，速度也不一定很高，常常会导致低能量的穿透伤，但是它们会产生极严重的组织挫裂伤和挤压伤。炮弹和手榴弹造成的全身多处伤非常常见。

衣服与防弹衣的影响

穿透式投射物会将衣服和防弹衣的颗粒带入伤口中，但这在面部外伤时较不常见。在历史上的许多冲突中，污染的衣物已成为伤口污染的重要原因。

治疗原则

从上面列举的各种生物物理因素可以看到，当发生火器伤时，表面上外观相似的伤口，其内部的损毁程度并不一样。因此，治疗火器伤时，要记住“治疗创伤而不是武器”这一原则。火器伤造成的组织缺损，可能在初期就能看到，也可能随着病程的演变慢慢显示出来，往往需要漫长的治疗过程。处理火器伤一般可以分为 4 个主要阶段。

创伤后即刻阶段

单纯面部火器伤患者并不一定会出现休克，但是出血可能会比较严重。很多患者即使有广泛的面部损伤，但也经常是完全清醒的，并且可以通过自主调整体位来保持气道通畅，使得血液和异物等不会妨碍呼吸（图 8.11）。但在运输这些患者时也必须小心，要确保他们不会因平躺而导致快速窒息。运送伤员时，一般应保持面朝下，头伸出担架的末端，或者处于侧卧位。无论哪种体位要确保舌向前伸出，以使血液和唾液可以排出口腔。对那些非卧床的患者，应鼓励他们自主控制面部朝向前下方，预防呼吸道问题。如果患者昏迷或意识不清，必须立即采取措施清除口腔中的血液和异物，必要时用缝线将舌牵出口外。如果在战场上，可能还需要考虑在现场紧急开放气道（如进行环甲膜穿刺——译者注），一旦伤员被送至医疗救护所，就可以按照 ATLS 原则对患者进行气管插管。

虽然面部火器伤的损伤比较严重，但令人意外的是，大多数患者并不感到非常疼痛，

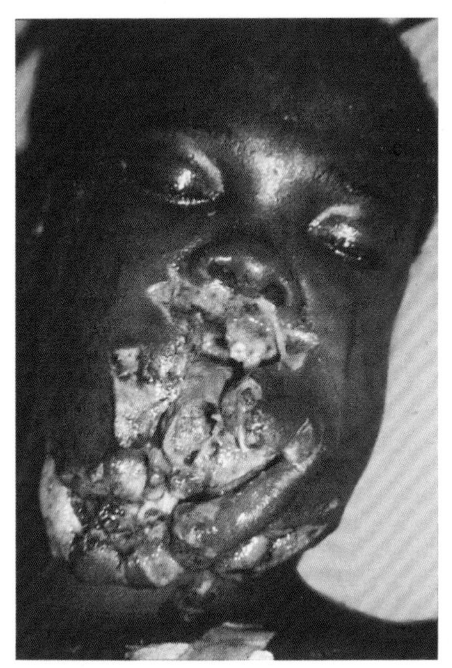

图 8.11　导弹破片造成的战伤。除了战场包扎之外，患者在没有任何医疗帮助的情况下意识仍比较清醒，并在 4d 后从偏远地区被转运至颌面专科救治单位进行治疗

因此，除非已经建立了可靠的气道，否则不建议使用会抑制咳嗽反射的强效镇痛药。

初期手术阶段

对于大范围的面部火器伤，通常需要实施气管切开术以确保术中和术后的气道安全。在初期伤情评估时，一定要注重检查组织缺损大小，并评估由此带来的组织损害情况。在此阶段，面部骨折的手术治疗并不是首要的关注点，而只是整体伤情处理的一个次要部分。此阶段治疗的基本内容可以总结如下。

伤口清洗

火器伤是污染伤口，在进行正式的外科手术之前，应进行彻底的伤口清洗，去除大块和浅表的污染物。

清　创

当准备进行确定性手术时，应进行彻底清创，以清除所有的失活组织。在许多情况下，可以采取先观察一段时间再清创的方法，这样坏死组织就可逐渐显露出来，以便于去除。而且在高能量损伤中，可能还需要连续几次的清创才能获得较好的疗效。

涉及牙齿的处置

牙齿既是后期伤口感染的来源，也是颌间固定（IMF）的基础。伤区的牙齿是否能够保留，需要通过初次手术时的检查才能确定。因此，在患者进行手术之前，并不容易确定骨折固定方法。一般来说，所有广泛受损和脱位的牙齿都应该被移除。不过有时候，也有必要临时保留受损牙齿，以便复位大块的牙槽骨碎片。临时保留受损的牙齿可能会导致感染和伤口延迟愈合，因此，一旦骨折基本愈合，就应该再把所涉及的牙齿拔除以避免后期的问题。

复位和固定

在下颌骨骨折中，必须尽可能地恢复骨的连续性，特别是在正中联合区域。有时候医生可以通过有意错位放置骨折碎片来补偿少量的骨缺损。如果骨缺损区域较大，无法用这种方法修复，那么就应该将下颌骨的其余部分按正常关系复位，并分别单独固定。固定的方法包括内固定、外固定或颌间结扎。这些方法的相关优缺点在下颌骨骨折一章中已经讨论过了。

与经典的 Le Fort 骨折相比，面中部的高速投射物伤很少引起颅面完全分离。然而，火器伤容易导致较为严重的局部粉碎性骨折、骨缺损、软组织缺损、眼眶穿透性损伤、鼻窦以及颅腔损伤。除了牙槽嵴损伤之外，伤口整体处理比骨折复位更重要。

黏膜和皮肤的关闭

在骨折已经妥善复位和固定之后，应当首先关闭口腔黏膜，其原因是避免唾液渗入组织深部。由于粉碎性骨折和骨缺损比较常见，因此颌间结扎往往被用作坚固内固定或外固定的辅助固定手段。当颌骨复位和固定结束后，就该修复面部的皮肤伤口。由于皮肤的张力和弹性的原因，往往看起来较大的皮肤缺损，其实际情况并不严重。对于皮肤缺损，一般可以通过创缘潜行分离和滑行皮瓣或转移局部皮瓣的方法来进行关闭。将皮肤与口腔黏膜相缝合来关闭创面，这种过时的方法只能作为最后的选择，因为这样关闭伤口会使患者必须进行二次重建手术。关闭伤口时还必须注意要尽早重建口轮匝肌，即使缝合口轮匝肌后会导致一定程度的组织变形和口裂缩小，也必须恢复口轮匝肌的连续性，否则后期口唇的运动和封闭功能会受到严重损害，而外形的不佳还需通过二期整复。

引　流

颌骨的骨碎片只有在骨膜健康的环境下才能愈合。如果骨膜受到感染，骨碎片就会坏死，从而导致骨断端愈合不良。所以，在污染的下颌骨粉碎性骨折中，要正确使用引流预防感染。采用贯通式引流，可以彻底冲洗骨折部位，有助于预防或控制感染。再次提醒读者，所有的火器伤伤口一律是污染的，只有进行了彻底的清创，才能将火器伤伤口变为清洁伤口。

术后阶段

遭受严重面部损伤后的患者，自然会格外关注自己的面部畸形问题，因此他们需要富有同情心的护理照顾和心理方面的支持。如果口轮匝肌受到损伤，口腔的运动和闭合功能也会受到损害，这时患者可能需要经胃管进食，有时还需要采用一些措施来防止口腔唾液不断流出。当然，口腔卫生的维护也非常重要，患者需要积极的配合才能保持口腔清洁。

重建阶段

毫无疑问，正确地进行面部外伤的初期治疗可以大大减少后期进行修复重建的工作量。例如，只要恢复了下颌的连续性，即使下颌骨的厚度有明显减少，但下颌的功能会更容易恢复，后期也不一定需要进行大范围的植骨。同样的，在初期关闭伤口时如果采用了局部皮瓣，也会使皮肤缺损的不良影响降到最小。

然而，对于有些情况，进行二次重建手术仍然是非常必要的。常见的二期手术有皮肤移植、骨骼轮廓修整和颌骨重建。很多患者还需要进行牙齿的修复，有些还需要佩戴赝覆体。对那些有大面积面部损毁伤的患者而言，在修复重建阶段需要多次就诊、多次手术，以及长期的治疗。而且要注意高速投射物损伤，由于能量在组织内的释放，面颈部很多血管的内皮系统也会受到损伤，所以在选择进行显微血管吻合手术时，一定要小心。

推荐阅读

[1] Allonby-Neve CL, Okereke CD.Current management of facial wounds in UK accident and emergency departments. Ann R Coll Surg Engl,2006,88:144-150

[2] Baker SR. Local Flaps in Facial Reconstruction.3rd Edn.Elsevier Saunders,2014.

[3] Hogg NJ,Horswell BB.Soft tissue pediatric facial trauma:a review.J Can Dent Assoc,2006,72:549–552.

[4] Lisman R,Spinelli H.Orbital adenexal injuries// Sherman JE.Surgery with Facial Bone Fractures.New York: Churchill Livingstone,1987:108.

[5] Nicks BA,Ayello EA,Woo K,et al.Acute wound management:revisiting the approach to assessment, irrigation,and closure considerations.Int.J Emerg Med,2010,3:399–407.

[6] Patel KG,Sykes JM.Management of soft-tissue trauma to the face.Operative Tech Otalaryngol-Head Neck Surg,2008,19:90– 97.

[7] Sadda RS.Maxillofacial war injuries during the Iraq-Iran war.Int J 0ral Maxillofac Surg,2003,32;209–214

[8] Ueeck BA.Penetrating injuries to the face: Delayed versus primany treatment-considerations for delayed treatment.J Oral Maxillafac Surg,2007, 65:1209–1214.

第 9 章 术后护理

目前有关面部损伤的评估、治疗和并发症的各种文献资料很多，相比较而言，专门阐述创伤术后随访和术后护理的出版物比较少。创伤后护理的方案目前还没有统一的标准，很多方案都是基于个人经验，而没有缜密的证据支撑。有时候对患者仅随访一两个月，有时候会随访数年，这取决于医生的兴趣、患者并发症的发展情况，以及是否需要二次手术治疗。经济上的因素和其他一些约束性因素（如限制住院时间、患者家庭因素等——译者注）有可能会影响医生对患者出院的决定。另外，延长随访时间是否真的对评估长期疗效很重要、是否真的能更好地控制医疗质量，目前还没有定论。单纯根据有无并发症并不能定义预后结果的好坏。在临床中需要更实用的方法来进行随访，尤其对于那些创伤患者较多的救治中心更是如此，因为繁忙的工作和有限的医疗资源使这些救治中心不可能对每例患者进行长时间随访。此外，很多创伤患者，如果他们自己没有术后的明显不适症状，也不愿意定期来医院随诊复查。在制订面部创伤患者的随访复查方案时，需要考虑很多因素，列在表 9.1 中。

如果患者的面部创伤与气道相关，在治疗后需要格外关注。例如患者术后需要进行下颌骨制动，但患者的意识还没有完全恢复不能自主控制气道，此时需要特别小心气道阻塞的问题。内固定技术的出现使骨折术后的护理更加简单和安全，目前已经很少再需要进行长时间的利用牙列进行的颌间固定了。在患者麻醉苏醒的时候，注意应避免使用颌间固定，如果一定要使用颌间固定，必须要等到患者完全清醒后。

术后护理可以被分为以下 3 个阶段：

（1）术后即刻阶段，指患者刚从全身麻醉状态下苏醒的时候；

（2）术后中期阶段，在临床骨愈合之前的时间；

（3）术后后期阶段，包括固定物的取出，咬合恢复，理疗以及长期对牙齿的复查。

Fractures of the Facial Skeleton, Second Edition. Michael Perry, Andrew Brown and Peter Banks.

表 9.1　影响面部外伤患者随访计划的临床因素

1. 大多数骨折在 1 个月后即可愈合至可实现有效的功能负载（尤其是咬和咀嚼），粉碎性骨折可能需要更长时间
2. 眼球内陷的后遗症在 3 个月内比较明显
3. 轻微的复视会持续数月
4. 接骨板和固定钉发生感染可能会在术后几天内就出现，但大多需要几年才会出现（吸烟是高危因素）
5. 软组织的损伤和瘢痕的形成需要 18 个月或更长的时间才能稳定
6. 淋巴水肿的消退需要几个月时间，尤其是眼睑部位的
7. 神经损伤需要 18 个月或更久的时间才能恢复
8. 黏液腺囊肿（主要是额窦和泪腺）的形成需要几年的时间才会出现临床表现
9. 因额窦的不充分治疗而发生脑膜炎的风险是终生存在的
10. 髁突吸收需要几年的时间才会出现临床表现
11. 牙和牙周的并发症需要几个月甚至几年的时间才会出现临床症状
12. 创伤后的心理问题是终生存在的

术后即刻阶段护理

全身护理

大多数的颌面外科都有术后恢复病房、重症加护病房或 ICU，都可以接收从手术室转出的患者，这些病房里应配备技巧熟练的护理人员监护术后患者，直到他们从全身麻醉状态中完全苏醒，全身情况允许后再转入常规病房。如果没有这些设施，常规病房内应配备有经验的护士对患者情况进行监护，直到患者完全苏醒。

一些面部损伤可能伴有其他严重的损伤。在术后阶段，这些患者应该被置于重症加护病房或者 ICU 内进行监护，直至患者完全清醒并且全身病情稳定（表 9.2）。

颌面损伤的护理

理想状态下，每位患者都应该带鼻咽插管离开手术室，尤其对于那些肿胀明显，以及后鼻孔和口腔不断渗血的患者。直到患者完全恢复意识以后，再拔除鼻咽插管。患者在麻醉复苏恢复期间应保持侧卧位，以保证唾液或渗出的血液流出口腔。患者旁边应该有良好的照明条件，并配备充足的吸引装置和柔软的吸痰管。这样能够保证护士或陪护者可以将吸痰管放至鼻咽气道或经鼻吸净鼻咽腔。也可以将吸痰管伸入颊侧前庭沟进行吸引，清除口腔内的分泌物。此外，最好还能在床旁准备有硬质的吸引管，这样便于在必要时进行更有效的紧急处理。

尽管在术后即刻护理阶段应该尽量避免颌间固定，但是在某些情况下，仍有需要应用这一经典治疗方法。这时候，必须在患者床旁准备好钢丝剪和剪刀，以便于在紧急情

表 9.2　重症病房患者护理的必备项目

1. 气道控制，包括气管切开的护理
2. 监护意识水平
3. 通过临床观察监测循环情况（脉搏、血压、尿量、中心静脉压）
4. 通过临床观察监测呼吸情况（呼吸频率、氧饱和度）
5. 监测腹部可能的变化（肠鸣音、尿量、膨胀、压痛）
6. 预防脓毒症、应激性溃疡、静脉血栓
7. 维持输液量和营养摄入

况下可以迅速打开颌间固定。如果患者存在大量的口咽软组织的损伤或者麻醉复苏后依然意识状态欠佳，可以用大针粗线贯穿舌体，将舌体牵拉出口腔并固定，以保护气道防止舌后坠。但是一般情况下，这类患者更多的是依靠保留气管插管或者进行气管切开来维持气道和进行辅助通气的。

如果对患者采用了正确的术前准备，术后呕吐并不会引起问题。但如果是急诊手术，在患者胃中可能会存有大量吞入的血液和残留的食物。在这些情形下，麻醉患者前应该将其胃内容物吸取干净。现代麻醉技术已经将术后呕吐的发生率降低至可以忽略的程度。假如发生呕吐，尽管会造成患者的严重不适，但只要患者完全恢复了意识，哪怕是颌间固定的患者也不会造成误吸而危及气道。医护人员可以通过前庭沟插入吸引器将呕吐物清理干净。

面中部的骨折常常累及眼眶，对于有眼眶损伤的患者，应尽早对其视力进行评估。只要患者恢复意识清醒就应该立刻检查并记录，而且在术后的数小时内也应该多次记录视力情况。在术后早期，颧骨复合体骨折的患者应该避免再次受压造成骨折移位，尤其那些仅做了复位而没有固定的颧骨骨折患者更需要注意。

无论什么原因，如果术前进行了格拉斯哥昏迷评分量表的记录（见第 2 章附录），术后应该继续进行。面中部高位骨折或者颅面骨折患者应该检查脑脊液漏情况。

面部骨折的外固定器械很少用于现代临床实践中，但如果有使用，在术后护理时一定要注意避免患者因术后烦躁不安而损坏这些装置。

术后中期阶段护理

全身管理

面部损伤的患者在术后 24h 后很少需要重症加强护理。进入这个阶段后，医护人员应在常规病房巡视时对患者进行仔细的检查。初步的检查应主要是体温、脉搏和血压，必要的时候也要进行体液平衡和疼痛控制的检查，并应对患者所使用的药物进行核查。患者的咬合情况此时应尽早检查，骨折坚固内固定后仍会有咬合紊乱的风险，所以需要在早期对不太理想的复位进行纠正，必要时进行二次手术。如果有颌间牵引，应该检查确保咬合维持在手术复位的位置，并且要检查颌间固定有没有松动。

对于复位的面中部骨折，应该仔细检查面部外形轮廓是否得到修复。这对高位的 Le Fort 型的骨折和颧骨颧弓复合体的骨折尤为重要。眼球的运动也需要检查，如果存在复视和视力减弱的情况，应该引起注意。检查眼球情况时应进行多次检查，必要时进行紧急干预。简单评估复视的方法是站在患者面前一臂以外的距离，在不同方位让患者注视检查者的手指。对患者视力进行检查时，必须保证患者眼内没有残留任何眼药膏或液体，否则会影响检查结果。

术后必须对鼻骨的外形进行临床评估，对于持续的或术后发生的脑脊液鼻漏都应该注意。鼻腔分泌物有时让患者很不舒服，可以在鼻腔内放置一个长纱条吸收分泌物，这对于术后护理很有帮助（但如果患者有脑脊液鼻漏，严禁在鼻腔内填塞——译者注）。为了使患者感到舒适，需要定期更换纱条。

术后放射影像学检查也很重要，复杂病例一般应做 CT 检查，以确保手术复位效果是满意的，固定是可靠的。

面部骨折充分的复位和固定可以减轻疼痛，并且可以使术后肿胀尽快消除。肿胀区域的轻压冷敷可以帮助缓解不适并且减轻肿胀。目前已经有一些专门用于冷敷的设备，这些设备可以使用冷生理盐水来降温。任何程度的肿胀加重，尤其是伴随感染迹象，需要马上引起关注。

体　位

面部骨折的患者一般会觉得坐立位并且下巴向前伸时更舒适。假如这个体位并不会给患者带来危险，那么对于清醒的患者，就可以尽量保持此体位。无意识的患者只能处于卧位，但需要进行反复的口腔清理，及时吸出口腔内累积的血液和分泌物。

镇　静

如果骨折被充分复位并且有效固定，患者一般不会有很明显的疼痛，因此无须使用大量的镇静药。

在颌面损伤的患者中，应避免使用阿片类药物。这类药物会抑制呼吸中枢和咳嗽反射，而颌面外伤术后的肿胀和颌间固定本身就会造成通气功能受损，再使用阿片类药物会增加气道的风险。而应用强效镇痛剂还会干扰对患者的意识水平的判断。吗啡类药物会导致瞳孔收缩，这会掩盖颅内压升高时反映在瞳孔上的体征变化。面部损伤的患者还可能会存在身体其他部位的损伤，所以物理体征观察是很重要的。例如筋膜间隔综合征的疼痛体征会被强效镇静药抑制。需要时刻谨记的是术后恢复期的患者出现烦躁不安多数是因为通气困难，但是也要考虑到是否存在其他的原因，例如膀胱的膨胀等。

有脑膜刺激症状的患者应该被放在重症监护病房监护，并给予足量的镇静剂，同时通过安全的气道对患者进行辅助通气。

预防感染

清洁的一期缝合的面部裂伤是不需要预防性使用抗生素的，而咬伤和严重污染的伤口仍需要抗生素治疗。对于面部闭合性骨折，如颧弓复合体骨折或上下颌骨非牙列区的骨折，同样不需要预防性使用抗生素。然而，对于有牙区的骨折，因为存在更易感染的倾向，需要预防性使用抗生素。只要患者不对青霉素过敏，一般选择使用青霉素预防感染，可以单独使用或联合甲硝唑使用，也可以使用复方阿莫西林克拉维酸。对于手术常规使用抗生素的观点和现行使用抗生素的方法，其实都缺少循证医学证据支持。目前应用抗生素的方法差别很大，有的规定只能在 24h 内静脉注射，有的主张长时间的口服。但是，如果骨折复位固定后，伤口愈合良好的话，一般应在术后 2~5d 停止使用。

避免用力擤鼻涕

此建议主要适用于窦腔骨折或者前颅底骨折的患者，这些情况多半出现在面中部骨折之中。因为用力捏鼻闭嘴鼓气的擤鼻涕方式会迫使空气和鼻腔黏液中的细菌通过窦腔骨折处进入软组织甚至颅内。理论上，这会增加术区感染、颅内积气以及球后气肿致眼球突出的风险。

对于面中部骨折，在保证没有阻塞鼻孔的情况下，一般建议通过单侧清洁鼻孔轻柔擤鼻涕。如果患者必须打喷嚏，最好试着在张口状态下进行，不过这个动作很难做到。这些预防措施的目的是避免鼻腔内压力突然增大，但是由于缺少大量的证据，临床上实际的风险程度尚不明确。不过在多数病例中，避免擤鼻涕是比较合理的建议。但对面中部骨折患者来讲，很难完全避免擤鼻涕的动作，因为人在鼻腔不通气和有分泌物时，总是有比较强烈擤鼻涕的欲望。

口腔和鼻腔的卫生

颌骨骨折时，有效的口腔卫生在预防感染中具有很重要的作用。为了降低细菌含量并提高菌斑控制，应该给清醒的患者使用0.2%的氯己定溶液进行口腔冲洗，每天3~4次。餐后，可以用软毛牙刷小心清洁牙齿，但要注意避免触碰口内伤口。颌骨骨折患者，无论使用哪种方式的颌间固定，都可以使用刷牙来清洁口腔和保持牙齿卫生。

如果患者无法自己完成这种简单的口腔卫生操作，护理人员应该每天定期对患者口腔进行清洁，可以使用氯己定溶液进行冲洗或使用海绵擦来替代牙刷刷牙。

虽然使用橡皮圈进行颌间固定有其优点，但在保持口腔卫生易于清洁方面，钢丝结扎更好。因此，很多外科医生仍喜欢使用钢丝结扎的方法进行颌间结扎固定。患者在术后也应该经常使用凡士林，这样可以保持嘴唇的湿润，以免上下唇干燥和粘连在一起。如果嘴唇出现任何形式的表皮剥脱或者溃疡，1%氢化可的松软膏可以改善这些症状。

口腔手术后，唾液往往会变得更为黏稠且容易流出口外，这种情况可能会在伤后持续几天。对于实施颌间固定的患者，这种情况会变得更严重。黏稠的唾液和凝固的血块会堵塞牙齿间的小间隙并妨碍经口通气。这同时也增加了上下唇粘连在一起的情况。此时，优质的护理可以给患者很大的帮助，使患者感到舒适，并能促进伤口恢复。患者的嘴唇和口腔应该使用生理盐水或氯己定浸湿的棉签每天有规律地进行清洁，并且定期应用凡士林使嘴唇保持润滑。碳酸氢钠溶液是常用于清除黏性分泌物的传统药物。

鼻腔的卫生对鼻骨和鼻-眶-筛区域骨折的患者，或者鼻窦引流受阻的患者非常重要。经常用生理盐水冲洗鼻腔可以帮助清除干燥的血液和黏液，改善窦腔引流并能降低感染发生的概率。其实有很多溶液都可以用来进行鼻腔冲洗，最简单的在家里就可以制作，可以用一勺食盐，一勺苏打粉来调节溶液pH，一同溶解至一杯微温的水中。配好的溶液可以让患者轻轻地吸入鼻腔或者通过喷雾器喷入鼻腔。患者术后吸入含有收缩剂（如薄荷醇）的水蒸气也是一种有效改善鼻腔通气和卫生的办法。

饮　食

对颌面部损伤患者补充充足营养，首要关注的问题是患者意识是否清醒以及是否配合。

清醒且合作的患者

大多数面部骨折患者不需要进行较长时

间的颌间固定，因此对饮食的影响不是特别大，他们只需要进食软食并且进食量能够满足身体日常需求即可。

即便进行了颌间固定，患者也能很容易的经口腔摄入半流食或流食。对于大部分患者的营养需求而言，每天摄入 2000~2500kcal 热量是足够的。然而，吃流食和半流食是乏味无趣的，所以应该鼓励患者少食多餐。在给患者制定营养均衡的饮食方案时应该咨询营养师，他们会建议患者吃尽可能多的正常食物而不是营养粉。配餐时可以利用电动食物搅拌器或榨汁机来准备食物，同时鼓励每日规律摄入牛奶及奶制品，当然经口进食时必须保证仔细清洁口腔卫生。患者术后日常饮食还需要补充添加维生素、铁制剂以及专用的高钙高蛋白制剂。应该尽量让患者保持对食物的兴趣，愿意进食。可以使用各种调味剂来增加香味，摄入食物的方式也应该尽可能让患者舒适并具有吸引力。当颌间固定时，可以在食物杯口连接一根长度适当的吸管，吸管可以穿过牙齿间隙或者绕过牙列后方的间隙进入口腔，患者就能吸入食物进食，同样可以用柔韧的饮水管帮助患者喝水。

意识不清或不合作的患者

体液平衡及营养

对于这一类颌面部损伤的患者，都应追踪液体平衡情况并记录在案，一直到患者清醒并可以自己摄入足量的液体为止。正常的每天排出液体量大约是 3000mL，包括排尿 1500mL 和通过皮肤蒸发、出汗等隐性丢失的液体 1500mL。

需要记住的是，任何形式的创伤和手术都会引起一定程度的代谢紊乱，而且与手术或创伤的强度和持续时间直接相关。代谢紊乱会导致排出水和盐的能力降低、新陈代谢以及排泄钾和氮的能力增强。排出水的能力减弱会持续 24~36h，其特点是尿量减少但浓度增加。排钠能力的减弱会持续 4~6d，并且在 24h 后会出现特征性的低钠低氯性尿液。钾离子排出增加会持续 24~48h，这是细胞内钾的动员和外排增加的结果。排氮的增加主要由于组织的损伤。这些代谢改变是对创伤的正常反应，一般是轻微的，并不需要干预。大多数的颌面部损伤患者在受伤之前都有正常的饮食和液体的摄入，因此其电解质也是平衡的。这些患者通常只要在颌面部骨折固定后就可以经口摄入足量的液体，所以一般不存在体液平衡的问题。对于清醒的患者，液体的摄入量与患者的进食愿望有关，而且常常是过剩的。正常的肾脏功能具有适应性，可以排出体内多余的水和盐，创伤和手术会短暂的影响肾脏的功能，但很少会造成危害。当有静脉液体输入时，输液会影响患者本身口渴的感觉，从而不会主动去喝水，因此给予的液体量应由外科医生进行精确的评估。

对于严重颌面部损伤而不能吞咽进食的患者，可在 24~48h 内发生严重的脱水，年长的患者会更明显。如果患者可以通过口腔饮水，就没必要通过其他的方式补水。但是当患者无法吞咽时，必须实施肠道内或肠道外的液体支持。颌面外伤患者需要早期并且足量的营养和液体支持，只有补充足够的能量才能促进伤口愈合。

肠道内营养支持

经鼻胃管

当需要进行肠道内营养支持时，通常是将液体通过经鼻胃管送至胃里。近年来，鼻饲胃管已经取得了非常大的进步，传统的粗孔 Ryle 胃管会给患者带来明显的不适感，现已经很少用于提供肠道内营养了。目前使用的胃管更为纤细柔软，通过这样的鼻饲胃管将特殊制备的食物慢慢加压推入患者胃内，就可以满足患者的全部营养需求（图 9.1）。鼻饲的患者，在开始进食前应该拍摄一张胸片以保证胃管进入胃内。因为极个别情况下，鼻胃管会被不小心插进气管里，而对于意识不清的患者，这样可能会带来气道阻塞的风险。

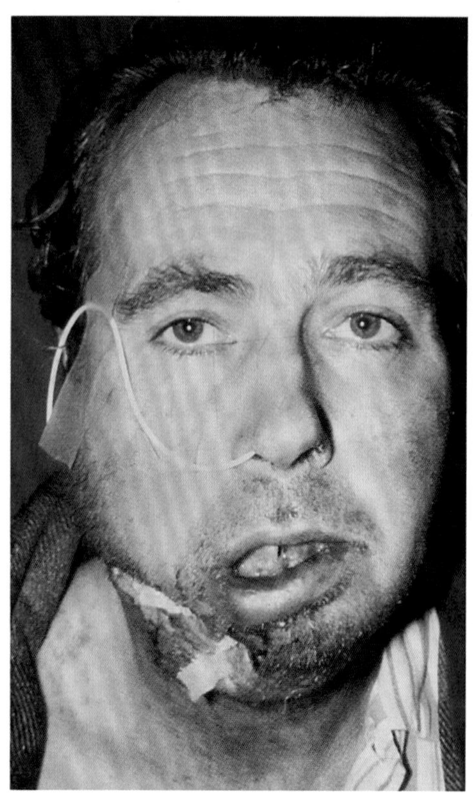

图 9.1　右面部霰弹射击伤的患者，下颌骨发生口腔－皮肤瘘。用一根细而柔软的胃管进行鼻饲，以保证肠道内的营养支持

经皮内镜下胃造口术（PEG）与放射引导下胃造口术（RIG）

这种直接插入胃内的技术适用于严重的颌面部损伤并且需要长时间保持肠道内充足营养支持的患者。经皮内镜下胃造口术是用一根柔韧的光纤胃镜，在胃内鼓气后，胃内镜定位于一点，然后经腹壁插入一根套管针直至胃腔，通过套管针穿入一根引导线，然后用胃镜抓住引导线，继而向上拉出口腔。接着将胃造口导管锚定在导线上，再从腹壁上的套管将导线向下拉导管至胃中，并经腹壁穿出。胃造口导管末端的软翼和腹壁侧的保护翼可以让胃紧贴腹膜内壁（图 9.2）。

另外一项类似的技术是放射引导下的胃造口术，可以达到上述同样的效果。在超声或放射线的引导下，用穿皮的套管针直接插

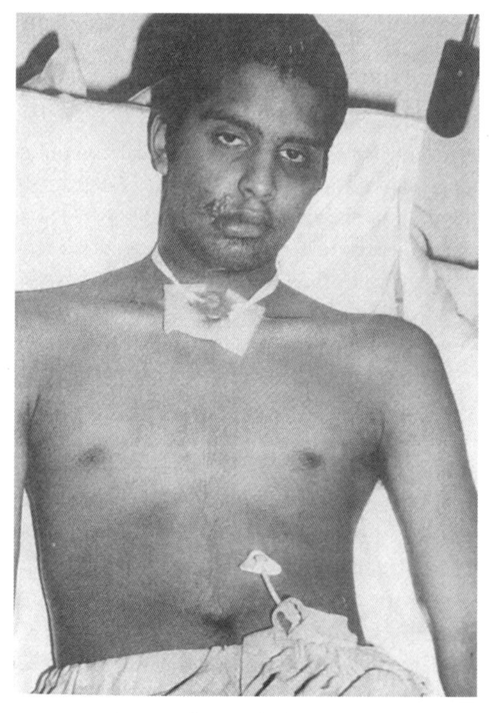

图 9.2　口咽直接贯穿伤的患者。通过经皮内镜下胃造口术（PEG）放置进食导管以保证恢复期间的进食

入充满空气的胃腔，然后胃造口导管顺着套管针插入胃中并固定。

这项技术同样可以应用于严重颌面部损伤以致经口进食或吞咽受阻的患者，以及一些术后需要长期人工辅助进食的患者。

肠道外营养支持

肠道外的营养支持是通过外周或中央静脉实施的。这种方式的治疗存在一个最大的风险，就是由于手术或创伤会造成肾功能的暂时受损，静脉输液过多会导致患者的液体潴留。对于颌面部损伤患者，如果术后没有意识和肠道功能的问题，很少会长时间应用静脉液体治疗。一般在输入必要的血液，或输入其他液体用于复苏之后，患者应该尽快恢复经口的液体和营养的摄入。

术后后期阶段护理

骨愈合检查和固定材料的去除

下颌骨和面上部骨折可以很迅速地愈合，一般临床上并不会对骨愈合情况进行临床检查，这样既非必要也很难实施。多数情况下，并不需要取出骨内固定的接骨板和螺钉。若需取出其主要原因是植入物突出皮肤或黏膜，甚至可能穿出外露于口腔。也有学者认为所有接骨板都是应该取出来。但到目前为止，这些不同的观点都只是基于理论上的推测，尚缺少充分的临床证据。有时取出固定接骨板是很困难的，要根据不同设计形状的螺钉来选择配套的螺丝刀才能拧松螺钉，而且有时候还会遇到接骨板部分与骨形成牢固结合或被新生骨包埋起来的情况。

采用坚固内固定技术治疗的下颌骨体部和升支的骨折一般不做颌间固定（但术中可以短时间应用来维持咬合关系——译者注），这样可以减少术后的不适感。虽然金属接骨板可以使骨折断端很快就开始发生稳定的愈合，比传统保守治疗的方法要快很多，但在术后早期也需要良好的护理。患者需要保持术后 2 周进软食，并且仔细监测是否有感染发生。一旦出现感染，一定要尽快发现、及时处理。因为感染的情况下常需要取出金属接骨板。贴近口腔黏膜的体积较大的接骨板有暴露的风险，如果穿破黏膜外露，时间久了也会发生感染。目前所有的接骨板都属于永久性植入物，除非出现问题，否则并不建议去除。取出接骨板的适应证包括：接骨板引起感染，接骨板暴露在口腔中，接骨板突出于皮下引起不适，以及颌骨内的接骨板影响口腔修复体的设计。

当只采用颌间固定的方法治疗骨折时，必须保证充足的固定时间，直到获得临床稳定的骨愈合时才可将颌间固定去除。这通常需要 3 周或者更多时间（详见第 5 章）。去除颌间固定时，可以用轻柔的手法测试骨折位点的稳定性，如果骨折断端可以稳定行使功能，就可以打开颌间固定，1 周之后再次检查稳定性。颌间固定或颌间牵引去除后，骨折断端有一点轻微的动度是可以接受的。不过只有那些有经验的医生才能判断到底何种程度的微动是可以接受的。

当确定骨折已经临床愈合后，就可以彻底拆除颌间固定装置。结扎的钢丝和小环需要松解几圈，然后用钢丝剪剪断钢丝，再夹住尾端抽出。不过对患者来说拆除颌间固定装置的过程是很不舒服的，有时还需要局部麻醉。

穿牙槽骨以及环颌骨钢丝结扎固定在现代治疗实践中已经很少应用了。去除这样的固定，需要先切断靠近口腔黏膜的一段钢丝，然后在钢丝的另一端迅速抽出。此过程并非一定需要局部麻醉，重点是切断钢丝要干净利落，避免在钢丝尾端产生锯齿，在拉出组织时产生疼痛。拉出钢丝之前需要用消毒液对口腔进行清洁，例如 1% 的氯己定溶液，以避免将污染物拉入组织内部去。

采用颌骨外固定器械时，去除口外经皮插入的金属针需要特定的工具。在去除之前，需要对针周围的皮肤进行清洁消毒。当针从骨上松解下来后，应继续旋转将针退出皮肤，而不是直接将其拉出软组织，以避免患者的不适。这一过程中，不一定需要局部麻醉。

前面描述的这些老旧的颌骨固定装置的去除过程，常常使术者感到厌烦，也给患者带来不适，因此这些旧方法目前大多数都被抛弃不用了。

咬合的调整

术后轻微的咬合错乱很常见，也不会是主要的治疗关注点。在早期骨愈合阶段，患者只需进行正常的咀嚼通常就能纠正轻微的咬合问题。一般对刚刚愈合的颌骨骨折患者，只要进行充分的颌间弹性牵引，也能够使咬合关系自行纠正。不过有时候还是需要对患者进行咬合调整治疗。轻微的咬合错乱可通过仔细地选择性调磨干扰牙尖来解除。但如果上下颌只有少数几颗牙齿存在时，问题就比较特殊。这种情形下，患者往往会倾向于咬在一个比较舒服的位置，而不一定是正常的牙尖交错位，而且也很不稳定。因此对于这样的患者应尽早制作一副合适的上下颌局部义齿来稳定住患者的正常咬合关系。对于下颌无牙颌骨折的患者，骨折治愈后，往往很难再使用原来的下颌义齿，故而需要重新制作。

颞下颌关节的运动

即使下颌骨制动的时间很长，也很少有患者会出现颞下颌关节运动障碍的问题。通常在去除颌间固定后，只需要鼓励患者正常进行下颌运动，而不需要特殊的治疗。然而，采用冠状瓣治疗面中上部骨折时，可能会因为颞肌受损后的纤维化而导致一定程度的张口受限。颞下颌关节的功能可能会由于髁突骨折尤其是囊内髁突骨折而受到不利的影响。在其他部位的下颌骨骨折中，发生轻度的创伤性颞下颌关节紊乱比较常见，而下颌骨运动受限或咬合力的减弱并不常见。

物理疗法和功能恢复

神经肌肉的康复练习对于面部损伤后功能恢复是有用的。要根据损伤的情况来进行准确的康复锻炼，个性化的下颌骨锻炼既简单又经济，并且可以帮助患者重获最大开口度。

眼眶手术后，应该避免长时间佩戴眼罩，并且鼓励患者进行眼外肌的锻炼。由于肿胀和肌肉水肿的存在，术后暂时性微复视很常见，也能很快恢复。应该鼓励患者经常往复视的方向上看，这样能够帮助他们快速恢复、改善复视。如果复视很明显且持续存在，应该去眼科就诊，可能需要进行视轴矫正，比如需要佩戴矫正眼镜。

软组织的损伤可能会造成不同程度的皮肤瘢痕和美容缺陷。伤口或手术切口区下方的淋巴水肿需要经常进行规律的按摩，这样有助于恢复外周淋巴管对肿胀区的引流。淋巴水肿在有眶周损伤的患者中很常见。皮肤瘢痕也需要适宜的按摩。一般建议使用硅酮片和凝胶将瘢痕组织的形成降到最低。一些报道还指出，可以通过使用肉毒素减弱其下方的肌肉运动从而降低瘢痕组织的扩展。

神经损伤的监测

如果下颌骨骨折累及下牙槽神经，上颌骨骨折累及眶下神经，可能会造成神经断裂或者神经功能障碍，从而引起感觉麻木症状。感觉恢复的时间与神经损伤的程度和性质相关。神经功能障碍的损伤一般能在 6 周内恢复，神经离断伤则需要 18 个月或更久，甚至不能完全恢复。不过因为下牙槽神经的感觉支配区域常常合并有下颌舌骨肌神经的附属支配，因而即使下牙槽神经受损，下唇的皮肤感觉仍然会有不同程度的保留。因为外周神经会有募集周围神经纤维补充支配的现象，所以皮肤感觉麻木区也会逐渐消失。在一般的下颌骨骨折中，舌神经很少受损，但是一旦该神经被离断，舌前 2/3 的感觉几乎不可能重新恢复。

有经验的外科医生可以采用显微外科的方法，早期对断裂的下牙槽神经和舌神经进行吻合修复，如果适应证选择得当，往往可以获得很好的效果。

牙齿及支持组织的护理

利用牙列进行骨折的颌间固定时，应该保证加载力均匀地分配到每个牙上，避免在个别牙段出现过度的牵引力，否则会出现不可逆的牙周膜损伤。一旦去除颌间固定的小环结扎或牙弓夹板，就该重点关注口腔卫生，并给患者一些恢复口腔卫生的指导性建议。对于骨折线上保留下来的牙齿，往往存在局部的牙周破坏，可能需要相应的牙周治疗，避免牙周情况进一步恶化。不过幸运的是，牙周韧带具有快速修复的能力，多数病例一般在创伤后 2 周即可重建。

骨折累及的牙齿可能会发生牙髓失活。有研究显示骨折线累及的牙齿，50% 以上会发生牙髓坏死。下颌骨折时，有些牙齿可能会处于下颌骨感觉丧失的区域，这种情况下标准的活力测试才是判断牙髓状态的可靠方法。术后对牙齿的检查和随访是很重要的，但却很容易被忽略。如果患者有牙齿缺失，下一步应考虑进行固定或活动义齿修复。

推荐阅读

[1] Adeyemo MF, Ogunlewe Mo, Ladeinde AL. Is healing outcome of 2 weeks intermaxillary fixation different from that of 4 to 6 weeks intermaxillary fixation in the treatment of mandibular fractures? J Oral Maxillofac Surg, 2012,70:1896–1902.

[2] Bayat A, McGrouther DA. Clinical management of skin scarring. Skinmed, 2005,4:165–173.

[3] Gassner HG, Sherris DA. Chemoimmobilization: improving predictability in the treatment of facial scars. Plast Reconstr Surg, 2003,1 12:1464–1466.

[4] Jorgenson DS, Mayer MH, Ellenbogen RG, et al. Detection of titanium in human tissues after craniofacial surgery. Plast Reconstr Surg, 1997,99: 976–979.

[5] Reish RG, Eriksson E. Scars: a review of emerging and currently available therapies. Plast Reconstr Surg, 2008,122:1068–1078.

[6] Rosenberg A, Grätz KW, Sailer HF. Should titanium miniplates be removed after bone healing is complete? Int J Oral Maxillofac Surg,1993,22:185–188.

[7] Wilson AM. Use of botulinum toxin type A to prevent widening of facial scars. Plast Reconstr Surg, 2006,117:1758–1766.

第10章 并发症

如果对面部骨折和软组织裂伤进行了正确的治疗，一般不会发生严重并发症。但是，一些轻微并发症的出现难以避免，其发生率比我们想象的还要高一些。我们可以将面部外伤后的并发症分成以下3种情况进行阐述：

（1）延期治疗相关并发症；

（2）治疗后早期并发症；

（3）治疗后晚期并发症。

延期治疗相关并发症

牙外伤及牙槽突骨折

外伤后的牙齿可能会出现牙齿移位及牙髓坏死。冠折、根折或冠根折后的牙齿如果未得到治疗，随着时间推移，经常会发展导致根尖周感染。

未经治疗的牙槽突骨折可发生错位愈合，但更多的情况下会出现感染、死骨形成、甚至导致整个骨折块的分离排出。

唇部挫裂伤口内的牙齿碎片或异物如果未被取出，伤口愈合后唇部会出现硬结，会引起患者的疼痛不适。软组织内异物尽管在X线片上很容易看到，但是术中却并不容易被找到，尤其是对经验不足的医生而言更是如此。对于体积较大的或者已经引起感染的异物碎片，必须取出，不过幸运的是，这类异物或碎片一般很容易就可以通过口内切口取出。

下颌骨骨折

在没有存在局部反复感染的情况下，骨折断端之间只要有骨面的接触，都可以出现骨性愈合（图10.1）。下颌骨骨折延期治疗2~3周，骨断端的部位仍然是活动的，比较容易松解复位，可以直接固定。但是，延期治疗很难达到精确的解剖复位，而且局部出血会增多，增加了手术难度。在这种情况下，位于骨折线上的牙齿最好拔除，这样有助于复位。如果骨折区域存在感染，最好放置引流数天，以利于骨折愈合。下颌骨骨折如果延期1个月或者更久时间再治疗，骨折断端就已经发生了临床愈合，应该按照骨折错位愈合的治疗原则来治疗。

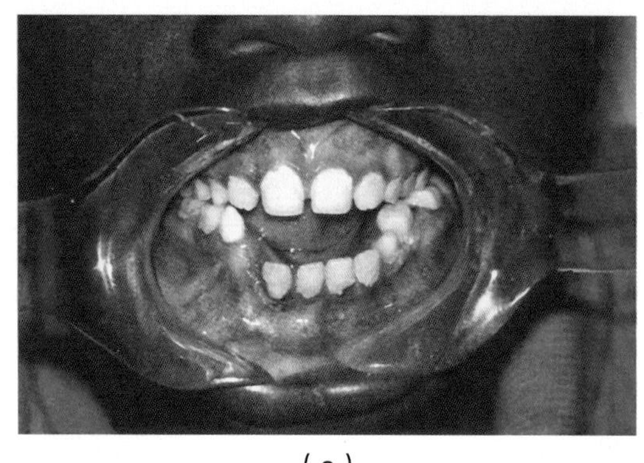

(a)

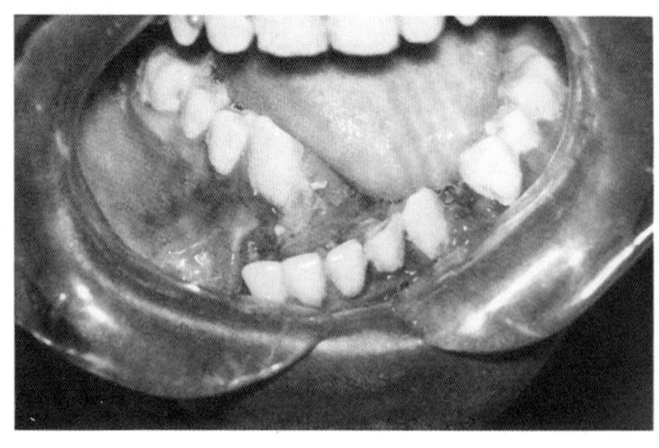

(b)

图 10.1　错位愈合的下颌骨骨折。(a) 儿童右侧颏旁骨折。儿童骨折错位愈合很快，但是松解复位也较为容易。(b) 成人双侧颏旁骨折。这个阶段已经出现了骨愈合及骨改建，切开复位内固定较为复杂，术后往往需要使用牙弓夹板及颌间固定

颧骨复合体骨折

如果在外伤数周后再进行颧骨骨折的复位，复位后骨折块可能会不太稳定，因为骨折断端会在破骨细胞的作用下变得圆润，导致骨断端之间难以达到良好的解剖复位，要达到复位后的稳定还需要进行骨折的固定。一般在伤后 1 个月，就很难将塌陷的颧骨再直接挑起来复位，此时可能需要采用较大的切口进行复位固定。但是，对于颧骨骨折复位阻碍较大的其实是早期组织内瘢痕的形成，而并非是骨折的错位愈合。

即使是在外伤后 6~8 周，只要对骨折断端处进行充分的松解和骨膜下剥离，仍能够很好地移动和复位骨折断端。因此，颧骨复合体骨折的复位与固定最好是在伤后 6~8 周进行，这个时间段内的颧骨复合体的解剖形态还与伤前一致，可以比较容易地达到满意的复位效果。如果等到颧骨骨折形成完全的骨性错位愈合，就必须先进行截骨才能松解骨块，因为此时颧骨复合体的解剖形态已经出现了改建，复位效果就会比较差。

鼻骨骨折

为了达到满意的功能与美观效果，鼻骨骨折需要在伤后尽快治疗。相较于颧骨复合体骨折，鼻骨骨折形成错位愈合的时间很短，如果在伤后 3 周再进行治疗，鼻骨的复位难度很大，治疗效果也不好。因此，对于超过 3 周的鼻骨骨折的治疗，建议等到后期再进行彻底的鼻整形手术，以期达到满意的美学效果。

如果出现鼻骨区骨折范围较大同时伴内眦韧带的创伤，这种情况则需要及时进行手术。因为晚期的鼻整形虽然可以达到满意的鼻外形、重建鼻腔形态，但是对于内眦形态的恢复是没有任何益处的。越早进行内眦韧带复位悬吊术，后期的内眦形态效果会越好。

Le Fort Ⅰ、Ⅱ、Ⅲ型骨折

如果上颌骨骨折延期治疗的时间不是很晚，骨断端间仍可以进行松解复位，但这需要通过口内甚至是口外较大的切口，进行广泛的暴露和骨膜下的剥离。面中部含牙部分

骨段的复位较鼻 – 眶 – 筛区更为容易。对于晚期的 Le Fort Ⅰ及Ⅱ型骨折，建议在治疗时使用力量较强的、持续性的颌间弹性牵引进行复位。

在历史上，医生们曾经使用过口外牵引的办法进行上颌复位。目前也有报道采用了一些新的技术，例如使用口内或口外的牵张器进行骨痂牵张来治疗陈旧性上颌骨骨折，但其有效性还需进一步研究。如果患者可以耐受全身麻醉，最佳的治疗方法还是进行切开复位内固定术，一般在伤后 3 周内手术都可以获得非常满意的效果。

如果上颌骨已经发生了骨性错位愈合，可以使用 Le Fort Ⅰ或Ⅱ型截骨术来恢复咬合关系。这两类截骨术是正颌外科的常用术式，用来治疗创伤后畸形时，其手术难度要比治疗先天牙颌面性畸形还要大。因为创伤后的颌骨截骨术中出血比较多，颌骨形态也不规则，还会伴有软组织瘢痕，故而对创伤性颌骨畸形实施手术更需要有经验的外科医生。

一些移位较少的上颌骨骨折，可能只引起磨牙区轻度的咬合干扰。对于这样的病例，可以通过咬合调磨或者拔除造成咬合干扰的后牙，以及采用局部牙槽突截骨术的方法来恢复合适的咬合关系，而无须进行上颌骨截骨手术。

严重的颌面部骨折如果发生了错位愈合，治疗难度会非常大。因此，应尽可能及早治疗，在形成骨性错位愈合之前就实施手术，进行有效的复位与固定。

治疗后早期并发症

全身情况

气　道

面部的严重创伤，常常会造成面部多处骨折及软组织伤，手术时间一般都比较长。手术本身的因素，加上术后口咽颈部的组织肿胀以及术后的颌间牵引，都会影响到患者的气道。因此对气道的监测非常重要。如果预计到患者术后可能会出现比较严重的气道问题，应在全身麻醉复苏前进行预防性的气管切开，或者让患者术后带管几天，以预防出现气道问题。

出　血

患者的出血量与损伤程度和手术的大小密切相关。很多患者在受伤后已经有大量失血，如果手术后持续有较大量的出血，会对患者的全身情况有明显的危害。要注意的是，凡是涉及鼻黏膜的骨折，往往术中更容易出血。

颅脑损伤

很多面部骨折患者，其颅脑都会受到不同程度的撞击。医生可以用标准颅脑损伤评估表来评估患者的情况，以便早期发现颅内压升高或其他的颅脑损伤体征。所有伤后昏迷或者有短暂昏迷史的患者，都应该用此表进行评估。对于有伤后脑脊液漏的患者，出现颅内感染的风险与脑脊液漏持续的时间呈正相关。大部分面中部骨折所造成的脑脊液漏会在持续 4~5d 后自行愈合，但骨折手术会再次造成脑脊液漏。如果术后脑脊液漏持续时间超过了 10d，建议请神经外科医生进行会诊，以明确是否需要进行脑膜修补治疗。

移位牙齿与异物

面部受伤时，牙或者义齿可能会被患者吸入气道，在骨折治疗时需要排除这种情况。一般行胸部或颈部X线片检查就可以明确气道内是否有异物。一旦发现了异物，需要使用支气管镜将异物取出。

牙碎片或者玻璃碎片经常会嵌入唇部软组织内。在肿胀的软组织内经常很难对异物进行精确定位，异物残留会导致局部感染。如果发生脓肿，会在异物周围形成脓腔，此时反而容易确定异物的位置，可以在脓肿切开引流的同时取出软组织内的异物。

药物反应

在手术的患者中，经常可以出现对抗生素的过敏反应。大多数情况下过敏反应都比较轻微，但是临床医生也必须尽早发现过敏表现，停用可能的致敏药物，并使用抗组胺类药物，如口服氯苯那敏来治疗。真正严重的全身过敏反应相当少见。

牙槽突骨折

牙髓炎

牙槽突骨折治疗后，受到损伤的牙齿在数周内可能会出现牙髓炎或根尖周炎。若未行颌间固定，对此类牙齿可以立即进行根管治疗；若进行如牙弓夹板或小环结扎等颌间牵引，则需要将咬合打开才能进行治疗。如果要拔除牙齿，需要在骨折达到临床愈合后再进行，以免造成牙槽突骨折块的活动以致最终的骨不连。

牙龈及牙周组织并发症

使用牙间钢丝结扎或牙弓夹板时，不可避免地会造成不同程度的局部牙龈炎。若使用真空成型压膜树脂制作夹板固定松动牙，也需要注意可能造成牙龈炎的问题。牙龈炎并不是严重的并发症，一般只需要进行局部处理就可以。

使用牙弓夹板或小环结扎时，如果牙间钢丝固定力量过大，可造成严重的牙周问题。下颌中切牙最易受损，受力过大时可以出现松动甚至脱位。为了避免这一并发症的发生，需要将夹板的力量进行均匀分散，并避免在有问题的牙齿上使用钢丝结扎。如果直接使用微型钛板进行牙槽骨骨折的内固定，可以避免出现这一问题。

下颌骨骨折

下颌骨骨折的类型多样，既有简单骨折，也有复杂骨折。下颌骨骨折的严重程度与术后早期并发症的发生率呈正相关。接骨板使用的数量越多，一期治疗后局部的并发症发生概率也会升高。

固定错误

使用接骨板和螺钉时要非常注意，要避免损伤下牙槽神经管及牙根。使用非加压接骨板、单皮质钉固定，可以降低损伤下颌骨体内部结构的风险。

不管是坚固内固定还是半坚固内固定，都有可能会导致下颌骨的解剖外形与伤前不一致，从而会引起咬合关系的明显变化。如果出现这种情况，需要考虑使用颌间弹性牵引来调整咬合关系，或进行二次手术。

现在治疗中已经很少使用骨间钢丝结扎的方法固定骨折了。虽然这种方法对骨内的结构损伤较小，但是如果钻孔的方向不正确，拧紧钢丝后会导致骨块复位欠佳，带来后续的问题。同样，环颌骨结扎法现在也几乎很少用来固定骨折，这种方法以前常用来固定下颌骨斜行骨折，或者在儿童和无牙颌老年骨折患者的治疗中用于固定咬合板。在使用钢丝结扎固定治疗颌骨骨折时，一定要注意固定的位置正确。例如在骨折线周围使用环形钢丝结扎时，要小心钢丝可能会滑入骨折线之间的缝隙，这样在拧紧钢丝时会导致骨折断端之间的移位和下牙槽神经的损伤。

在使用外固定技术治疗下颌骨骨折时，外固定钉的准确植入很关键，这对于缺少经验的医生而言是相当困难的，甚至会带来一定的危险。因为外固定钉是在不切开暴露的情况下植入的，植入不当有可能会损伤下牙槽神经、血管或牙根。如果植入固定钉时位置太靠近下颌骨下缘，固定时会导致上缘的骨折线裂开（张力带效应——译者注）；如果外固定钉植入的深度不够，也无法为骨折提供稳定的复位和固定。

感　染

颌骨骨折出现严重感染造成下颌骨骨髓炎或骨坏死的情况较为少见。不稳定的骨折固定会增加局部感染和骨不连的风险（图 10.2）。从口内切开复位内固定后，时常会发生黏膜伤口的裂开，这也易造成局部软组织的感染，尤其在口腔卫生较差的患者及依从性差的患者中更易出现。下颌角处骨折线上有牙齿时，更容易出现这种情况。保留骨折线上的牙齿也可能会增加感染的风险，因此最好预防性使用抗生素。患者全身或局部抵抗力下降时也更容易发生感染。例如，恶性肿瘤侵犯下颌骨时，会造成下颌骨结构强度降低以及对感染的局部抵抗力下降，容易发生病理性骨折。身体虚弱、患有糖尿病、正在口服糖皮质激素或接受化疗的患者，因为全身抵抗力较差，也容易在骨折区发生感染。过量抽烟及酗酒也会增加感染的风险。

由于目前越来越多的医生开始使用坚固内固定或半坚固内固定的方法治疗下颌骨骨

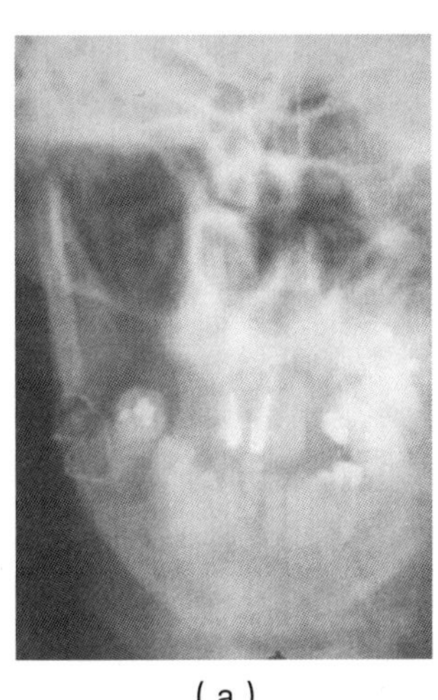

（a）

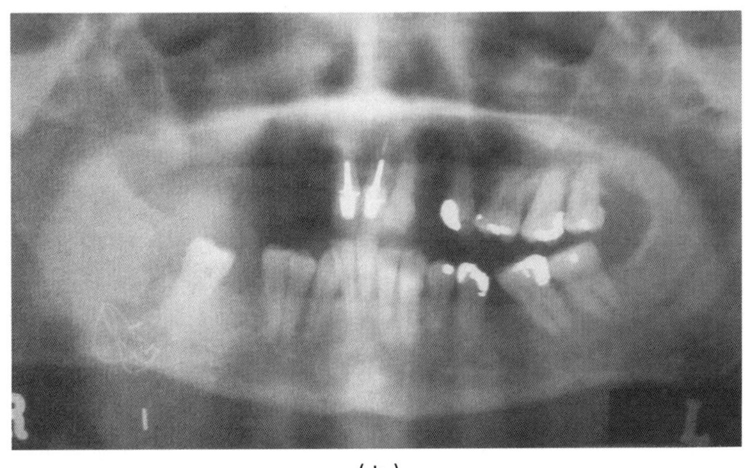

（b）

图 10.2　由于下颌角处使用钢丝结扎固定不稳定造成下颌角骨折感染的后前位 X 线片（a）及全口曲面体层片（b）。骨折线上的磨牙也增加了感染的风险。在后前位 X 线片上可见一游离死骨片形成

折，因此需要重新评估颌骨骨折术后感染的危险因素。还没有证据表明保留下颌骨骨折线上的健康牙齿会增加感染风险，但对于骨折线上的有急、慢性炎症的下颌智齿，目前大多数医生都认为这会增加下颌角骨折治疗中发生感染的风险，应该拔除。不过这也存在争议，有很多医生认为拔除位于骨折线上的无功能的智齿，也容易引起术后感染。

以下是文献里的一些观点；

（1）骨折线不稳定，还有牙齿存在，很容造成感染；

（2）下颌角处骨折的感染发生率会因下颌第三磨牙的存在而增加；

（3）并没有随机对照试验证明预防性拔除智齿可降低感染的发生率，不过在临床实际中，多数医生认为预防性拔除患牙是有必要的。

总之，现在对于下颌骨骨折术后感染的发生率还并没有总结性的结论，仍需要进一步研究。尤其是骨折感染与第三磨牙的关系，是否需要选择性拆除钛板，以及口内切口是否会增加感染的风险这些问题，目前都还没有确定性的结论。

神经损伤

下牙槽神经损伤导致的下唇麻木或感觉迟钝是下颌骨体部骨折后最常见的并发症。下唇感觉的恢复与神经损伤的严重程度有关，如果有下唇感觉迟钝症状，医生应提醒患者，注意避免造成下唇的咬伤或烫伤。

面神经的损伤可能会出现在下颌升支或髁突骨折后，面部贯通伤有可能造成面神经的离断，钝性挫伤也可能造成面神经的功能受损。如果是神经钝挫伤，一般表现为面神经支配功能减弱，多数可在短期内恢复（图10.3）。如果是面神经断裂伤，在进行面部外伤治疗的同时，应使用显微外科技术吻合面神经，方能获得较好的功能恢复。如果二期再进行神经吻合，面神经的连续性及功能恢复都会较为困难。

面中部骨折

鼻腔出血（鼻衄）

骨折复位后鼻腔出血较为少见，若发生，可填塞鼻腔进行止血。

眼科并发症

有文献报道，球后出血是复位颧骨复合体骨折后出现的少见并发症，更常见的并发症是眶周和眶内组织的广泛水肿。这两种情况均可造成眶筋膜间隔综合征，导致眶腔内压升高。如果不进行早期治疗，可导致视

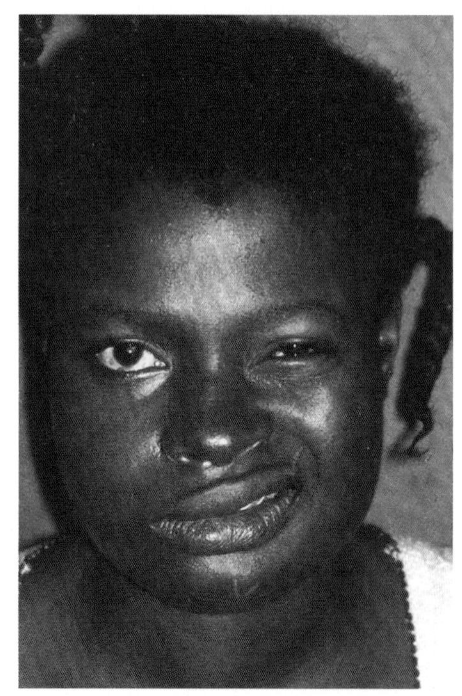

图 10.3 髁突骨折患者伴有右侧面神经损伤。经过保守治疗，面神经功能恢复

力丧失。这类严重并发症的症状和体征见表 10.1。出现这些症状的最常见原因是睫状后血管束的压迫和痉挛。睫状后血管为视神经头部的主要供血血管，而且还通过中央动、静脉对视神经其余部分和视网膜供血。眶筋膜间隔综合征为眼科急症，需要通过外眦切口或内侧切口进行紧急的减压处理。眶腔减压手术的方法有很多种，处理面部外伤的外科医生需要至少熟练掌握一种方法。

在准备减压手术前就可以先使用药物治疗进行眶腔的减压。药物治疗包括静脉滴注 20% 甘露醇（1g/kg）及 500mg 乙酰唑胺来减轻眼内压；静脉滴注 3~4mg/kg 地塞米松来减轻组织水肿及血管痉挛。当然，同时应立即请眼科专科医生进行会诊，给予治疗建议。

眶腔减压手术治疗的目的是解除眶腔内的压力，尤其是肌锥内区域。如果已经进行了眼眶骨折的治疗，需要沿原切口重新打开，在下直肌与外直肌之间钝性分离进入肌锥内。也可以通过组织剪分离切开外眦进入此区域。术后应当放置引流，切口不要做一期缝合。

面部骨折后，因视神经的直接损伤而致盲也会偶尔发生。在进行面中部骨折手术时，若因骨折片位置以致剥离位置过深至眶尖处，可能会造成视神经的损伤。术前应当在 CT 上仔细观察骨折情况、避免损伤，而且一定要在术前应告知患者出现这一罕见并发症的风险。

表 10.1 眶筋膜间隔综合征的症状与体征（球后出血）

1. 疼痛
2. 视力下降
3. 复视、眼外肌麻痹
4. 眼球突出
5. 眼球发硬
6. 球结膜下水肿
7. 瞳孔扩大
8. 直接对光反射消失（相对性瞳孔传入障碍）

在进行眼眶手术时，应当注意保护角膜，尤其是因为眶内容物水肿造成眼球突出时，在操作时一定要避免造成角膜的擦伤。在术前使用角膜保护器或者进行睑缘缝合都可以起到保护作用。要注意，进行面中部骨折手术时，术后一定要随时监测眼部的状况，发现异常应尽早处理。

复位不精确

面中部骨折松解不完全会导致复位不精确。在麻醉复苏拔管之前需要仔细检查咬合关系以及颌骨、牙中线复位的准确性。尤其要注意在麻醉状态下患者的髁突位置存在一定动度，在颌骨复位时，如果髁突的位置与伤前不一致，会导致咬合关系恢复不准确。而且如果术中髁突位置不准确，即便使用颌间牵引使得咬合关系基本恢复正常，术后拆掉颌间牵引后，髁突位置的变化会再次引起咬合关系的紊乱。

在面中部骨折中，术后咬合关系变化的情况更容易发生。面中部骨折常使用小型板或微型板进行半坚固固定，当患者术后基本恢复，拆除术中的颌间固定后，咬合关系可能会发生变化。对于这种情况，要考虑是否是由肌肉组织水肿造成的咬合关系变化，这时可以继续进行一段时间颌间牵引，如果无法恢复良好的咬合，再决定是否需要二次手术调整。多数情况下，轻微的咬合异常均可通过颌间弹性牵引进行纠正。

对颧骨复合体骨折进行闭合式复位，术后骨折区可能会不稳定。医生应当在骨折处进行标记，并告知护士和患者，尽量避免骨折区受到任何外力的作用，否则有可能造成骨折端的移位。另外注意在标记时，不要在骨折区皮肤上画上大大的图案，因为患者可能会因为要用力擦掉标记符号而造成骨折断端移位。

神经损伤

面中部骨折后较容易发生面部皮肤感觉丧失，主要是由于眶下神经的损伤，有时也包括颧颞神经和颧额神经的损伤。面中部骨折手术入路要注意避免损伤面神经额支（见第 7 章）。冠状切口可能会造成前额感觉及运动功能的丧失。上睑切口入路行眶上壁手术时，可能会造成上睑下垂，非常难治疗。失明及视神经损伤参见前文。

治疗后晚期并发症

颅脑外伤并发症

大部分面部骨折患者均合并有颅脑的损伤，例如昏迷或者一些脑震荡综合征，包括头痛、头晕、失眠、复视、对噪音不耐受、性情变化、智力损伤和酒精不耐受。一般情况下，这些症状最终会消失。但是，对于有些需要走法律程序申请赔偿的外伤患者，这些主观症状可能会持续很长时间。

在严重颅颌面外伤后数周内，可能会出现颅内气肿或脓肿。脑膜炎可以出现在伤后早期，也可能发生在晚期，有时候伤者还会出现癫痫症状。

与骨折相关的后期并发症

牙槽突外伤

牙髓失活

骨折线上健康有用的牙齿应当予以保留，但所保留牙齿存在牙髓活力丧失的风险，需要进行长期的随访。

牙齿缺失或损伤

面部骨折可能会合并牙齿缺失或损伤。没有经过牙科训练的外科医生，对牙齿的关注度可能较低，反而患者往往更加关注牙齿的情况。所以我们建议应当将牙体治疗及修复治疗作为面部创伤治疗的重要组成部分。

下颌骨损伤

错位愈合

在骨折复位后必须进行 X 线检查，以便早期判断是否存在骨断端复位不佳、是否需要即刻二次手术进行纠正。一般骨折治疗完成后不应当存在咬合紊乱。在下颌骨骨折术中，可以通过牙齿的咬合关系是否正确来判断是否存在骨折复位不精确的情况。

若术后早期未做咬合检查，术后的颌间固定会影响对骨折复位效果的判断。因为髁突的位置是可以活动的，即使是复位不准确，颌间牵引状态下髁突位置的变化也会使咬合关系看起来还不错，但是一旦术后去掉颌间固定，就会出现咬合紊乱的现象。如果在骨折的临床愈合阶段早期去除颌间固定，这时候形成的骨痂仍较为松软，一些小的咬合不佳可以通过患者下颌的功能性运动自行调整过来。进行选择性的咬合调磨也有助于患者获得合适的咬合关系。

有时候我们也会遇到一些由于骨折复位欠佳而导致严重的咬合紊乱和面部畸形的病例。出现这种严重的并发症往往是因为患者下颌骨骨折后并没有进行治疗，或者没有及时进行治疗，很多情况下是因为外伤导致全身其他部位的严重损伤而延误了颌骨骨折的治疗。下颌骨自我修复能力是比较强的，只要骨折断端还有部分骨接触，就容易出现错位愈合，而很少会出现骨不连（图 10.1）。对这些伴有严重咬合紊乱及面部畸形的陈旧性下颌骨骨折进行治疗，常常需要重新造成骨折再进行重建。有时还需要医生在术前就详细设计出截骨的方式和截骨线的位置，以获得更好的治疗效果。而且在治疗这种错位愈合的颌骨骨折时，常常还需要在复位的骨折断端周围植入自体松质骨，如髂骨，以有利于骨的愈合。因为陈旧性骨折区域的瘢痕、骨吸收以及血供减少等因素可能会造成骨折愈合能力下降，进行自体骨移植可以改善这一情况。同时，最好选择坚固内固定来固定陈旧性骨折的骨断端，而且为了暴露和复位，必要时还需要采用口外切口。

无牙颌下颌骨的错位愈合往往是由采用闭合复位的保守治疗造成的。若错位愈合后的下颌骨，仍可以佩戴义齿，就可以不进行处理。对于骨质菲薄的老年人的下颌骨骨折，若仅使用小型钛板进行内固定，那么发生骨不连的风险很高，因此必须使用强度较大的重建板进行坚固内固定。

延期愈合

若下颌骨骨折的愈合时间有明显的延迟，就称之为“延迟愈合”。对延迟愈合下一个精确的定义是比较困难的，因为不同情况的骨质的愈合速度各不相同。但如果综合考虑骨折的部位以及患者的年龄等情况，骨折的愈合时间还是远远长于同类骨折预计的愈合时间，那么就必须要考虑到骨折的愈合过程是否受到了干扰。干扰因素可能是局部因素（如感染）或者全身因素如骨质疏松或营养不良等。如果骨折断端比较稳定，颌骨基本可以行使功能，那么在短期内不需要进行积极的干预。达到纤维愈合的骨折一般会缓慢骨化，大约 12 个月以后，最终形成骨性愈合。对于无牙颌的老龄患者，骨纤维愈合是可以接受的。但是，对于年轻患者，后期还需要进行牙齿或牙列缺损的修复，下颌骨骨折区域不能有任何的动度，所以还需对骨不连的部位进行治疗。

骨不连

骨不连指的是骨折处未发生愈合连接，并且也不会随时间延长而逐渐形成骨连接或愈合。影像学检查会显示骨断端圆钝、硬化、局限性硬度增高，这种现象又称为“骨质象牙化”。骨不连的情形还包括前面提到的有一定稳定程度的骨纤维性愈合。

导致骨不连的原因较多，而且都是可以预防的。理论上这些导致骨不连但可以预防的原因包括以下 3 项：

（1）骨折区域感染；

（2）固定不牢靠；

（3）骨断端复位不佳，内有软组织嵌塞。

还有一些导致骨不连的原因是无法预防或较难预防的，包括以下 5 项：

（1）骨质非常菲薄、无牙颌、全身情况较差的老年下颌骨骨折患者；

（2）由严重创伤造成的骨质或软组织

的大量缺损的情况，例如火器伤；

（3）骨折区域血供不足，如局部放疗后的颌骨骨折；

（4）骨质本身存在病变，如恶性肿瘤导致的骨折；

（5）存在全身性疾病，如骨质疏松症、严重营养不良、钙离子代谢异常等。

治　疗

一般不太严重的延迟愈合可以通过延长固定时间进行治疗。一旦出现了骨不连，如果骨断端的对位尚可，需要通过手术切开，找到骨折线后，去除可能影响骨愈合的因素。如去除死骨或死髓牙、磨除部分骨断端骨质、暴露新鲜骨断端、使用坚固内固定重新固定骨折并关闭切口。如果骨不连的骨断端还存在骨组织不健康、骨质缺失、复位困难等情况，则需要取自体松质骨块进行骨断端的充分植骨，髂骨是最常用的取骨部位。

如果 X 线检查发现，骨不连的骨断端明显出现了髓腔闭塞、硬化表现，或者有大量骨质缺失，就必须进行较大范围的自体骨移植手术。在自体骨移植前，很重要的一点是控制移植区的急性感染，如果能彻底清除引起感染的原因，同期进行骨移植手术就可获得较高的成功率。

颞下颌关节功能紊乱

髁突骨折保守治疗后会存留不同程度的骨折错位愈合。成人颞下颌关节骨折区域的改建能力低于儿童，更容易出现创伤后关节并发症。我们总结了创伤后颞下颌关节最主要的并发症，见表 10.2。

表 10.2　髁突骨折后颞下颌关节可能的并发症

1. 咬合紊乱
2. 下颌运动受限
3. 关节盘移位（可复性或不可复性）
4. 功能运动受限，慢性疼痛
5. 骨关节炎，慢性疼痛
6. 纤维性或骨性关节强直
7. 儿童颌骨发育障碍

下颌骨内固定的晚期并发症

在固定接骨板时，接骨板的位置尽量不要太接近口腔黏膜表面，否则容易造成接骨板的外露。在骨折愈合后的任何时间内，仍有可能会出现接骨板的感染，经常表现为接骨板植入部位的口腔黏膜出现“肉芽肿”，只要将接骨板拆除即可解决这一问题。

骨间钢丝结扎固定现在已经几乎不再使用，不过如果使用该项技术，要注意钢丝的位置既不要靠近口腔黏膜，也不要靠近皮肤表面。如果钢丝位置太靠近牙槽突和口腔黏膜，会容易穿破黏膜，尤其是有义齿覆盖时，很容易出现不适症状。靠近下颌骨下缘处的钢丝，如果其表面皮肤较薄，也会有疼痛或不适出现，这时应当拆除固定钢丝。一般在局部麻醉下就可以拆除钢丝。

死骨形成

下颌骨粉碎性骨折，尤其是火器伤导致的严重骨折，常会有死骨形成，增加了骨折治疗的复杂性和困难程度。虽然死骨可造成骨折延期愈合，但多数情况下并不会影响骨折的骨性愈合。死骨片还是潜在的感染源（图 10.2a）。有些病例里，死骨块可以从口内黏膜自发排出而基本没有明显的不良症状；有些病例中，死骨会导致脓肿形成，必须通过手术去除死骨。很重要的一点是，在行死骨摘除术前需要明确死骨是否已经与周围的健康骨组织完全分离。目前处理小块颌骨死骨最常见的方法是使用抗生素治疗感染，并等待死骨自发分离、排出，而不是马上进行手术干预。

面中部骨折

延期愈合或骨不连

面中部的延期愈合及骨不连非常少见，但也有报道。如果患者面中 1/3 骨折仅使用颌间固定进行治疗，由于颌骨存在持续活动会造成延期愈合，在有的情况下甚至会造成彻底的骨不愈合。此时，患者在用力咀嚼时，会察觉到有异常骨动度，提示有骨不连发生。最好的治疗方法是使用小型接骨板进行骨不连区的重新固定，可视情况进行植骨。

错位愈合

若骨折复位不佳，会造成面部骨骼结构的变形，进而影响面部的轮廓或功能。如果同时还伴有软组织缺失或瘢痕形成，对美观及功能的影响就会更大。

颧骨及眼眶骨折

颧骨复合体的错位愈合，可不同程度地影响患者的面部美观，同时也可造成一些功能影响。如眼球运动障碍或眼球位置异常而造成复视；颧弓或颧骨体部的塌陷和错位愈合，会阻挡冠突运动，从而导致张口受限。

如果错位愈合的颧骨颧弓造成了面型塌陷、眼球内陷、复视或下颌骨运动受限，就有必要行颧骨截骨和重新复位固定。由于眶底骨折后结构的改建，在颧骨截骨复位后，眶底不可避免地会出现骨缺损，需要使用自体骨移植或人工材料植入物进行眶底的重建（图 10.4）。如果移位塌陷的颧骨仅仅影响美观，可以使用人工材料进行表面衬垫恢复外形。若下颌运动障碍是主诉，而患者不要求改善外形，也可以行冠突截除术，可以避免颧骨二次截骨、复位固定等复杂的手术。

严重颧眶区骨折可造成眶腔容积的变化，局部的组织粘连和嵌顿对眼外肌的运动也会造成影响。眶腔容积扩大会引起眼球内陷而造成复视。由眶腔容积改变以及瘢痕造成的复视或眼球内陷，治疗起来较为困难。使用骨、软骨或者异体移植物行眶壁缺损修复并松解嵌塞的眼外肌，是治疗创伤性眼眶畸形的主要手段。使用三维 CT 影像生成病变侧的模型，对眼眶重建会有很大帮助；如果能使用术中导航技术，可以进一步提高眼眶重建的准确性，降低手术复杂程度。

Le Fort 上颌骨骨折

Le Fort Ⅰ、Ⅱ、Ⅲ型骨折若复位不足，可造成患者的长面畸形以及面中部扁平，即所谓的“盘状脸”畸形（图 10.5）。同时还会出现后牙早接触、前牙开聆的情况。上颌牙弓可出现旋转，向一侧偏斜，也可出现腭部创伤性缺损（创伤性腭裂）。

很多复位不足的骨折都是那些颅颌面多发性骨折，包括额骨、眶顶的骨折和畸形。较为严重的颅脑损伤会影响面中部骨折的及时正确复位和固定，除了额部的外形较差，患者的眼眶也会出现相应的畸形。鼻 – 眶 – 筛复合体的治疗不当，可造成鼻畸形、内眦距过宽以及因鼻中隔偏曲而造成外鼻道阻塞。面中部骨折若涉及筛板或额窦后壁，还有可能造成脑脊液鼻漏，延误骨折手术的治疗时机。

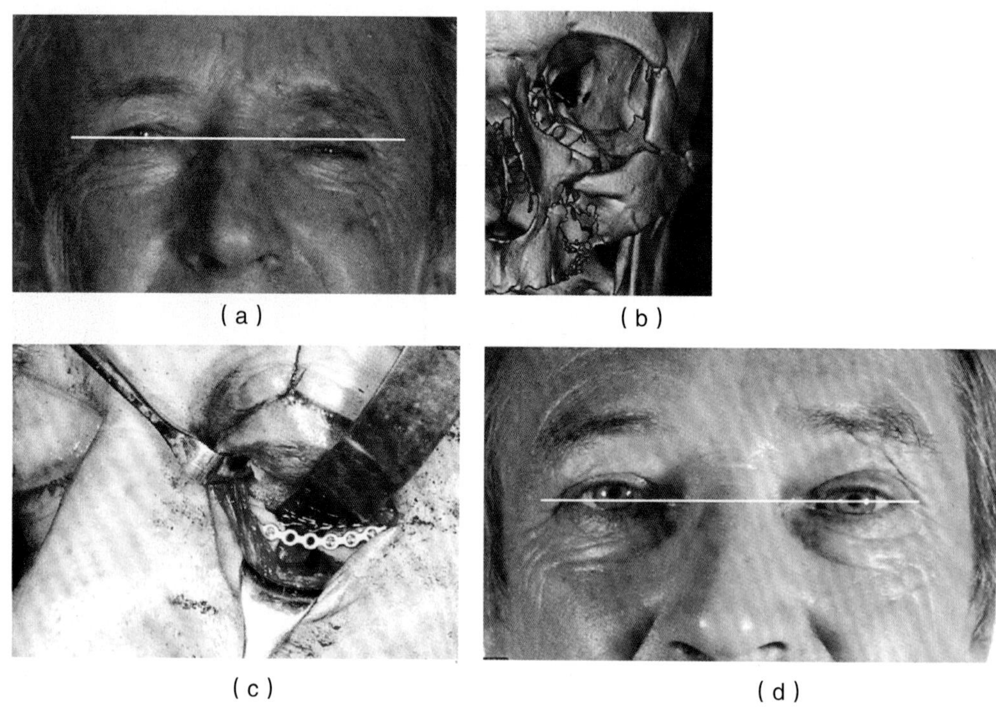

图 10.4　左侧颧眶复合体骨折错位愈合后的晚期治疗。（a）颊部塌陷、眼球内陷、眼球下移，伴有眼球运动障碍及复视。（b）三维 CT 显示错位愈合的粉碎性颧骨骨折，注意骨断端较为圆钝。（c）手术切开复位内固定，使用钛网重建眶底及眶内侧壁。（d）术后眼球位置及面型恢复较为满意

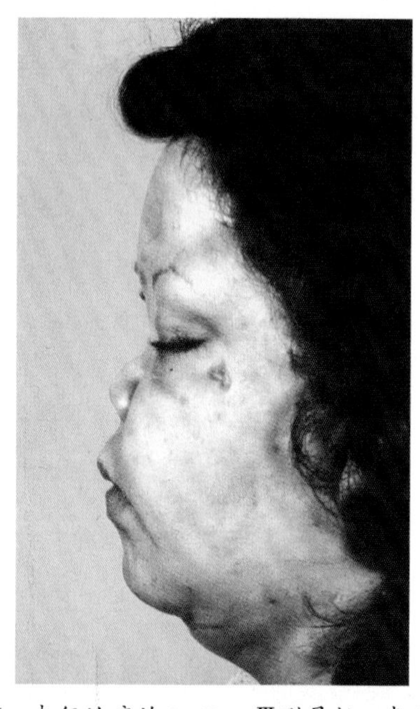

图 10.5　未行治疗的 Le Fort Ⅲ型骨折，表现为“盘状脸”畸形，额骨也有骨折。患者颅脑及胸腔的严重损伤，导致颌面部的损伤不得不延期治疗

从表 10.3 可见，创伤后面部畸形的重建修复手术是比较复杂的手术，需要遵循颅颌面修复重建手术的原则，见表 10.4。

眼科并发症

术后的眼科并发症由 3 个主要原因造成。第一个原因，如前所述，眼眶骨性结构的异常，以及眼外肌的嵌顿和牵拉，会造成眼球机械运动障碍以及视物重影，而且增大的眶腔容积经常会造成眼球内陷。

另一个原因是神经损伤，从而造成眼功能异常。动眼神经在颅内段走行较长容易损伤，外展神经也可同时出现损伤。若这两支神经损伤恢复不完全，患者则可出现斜视、上睑下垂及复视。有时眶上裂综合征，导致眶上裂内走行的这两根神经受损（图 3.14，

表 10.3　严重面中部骨折治疗不充分后可能出现的创伤后畸形类型

1. 上颌牙列后移位
2. 前牙开殆或单侧开殆
3. 口鼻腔瘘或口腔上颌窦瘘
4. 眶腔容积扩大或减小
5. 眼球移位
6. 眼外肌运动受限
7. 鞍鼻畸形
8. 鼻中隔偏曲
9. 内眦距增宽
10. 鼻窦引流受阻，尤其是上颌窦及额窦
11. 额骨及眶顶骨折造成的面部畸形
12. 持续的脑脊液鼻漏
13. 不同程度的软组织瘢痕及畸形

第 40 页）。若视神经受损，会造成偏盲或全盲，这在眶尖综合征中可以见到。

第三个原因是眼球本身和眼球附属器直接损伤，造成视力模糊、复视等（这与眼外肌的直接损伤造成的复视是不同的）。一小部分患者在眼球直接外伤后，造成视神经传导延迟，会导致对移动物体的认知偏差（普尔弗里希效应），这种损伤会影响患者开车的能力。在面中部骨折损伤的患者中，应当仔细检查是否存在这种效应。

表 10.4　创伤后面部骨骼畸形的二期重建手术的方法步骤

1. 充分的面部及颅面部暴露
2. 采用表面衬垫法改善骨塌陷畸形（选用人工材料较自体骨更好，因为不会吸收）
3. 分块截骨及复位
a. 解剖结构正常的骨块可以在截骨后重新准确复位
b. 结构异常的骨块需要用移植骨进行替代或用移植骨来改善形态
4. 使用坚固内固定
5. 进行必要的软组织修复（软组织的畸形常常严重影响面部外形的恢复）

鼻　窦

严重的面中部骨折经常并发鼻窦窦壁的粉碎性骨折，尤其是额窦及上颌窦，可阻塞窦口造成鼻窦引流障碍。额窦还容易发生窦腔感染性黏液囊肿。功能性鼻窦内镜手术（FESS）是治疗这种引流不畅的最佳选择。只有很少的病例需要彻底的的鼻窦根治或颅腔化。在进行额窦根治时，一定要注意鼻额管的引流，以及额窦的分房情况。一侧的窦腔可引流至对侧鼻腔内，根治有利于预防感染的发生。

上颌窦的慢性感染常由引流阻塞、上颌窦黏膜丧失或口腔上颌窦漏造成。如果无法通过手术进行上颌窦根治，那么治疗的主要目标是彻底控制感染、重建引流通道。目前常用的方法是通过 FESS 进行人工鼻窦造口术，重建窦口的引流功能。

泪腺系统

鼻泪管部分或完全阻塞是 Le Fort Ⅱ型骨折及鼻 – 眶 – 筛骨折的远期并发症。患者的主诉为溢泪，也可出现感染性的黏液腺囊肿，或称为“泪囊炎”。上述情况需要到眼科专科就诊。若无法通过导管扩张重建通畅的泪道，则往往需要进行泪囊鼻腔吻合术。

感觉丧失

面中部损伤除了会造成与眼相关的神经损伤，也可造成其他神经的永久性损失。嗅觉丧失是不太常见的并发症，主要是由于面中部骨折累及筛骨的筛状板所造成的。第V对脑神经（三叉神经）分布区域的感觉丧失或麻木一般都不会太严重，常见的是颊部、上唇及上颌牙齿的感觉迟钝或感觉丧失。

面中部骨折内固定远期并发症

与下颌骨骨折治疗相比，面中部重建所用接骨板或骨间钢丝若过于接近皮肤容易突出于皮肤表面，可以摸到或看到突起。这可能会让患者感觉不适，位于口腔黏膜下的接骨板或钢丝，更容易出现感染及暴露。外露的接骨板应当予以拆除。接骨板的拆除并不像想象中的那么简单，钛板经常会与周围骨发生部分骨结合或完全骨结合，需要一些耐心和努力才能拆除。额骨处接骨板的拆除一般需要再次打开冠状切口，为了减少创伤，医生也可以使用内镜辅助拆除，这样皮肤表面切口就很小。对于一些特殊的病例（如老年患者），也可以选择直接在额部的接骨板表面做皮肤切口进行拆除。

软组织并发症

瘢 痕

许多面部骨折会伴有软组织外伤，需要仔细清创缝合以减小瘢痕。但是有些患者为瘢痕体质，容易形成明显的瘢痕甚至瘢痕疙瘩。伤口内有严重油污污染时，瘢痕会比较明显。在愈合初期瘢痕颜色为红色，质地较硬。随着时间推移，瘢痕一般在1年左右会软化、淡化。对瘢痕周围的按摩或使用一些硅凝胶对瘢痕的淡化及软化有一定的作用。

肥厚性瘢痕或瘢痕疙瘩会对美观造成严重影响，手术切除治疗效果差。瘢痕内反复注射醋酸曲安奈德（10mg/mL），对于有些瘢痕的改善能起到很好的作用。如果需要手术治疗，应当在瘢痕完全成熟后再进行，至少需要12个月。必须强调的是，初期清创时，对伤口创面的适当修整及仔细缝合可以有效预防明显瘢痕的形成。

钝挫伤时，即使在皮肤没有裂伤的情况下，皮下也可出现瘢痕。外力的打击作用需要穿过整个软组织层才能到达骨面。因此，即使皮肤表面完整，皮下软组织也会出现损伤及瘢痕，外力越大，瘢痕形成的可能性越大。手术时，广泛的手术切开暴露骨折及骨膜下剥离也会造成后期不同程度的皮下组织的萎缩。这些“隐蔽的”皮下软组织的改变对于严重颌面部外伤患者的容貌恢复也会造成很大影响。

张口受限

如果肌肉组织内持续出血，会出现明显的血肿机化，形成术后早期的瘢痕组织。颌间固定导致下颌运动减少，咬肌的功能会下降。这些因素都会导致患者术后张口受限以及下颌运动受限。在大部分病例中，随着时间推移，张口度会逐渐恢复，物理治疗可促进张口度的恢复。下颌运动锻炼以及一些张口训练也有一定作用。对于严重的张口受限，有时还需要进行手术对肌肉瘢痕进行松解，才能促进张口度的恢复。

影响到咀嚼肌的骨化性肌炎是一类极其少见的颌面部骨折并发症。其发病机制可能为肌肉内出血、血肿机化进而出现骨化，在肌肉内可以见到新生的骨小梁结构。治疗主要是通过手术对异位骨组织进行切除治疗，但是很容易复发。这类并发症非常少见，可能与患者的全身因素相关。

慢性面部疼痛

慢性疼痛是比较常见的并发症，常出现在严重面部损伤后，其具体的发病机制不清，可能与前文提到很多因素的共同作用有关。慢性面部疼痛持续的时间会非常长，有时会给患者带来严重不适。这种慢性疼痛在四肢的严重创伤后也常会发生。在很多病例中，患者会感觉在低温的环境下疼痛变得更为明显，创伤后的慢性疼痛，也许和初期治疗时对软组织损伤的重视不足、处理不得当有关。

推荐阅读

[1] Becelli R, Renzi G, Mannino G, et al. Post-traumatic obstruction of lacimal pathways: a retrospective analysis of 58 consecutive nasoorbitoethmoid fractures. J Craniofac Surg,2004,15:29–33.

[2] Herford AS, Ying T, Brown B. Outcomes of severely comminuted naso-orbito-ethmoid fractures. J Oral Mxillofac Surg,2005,63:1266–1277.

[3] Hosal BM, Beatty RL. Diplopia and enophthalmos after surgical repair of blowout fracture. Orbit, 2012,21:27–33.

[4] Kloss FR, Stigler RG, Brandstätter A, et al. Complication related to midfacial fractures: operative versus non-surgical treatment. Int J Oral Maxillofac Surg, 2011,40:33–37.

[5] Moreno JC, Fernández A, Ortiz JA, et al. Complication rates associated with different treatments for mandibular fractures. J Oral Maxillofac Surg, 2000,58:273–280.

[6] Newman L. A clinical evaluation of the long-term outcome of patients treated for bilateral fracture of the mandibular condyles. Br J Oral Maxillofac Surg,1998,36:176–179.

[7] Stone IE, Dodson TB, Bays RA. Risk factors for infection following operative treatment of mandibular fractures: a multivariate analysis. Plast Reconstr Surg,1993,91:64–68.